無菌医薬品の製造 に関するガイドライン

PIC/S GMP
Annex 1
解説書

【編集】
日本製薬団体連合会・日本PDA製薬学会・ISPE日本本部

じほう

巻頭言

　2022年9月，ようやくPIC/S GMPガイドラインのAnnex 1改訂版が公表されました。苦節，約7年の長い改訂作業に終止符が打たれたわけです。

　2015年2月にPIC/SとEMAから改訂案のコンセプトペーパーが提出されたことから，本格的な改訂作業が開始され，我が国もこの改訂作業に参加すべく，厚生労働科学研究「GMP，QMS，GCTP及び医薬品添加剤のガイドラインの国際整合化に関する研究」の研究班でもその対応のためのチームを編成しました。このチームには元PMDAのGMPエキスパートである佐々木次雄氏をはじめ，日本製薬団体連合会品質委員会，日本PDA製薬学会，ISPE日本本部 無菌COP及びコンテイメントCOPから，本書にも執筆していただいている錚々たるメンバーが参加してくださいました。

　Annex 1の改訂に際して，2014年にPIC/S加盟を果たした我が国は，PIC/SのAnnex 1改訂ワーキンググループのメンバーとして環境モニタリング及びシングルユースシステムの改訂案文作成を行いました。特にシングルユースシステムについては，従来のAnnex 1にはない新しい技術であり，官民一体となって，どのような内容を規定すべきか，ゼロから議論を行いました。

　その後，各国当局等の確認を経て完成した改訂案文に対し，6,000以上のパブリックコメントが寄せられ，Annex 1改訂作業への世界的な関心の高さがうかがえました。日本からも当局，業界の意見を取りまとめ，パブリックコメントを提出しています。

　パブリックコメントを反映した改訂案文に対するパブリックコメントも実施され，各国当局等限りの議論を何回も間に挟みながら，ようやく実際の改訂までこぎつけたのです。

　改訂されたAnnex 1は，現在の科学水準を踏まえて，これまで明確にされていなかった内容を明文化することや，品質リスクマネジメントの概念，シングルユースシステムなどの新しい技術についても言及されたものとなっています。

　一方，PIC/S加盟当局として我が国は，加盟後すぐにPIC/S総会及びセミナーを2019年に日本で開催すべく，PIC/S事務局と交渉し始めました。総会はPIC/S執行部及び事務局で運営しますが，セミナーは開催国がテーマを決定し，全体のトレーニングを運営します。当時のPIC/SのトレーニングのSub-committeeのリーダーと，2019年のPIC/Sセミナーのテーマ案について直接相談しました。私はこのAnnex 1改訂作業が2019年には概ね形が出来上がっていることを想定し，「無菌医薬品の品質保証」のテーマを提案しましたが，リーダーの反応は厳

しいものでした。「非常に難しいこのテーマなので，かなり趣向を凝らさなければセミナーは成功しない」とSub-committeeのリーダーに告げられました。そのため，当時のPMDAメンバーと考えたのは，医薬品製造所で撮影した動画を題材にしたワークショップ形式を取り入れ，参加者が主体的に参加し，学習効果を高めることでした。その結果，PIC/S総会及びセミナーの日本誘致がうまくいき，2019年11月に世界各国・地域から約160名の参加者を富山に迎えて開催したセミナーでは，無菌医薬品の製造作業を画像で見ることで汚染リスクの抽出など活発な議論が展開され，成功裡にセミナーを終えることが出来ました。

　また翌日には，東京にて日本製薬工業協会主催のシンポジウムが開催され，当時のPIC/S Annex 1改訂ワーキンググループに参加していたMHRAとANSMの査察官から，改訂の途中経過の報告や，英国・フランス・米国・ロシア・ブラジル・サウジアラビアそして日本の，それぞれのGMP査察官による各国のGMP査察に関するパネルディスカッションも行われました。当シンポジウムの資料は，まだ日本製薬工業協会品質委員会のウェブページ※にて確認が出来ますので，興味のある方はご覧いただきたいと思います。

　さて，本書の話に戻しますが，今回の執筆者らは無菌医薬品の分野では国内でも著名であり，かつAnnex 1改訂作業に参加いただいた方々から構成されており，極めて優れた解説書と言えます。国際的な品質保証を目指す製造業者の方のみならず，製造販売業者や製薬産業サポート企業の方々に，是非読んでいただきたいと思います。

2024年12月

櫻井信豪

※日本製薬工業協会 品質委員会：無菌医薬品の品質保証と最新のGMP査察動向に関するシンポジウム
 [https://www.jpma.or.jp/information/quality/index_symposium.html]

編集・執筆者 一覧

■ 編集
日本製薬団体連合会・日本PDA製薬学会・ISPE日本本部

■ 編集委員（五十音順，◎編集委員長）

秋元　雅裕	Heartseed株式会社
池松　靖人	大阪大学大学院工学研究科, 株式会社日立製作所
伊藤千鶴子	持田製薬株式会社
大田　直樹	塩野義製薬株式会社
◎ 佐々木次雄	GMP Technical Advisor
志岐久美子	独立行政法人医薬品医療機器総合機構
白木澤　治	ライフサイエンティア株式会社
竹田　守彦	ファルマ・ソリューションズ株式会社
中村健太郎	日揮株式会社
森　　充生	協和キリン株式会社

■ 執筆者（五十音順）

秋元　雅裕	Heartseed株式会社
有馬　勇斗	武田薬品工業株式会社
池田　卓司	ニッタ株式会社
池田　義仁	CMCシステム研究所
池松　靖人	大阪大学大学院工学研究科, 株式会社日立製作所
伊藤千鶴子	持田製薬株式会社
稲村　伸二	アサヒグループ食品株式会社
岩鍛治　淳	日本製薬団体連合会
上野　哲司	ロート製薬株式会社
大田　直樹	塩野義製薬株式会社
大野　剛司	第一三共株式会社

岡﨑　晴之	熊本保健科学大学品質保証・精度管理学
小川　哲	株式会社ダイキンアプライドシステムズ
小野　道由	ファルマ・ソリューションズ株式会社
亀高　茂	ロート製薬株式会社
川﨑常四郎	旭化成ファーマ株式会社
川﨑　誠	ファルマ・ソリューションズ株式会社
後藤　真吾	中外製薬工業株式会社
佐々木次雄	GMP Technical Advisor
志岐久美子	独立行政法人医薬品医療機器総合機構
清水英美子	テルモ株式会社
白木澤　治	ライフサイエンティア株式会社
須賀　康之	株式会社シーエムプラス
豊田　武士	ロート製薬株式会社
豊田　弘	沢井製薬株式会社
中　亮二	日本ベーリンガーインゲルハイム株式会社
中尾　良	千代田化工建設株式会社
中川　雄介	株式会社大塚製薬工場
中村　浩章	アース環境サービス株式会社
中村健太郎	日揮株式会社
西　由香	クリスタルバイオテック・ジャパン株式会社
原田　恒樹	日揮株式会社
蛭田　修	熊本保健科学大学品質保証・精度管理学
前田　友弘	参天製薬株式会社
森　充生	協和キリン株式会社
矢吹知佳子	メルク株式会社

■執筆協力

| 谷本　和仁 | 澁谷工業株式会社 |

目次

第1節
EU（PIC/S）GMP Annex 1の歴史 1

第2節
Annex 1の構成と項目タイトル目次 21

第3節
PIC/S GMP Annex 1 解説 35

1 適用範囲 *Scope* … 37

2 原則 *Principle* … 39
2.1～2.7

3 医薬品品質システム … 44
Pharmaceutical Quality System(PQS)
3.1, 3.2

4 建物 *Premises* … 54
4.1～4.17

バリア技術 *Barrier Technologies* … 72
4.18～4.22

クリーンルーム及びクリーンエア設備の適格性評価 … 83
Cleanroom and clean air equipment qualification
4.23～4.32

消毒 *Disinfection* … 96
4.33～4.36

5 設備 *Equipment* … 102
5.1～5.9

6 ユーティリティ Utilities …113
6.1〜6.6

製薬用水システム Water systems …117
6.7〜6.15

直接滅菌剤として使用される蒸気 …127
Steam used as a direct sterilising agent
6.16, 6.17

ガス及び真空システム Gases and vacuum systems …129
6.18〜6.20

加熱, 冷却, 及び油圧システム …132
Heating and cooling and hydraulic systems
6.21, 6.22

7 人員 Personnel …134
7.1〜7.18

8 製造及び特定の技術 …148
Production and Specific Technologies

最終滅菌法による製品 Terminally sterilized products …149
8.1〜8.6

無菌操作及び加工 Aseptic preparation and processing …157
8.7〜8.19

無菌製品の施栓 Finishing of sterile products …163
8.20〜8.33

滅菌 Sterilization …189
8.34〜8.49

加熱滅菌 Sterilization by heat …198
8.50〜8.54

湿熱滅菌 Moist heat sterilization …200
8.55〜8.65

乾熱滅菌 Dry heat sterilization …207
8.66〜8.70

放射線滅菌 Sterilization by radiation …211
8.71, 8.72

酸化エチレンガス滅菌 Sterilization with ethylene oxide …215
8.73〜8.78

最終容器中での滅菌が不可能な製品のろ過滅菌 … 218
Filter sterilization of products which cannot be sterilized in their final container
8.79～8.95

フォームフィルシール　*Form-Fill-Seal (FFS)* … 238
8.96～8.104

ブローフィルシール　*Blow-Fill-Seal* … 242
8.105～8.120

凍結乾燥　*Lyophilization* … 252
8.121～8.126

クローズドシステム　*Closed systems* … 262
8.127～8.130

シングルユースシステム　*Single use systems (SUS)* … 266
8.131～8.139

9　環境及びプロセスのモニタリング … 274
Environmental and Process Monitoring

全般事項　*General* … 274
9.1～9.3

環境及びプロセスのモニタリング … 277
Environmental and process monitoring
9.4～9.13

環境モニタリング－総微粒子 … 285
Environmental monitoring – total particle
9.14～9.21

環境及び人員のモニタリング－微生物 … 290
Environmental and personnel monitoring – viable particle
9.22～9.31

無菌プロセスシミュレーション … 295
Aseptic process simulation (APS) (also known as media fill)
9.32～9.49

10　品質管理　*Quality Control (QC)* … 317
10.1～10.11

用語集　*Glossary* … 332

第**1**節

EU（PIC/S）
GMP Annex 1
の歴史

無菌医薬品の製造に関するPIC/S GMP Annex 1（以下，Annex 1）の改訂にあたり，2015年2月5日付けでEMA GMP/GDP Inspectors Working Group（GMP/GDP IWG）とPIC/S Committeeが共同で発出したコンセプトペーパー[1]には，Annex 1の改訂目的や改訂スケジュールが述べられている。これまでに発出された種々のPIC/S GMP Annexは，EU GMP Annexの丸写しであっただけに，改訂作業を両者が共同で行い，WHOもオブザーバーとして参加することは，要件の統一化という観点からも関係規制当局や業界にとって歓迎すべきことであった。

無菌医薬品の製造に関する主たるガイドラインだけでも，Annex 1のほかに，WHOの無菌医薬品GMP（2011年）[2]，FDAの無菌操作法ガイドライン（2004年）[3]，ヘルスケア製品の無菌操作法に関する国際規格ISO 13408シリーズ[4]，各国のGMP等があり，必ずしも要件が統一されているものではなかった（図1）。しかし，2022年にWHOも改訂Annex 1とまったく同じ無菌医薬品GMP[5]を発行したことにより，EU GMP，PIC/S GMP，WHO GMPにおける無菌医薬品の製造要件は統一されたことになる。

本改訂作業にあたり，日本は平成27年度厚生労働科学研究〔GMP，QMS，GTP及び医薬品添加剤のガイドラインの国際整合化に関する研究，研究代表者：櫻井信豪/PMDA品質管理部長〕のもとに「Annex 1検討班」を設置し，日本製薬団体連合会（日薬連），ISPE日本本部 無菌COP，日本PDA製薬学会，規制当局（東京都健康安全研究センター広域監視部薬事監視指導課，大阪府健康医療部薬務課，厚生労働省医薬食品局監視指導・麻薬対策課）が協力し，日本の担当項目「環境モニタリング」と「シングルユース」の原案を作成した。事務局は，PMDA品質管理部の志岐久美子，三輪朋代が担当した。2017年と2020年に出された改訂Annex 1ドラフトに対する日本側のコメントは，日薬連，ISPE日本本部 無菌COP，ISPE日本本部 封じ込めCOP，日本PDA製薬学会の協力のもと，とりまとめ作業を志岐と佐々木次雄が担当した。本節では，Annex 1の改訂作業経緯ならびに関連事項について述べる。

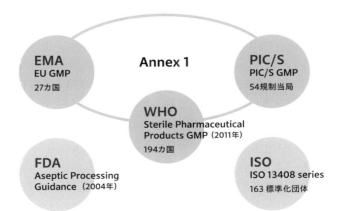

図1　無菌医薬品をめぐる規制ガイドライン（2015年当時）

1. GMPの歴史

1957〜1962年のサリドマイド薬害事件の発生を契機に，米国では1962年にFDC（Food Drug and Cosmetic）法を改正し，「医薬品の製造規範（GMP）に関する事項」を取り入れ，翌年，GMPが法制化された。そして1969年に，WHO総会で，国際貿易におけるGMP証明制度を採用するよう勧告されたことにより，GMPは世界に広まった。EU GMP，PIC/S GMP，日本のGMPの歴史を俯瞰すると図2のようになる。

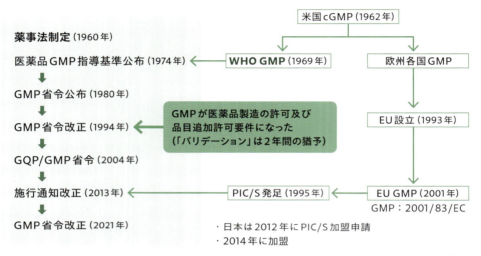

図2　わが国のGMPの推移と世界のGMP

1.1 EU GMP

欧州においては，1971年，英国が「適正医薬品製造基準ガイド（Guide to Good Pharmaceutical Manufacturing Practice）」と称する英国GMP（British Good Manufacturing Practice）を発行した。本英国GMPは，1977年と1983年に改訂され，1993年に「医薬品製造のための規則とガイダンス（Rules and Guidance for Pharmaceutical Manufactures）」と名称を変え，改訂版を発行した。

1980年代後半から1990年代前半にかけて，医薬品製造施設の規制における欧州連合（EU）の役割が高まり，医薬品製造要件に関する調和が進んだ。1991年，EU指令91/356/EECが署名され，これにより欧州のさまざまな国内GMPが欧州連合全体の単一のEU GMPにとって代わった。当時のEU GMPは，欧州において主要な英国とフランスのGMP文書を使用して作成されたものであった。

2001年11月6日付けの「欧州議会及び欧州理事会指令2001/83/EC」[6]は，ヒトが使用する医薬品に関連する法令であり，その第46条（f）項には「医薬品製造者はGMPを遵守すること」を，第47条には「欧州委員会（EC）が必要なGMP関連ガイドラインを発行すること」が述べられている（表1）。以後，EUは多くの

表1　欧州議会及び欧州理事会指令 2001/83/EC（2001年11月6日）

> **第46条（f）項**
> 製造認可の保有者は，少なくとも，医薬品の適正製造基準（GMP）の原則とガイドライン
> を遵守し，医薬品の適正製造基準に関する詳細なガイドラインに従って製造された有効成
> 分のみを出発原料として使用する義務を負うものとする。この点は特定の添加剤にも適用
> されるものとし，そのリストと特定の適用条件は，第121条（2）で言及されている手順に従っ
> て欧州委員会が採択した指令によって確立されるものとする。
>
> **第47条**
> 第46条（f）で言及されている医薬品の適正製造基準の原則とガイドラインは，第121条（2）
> で言及されている手順に従って，指令の形で採用されるものとする。これらの原則に沿っ
> た詳細なガイドラインが欧州委員会（EC）によって発行され，技術的及び科学的進歩を考
> 慮して必要に応じて改訂される。第46条（f）で言及されている出発物質として使用され
> る活性物質の適正製造基準の原則は，詳細なガイドラインの形で採用されるものとする。

GMP関連ガイドラインを発行してきた。

1.2　PIC/S GMP

　PIC/Sの前身は，1970年10月に欧州自由貿易連合（EFTA）によって「査察の相互承認のための条約」として設立されたPIC〔Pharmaceutical Inspection Convention：「医薬品の製造に関する査察の相互承認に関する条約」（Convention for the Mutual Recognition of Inspections in respect of the Manufacture of Pharmaceutical Products）〕であり，法的拘束力をもつ国家間の条約であった。1993年にEUが発足し，EU加盟国間での条約締結の必要性がなくなったこともあり，1995年，PICを拡大させた「医薬品査察協定及び医薬品査察共同スキーム」（PIC/S：Pharmaceutical Inspection Convention and Pharmaceutical Inspection Co-operation Scheme）が結成された[7]。PICとPIC/Sの違いを**表2**に，PIC/S発足時の目的を**表3**に示す。

　PIC/Sは，加盟規制当局間の協力関係を強化し，GMP基準の国際化を推進するものであり，法的拘束力はもたない。しかし，2014年には，GMPに加え，「医薬品の適正流通に関する基準」（GDP：good distribution practice），「医薬品の臨床試験の実施の基準」（GCP：good clinical practice），「医薬品の安全性監視に関する基準」（GPvP：good pharmacovigilance practice）といった他の医薬品関連基準を含めることで，PIC/S加盟国内では医薬品の品質・安全性を，製造から流通，使用までトータルに管理できる体制が整ったことも，EUと米国，日本，オーストラリア，カナダ，イスラエル，ニュージーランド，スイス等との相互承認協定（MRA：Mutual Recognition Agreement）締結推進に貢献している。

表2　PICとPIC/Sの比較

PIC	PIC/S
国家代表者会議	当局機関の組織
公式協定	非公式協定
法的効力あり	法的効力なし
国家間交渉	当局（査察機関）の協力
査察の相互認証	情報交換

表3　PIC/S発足時の目的

PIC/Sの目的は，公衆衛生を尊重し，以下の事項を実現することである（1995年3月1日）。
・GMP査察分野における相互信頼の維持と査察品質の向上をはかるため，加盟当局の協力関係を推進・強化する。
・情報や経験を共有する枠組みを提供する。
・査察官や関連の技術専門家を対象とする相互トレーニングを開催する。
・製造所の査察及び公的試験機関で実施する試験に関する技術的な基準と手順の改善及び調和を図るため，共同の取り組みを継続する。
・GMP基準の作成，調和，維持を目的とした共同の取り組みを継続する。
・グローバルハーモナイゼーションを実現するため，共通の基準と手順を採用するための国家協定を締結した他の規制当局との協力関係を拡大する。

1.3　日本のGMP

　日本におけるGMPは，WHO GMP（1969年）をベースに，1974年に「医薬品の製造管理及び品質管理に関する基準」（俗に，「医薬品GMP指導基準」と称していた）を自主管理基準として導入し，1980年にGMPのいわゆるソフト要件を規定する「医薬品の製造管理及び品質管理規則」（昭和55年厚生省令第31号），及びハード要件を規定する「薬局等構造設備規則」（厚生省令第32号を一部改正）をあわせて公布，施行した。薬事法の一部改正（1993年）及びWHO GMPの公示（1992年）に伴ってGMP省令が改正され，「医薬品の製造管理及び品質管理」のなかで「バリデーション」を規定し，2年間の猶予期間を経て，1996年4月1日からバリデーションが製造許可要件（業許可，品目追加許可，業許可更新）になった。

　2002年の薬事法改正により「製造販売承認制度」が導入され，製造販売業者は，承認品目ごとに，製造所のGMP適合性調査を当局に申請することとなった。2012年3月にPIC/S加盟申請書類を提出し，同年5月の総会で加盟申請が受理され，2014年に加盟が認められた。以後，ますますPIC/S GMPと日本のGMPの整合性が求められることになった。

2. Annex 1の改訂作業

2.1 EU GMP Annex 1の歴史

　Annex 1の初版は，欧州委員会（EC）に設立されたGMP査察官のアドホックグループ（Ad Hoc GMP Inspections Services Group）が作成し，2003年5月30日付けで，EC適正製造基準（GMP）ガイドの附属書（Annex）1として採用されたものである。以後，2008年11月25日と2022年8月22日に改訂版が発出されている。EU GMP Annex 1の改訂経緯を以下に示す。

（1）初版EU GMP Annex 1
　初版EU GMP Annex 1の経緯の概要を**表4**に示す。
　EC適正製造基準（GMP）ガイドの附属書（Annex）1は，無菌医薬品へのGMPの原則とガイドラインの適用に関する補足ガイダンスを提供する。本ガイダンスは，クリーンルームの環境清浄度の国際規格EN/ISO 14644-1に照らして見直され，また無菌医薬品の製造に特有の問題を考慮に入れている。

（2）改訂EU GMP Annex 1
　改訂EU GMP Annex 1の経緯の概要を**表5**に示す。

表4　初版EU GMP Annex 1（2003年5月30日）[要件数：93]

動向	年月
ad hoc GMP inspectors services groupによって採択されたファーストドラフト	2002年10月
公開協議のために公表	2002年11月～2003年1月
ad hoc GMP inspectors services groupによって採択された最終ドラフト	2003年4月
医薬品委員会（Pharmaceutical Committee）が採用	2003年5月
運用開始日	2003年9月

表5　改訂EU GMP Annex 1（2008年11月25日）[要件数：127]

動向	年月
培地充填試験，バイオバーデンモニタリング，及びバイアルのキャッピングに関するガイダンスを含む，クリーンルームの分類表改訂に伴う調整期間*	2005年11月～2007年12月
運用開始日	2009年3月1日*

＊バイアルのキャッピングに関する規定は，2010年3月1日までに実施する必要がある。

（3）最新Annex 1の改訂経緯

2015年に提示されたAnnex 1の改訂計画（**表6**）[1]では，同年10月には改訂ドラフトを提示する予定であったが，実際には約3年後の2017年12月20日に改訂ドラフトが提示され，公開協議（パブリックコメント）に附された（**表7**）。本ドラフトには6,000件以上のコメントが寄せられたとのことで，ドラフトの再吟味が行われ，当初の予定にはなかった第2回目の公開協議（パブリックコメント）を経て，2022年に最終版が発出されるまでに，実に7年半が費やされ，要件項目数は294項目，用語定義数は71用語になった（**表8**）。

表6　Annex 1改訂コンセプトペーパーによる改訂作業スケジュール案

EMA（2015年2月2日）とPIC/S（2015年1月8日）が共同で発出した Annex 1改訂コンセプトペーパーによる改訂作業スケジュール案 ・コンセプトペーパー草案の作成　　2014年9月 ・コンセプトペーパー草案の承認　　2014年10月 ・公開協議のために公表　　2015年2月 ・コメントの締め切り　　2015年3月 ・PIC/S委員会での議論　　2015年5月 ・GMDP IWGでの議論　　2015年6月 ・他の作業部会との協議　　2015年6月〜2015年9月 ・ガイドライン案の公開予定日　　2015年10月 ・コメントの締め切り　　2016年4月 ・GMDP IWGでの再議論　　2016年6月 ・PIC/S委員会での再議論　　2016年7月

表7　実際の改訂経緯

改訂作業	スケジュール案	実際のスケジュール
Annex 1改訂作業につき，GMDP IWGとPIC/Sが合意	2015年1月	―
Annex 1改訂のコンセプトペーパー発行	2015年2月	―
改訂ドラフトの提示	2015年10月	2017年12月20日
改訂ドラフトに対する公開協議締め切り	2016年4月	2018年3月20日
EU GMP/GDP IWGで再検討	2016年6月	―
PIC/S Committeeで再検討	2016年7月	―
再改訂ドラフトの提示（当初予定になし）	―	2020年2月20日
再改訂ドラフトに対する公開協議締め切り	―	2020年7月20日
ECより改訂Annex 1発出	―	2022年8月25日[*1]
PIC/Sより改訂Annex 1発出	―	2022年9月9日
運用開始日	―	2022年8月25日[*2]

＊1　Eudralex Vol. 4への掲載日は2022年8月25日，文書の日付は2022年8月22日。
＊2　8.123項は2024年8月25日より運用開始。

表8　Annex 1 の改訂経緯と要件項目の推移

項目	2017年	2020年	2022年
1. Scope（範囲）	1	1	1
2. Principle（原則）	1	7	7
3. Pharmaceutical Quality System（PQS）（医薬品品質システム）	2	2	2
4. Premises（施設）	34	39	36
5. Equipment（機器）	10	9	9
6. Utilities（ユーティリティ）	24	23	22
7. Personnel（職員）	16	19	18
8. Production and Specific Technologies（製造, 固有技術）	123	129	139
9. Environmental & Process Monitoring（環境, 工程モニタリング）	49	52	49
10. Quality Control；QC（品質管理）	11	11	11
要件項目 計(項目数)	271	292	294
用語定義 計(用語数)	65	65	71

2.2　PIC/S GMP Annex 1 の歴史

　前述のように，PIC/S GMP Annex 1は，EU GMP Annex 1を導入したものであった。その導入経緯を**表9**に示す。

表9　PIC/S GMP Annex 1 の導入経緯

- ・2003年5月30日：
  「無菌医薬品の製造」に関するGMPガイドラインがEUの政策執行機関であるECの「製薬委員会」により採用され，同年9月より運用開始
- ・2008年11月25日：
  ヒト及び動物用医薬品に関するEU GMP ガイドライン Annex 1「無菌医薬品の製造」の改訂版を発行，2009年3月1日より運用開始
- ・2009年12月1日：
  PIC/Sは，2008年11月に改訂されたEU GMP ガイドライン Annex 1を採用するにあたっての技術的解釈を，スイスの規制当局"Swissmedic"が行い，それについてPIC/S加盟国がコメントし，EUとPIC/S間での技術的解釈が同じであることを確認のうえ，PIC/S GMP Annex 1として運用開始
- ・2022年9月9日：
  PIC/S GMP Annex 1改訂版を発行，2023年8月25日より施行

3. Annex 1の改訂グループ

Annex 1の改訂作業にあたったEMA GMP/GDP IWGと，PIC/S作業グループの概要について記す。

3.1 EMA GMP/GDP Inspectors Working Group (GMP/GDP IWG)

EUのGMP関連作業の多くは，EMAのヒト医薬品局（Human Medicines Division）の医薬品のもとにある品質と安全性部（Quality and Safety of Medicines Department）が事務局となり，EU加盟国のGMP査察官の専門知識を活用しながら行っている。本査察官の作業グループをGMP/GDP IWGと称している。本作業グループは，欧州経済領域（EEA）加盟国のGMP査察官の代表，ECの代表，欧州評議会欧州医薬品医療品質部門（EDQM）のオブザーバー，EUにアクセスする国の査察官，MRAパートナー国で構成されており，年4回定期的に会合を開いている。EMA事務局は，これらの会議の議長と秘書のサポートをしている。

GMP/GDP IWG会議では，通常は起草グループによって作成される，新規又は改訂GMP関連ガイダンス，MRAに関連する作業，新しい法規制がGMP査察活動に与える影響，及びGMP査察の調和について検討している。また，Compilation of Proceduresとして知られる，GMP査察に関連するEU全体の手順を開発するグループでもある。グループはPIC/SやEDQMなど，他の組織と相互に連絡をとっている。

EMAによって承認された製品に関するGMP関連の問題と，これらに関連してEMAによって調整されたGMP査察も会議で検討される。グループの作業計画は毎年発行される。査察と評価の機能は常に補完的な活動であり，GMP査察官と評価者間の相互作用の重要性に対する認識が高まっている。したがって，EMAは，GMP/GDP IWGと品質作業部会との合同会議を少なくとも年に1回開催する。このグループは，品質作業部会，生物製剤作業部会，及びGMP/GDP IWGの代表者で構成され，EMAのPAT（process analytical technology）チームに貢献している。

2022年4月19日発行の「2021年度 GMP/GDP Inspectors Working Group 活動報告書」[8]には，「GMPガイドラインは，EMA PIC/S協力協定に従ってPIC/Sと共同で作成されている。Annex 1の改訂草案は，2021年12月に起草グループによって最終決定され，2022年に採択される予定である」とあり，同年8月25日にAnnex 1の改訂版が発行された。

3.2 PIC/S GMP Annex 1改訂Working Group

　加盟国の代表者で構成されるPIC/Sの意思決定組織であるPIC/S総会のもとには，7つのSub-Committeeと多くのWorking Groupがある。Sub-Committeeの一つであるSub-Committee on Harmonization of GM（D）P（以下，SCH）が，GMPやGDPの調和のための活動を行っており[9]，このSub-Committeeには，PIC/S GMP GuideやそのAnnexesのDrafting GroupやWorking Groupが組織されている。毎年開催されるPIC/Sセミナーにおいて，PIC/S GMP GuideのAnnexesの新規制定や，改訂のためのWorking Groupが設立される。

　Annex 1改訂にあたり，2014年ローマで開催されたPIC/S総会でPIC/S Working Group on Annex 1が設立された[10],[11]。このPIC/S総会ではAnnex 1を完全改訂するか，Technical Interpretationを改訂するか議論され，完全改訂することになった[10]。その後，PIC/S Working Group on Annex 1はEMA IWG Drafting Groupと共同でAnnex 1を改訂することになった。このPIC/S・EMAの共同Working Groupは，PIC/S及びEEAに加え，WHOがオブザーバーとして参加した。PIC/S側の改訂案作成国は，ドイツ，スイス，ポーランド，オーストラリア，シンガポール，台湾，カナダ，米国，アイスランド及び日本の10カ国であった。当該Working Groupの座長は2019年までは英国医薬品・医療製品規制庁（MHRA）のAndrew Hopkins氏が務め，以降は，フランス国立医薬品・保健製品安全庁（ANSM）のAbdelaali Sarakha氏が務めた[11]。Working Group内では，事前に議題やドラフトについての意見募集をメールベースで行い，その意見募集結果を事前に座長がとりまとめ，これに基づいて電話会議・ウェブ会議で議論を行い，対応方針の決定を行った。

　当該Working Groupの活動の進捗については，PIC/SのAnnual Reportに公開されている。2021年のAnnual Reportでは，実質的なコメントがない限り改訂Annex 1はPIC/S Adoption ProcessのStep 3に進み，いくつかのセクションを除いて1年の猶予期間を設けることが当該Working Groupから提案されたこと，2022年中に改訂Annex 1を採択することが報告されていた[11]。

4. 今回の改訂内容の特徴

4.1 無菌操作後の最終加熱処理

　表10に2008年と2022年に発行されたAnnex 1の主な改訂内容を示す。無菌医薬品の製造法は，最終滅菌法と無菌操作法に大別できる。2019年3月6日にEMAより発行された「医薬品，原薬，添加剤及び一次包装容器の滅菌ガイドライン」[12]を受け，Annex 1の8.34項には「可能なかぎり，最終製品はバリデートされ管理された滅菌工程を用いて最終滅菌すること，（中略）製品を最終滅菌す

表10　Annex 1 の主な改訂内容

2008年	・清浄区域の「作業時」と「非作業時」の定義を導入した。 ・空気清浄度（微粒子）に関しては，EN ISO 14644-1（クリーンルーム及び関連制御環境）に一致させた。 ・グレードA区域の5μm粒子/m³の最大許容数を1個から20個に変更した。 ・培地充填試験要件をFDAの無菌操作法ガイダンス（2004年版）[3]と完全一致させた。 ・無菌操作法又は最終滅菌法のいずれかにかかわらず，各バッチについてバイオバーデン試験を実施すること。ただし，オーバーキル法の場合は，適切な頻度でバイオバーデン試験の実施も可能。 ・二段階ろ過の場合，最後のろ過前にバイオバーデン検体を採取する必要がある。検体採取を最初のろ過前だけで行う場合には，そのアプローチを正当化する必要がある。 ・液体製剤及び粉末製剤のバイアルは巻締めが完了するまでは，グレードAの空気供給下で保護すること。 ・グレードA区域の一方向気流を確認するために，「スモークテスト」を実施すること。 ・RABSが加わり，アイソレータ同様，人為的影響を減らすことができるとした。
2022年	・2008年版 Annex 1は，ICH Q9（品質リスクマネジメント）及びICH Q10（医薬品品質システム）ガイドラインの開発前に発行されたものであり，これらのガイドラインが反映されていなかったため，反映させる。 ・汚染管理戦略（CCS）を随所に取り込む。 ・無菌操作法で製した医薬品についても無菌性保証水準を向上させるために，無菌操作後の最終加熱処理（post-aseptic processing terminal heat treatment）を考慮することになった。 ・欧州薬局方（Ph. Eur.）の「注射用水の製造」の改正内容を反映させる。 ・2008年版 Annex 1でカバーされていない新しい技術の導入を受け入れ，奨励する。 ・2008年版 Annex 1の不正確さを修正し，あいまいさを取り除き，GMPの期待をより明確に解釈するための詳細要件を提供する。

ることができない場合は，より高い無菌性保証を与えるために無菌工程と組み合わせた，無菌操作後の最終加熱処理（post-aseptic processing terminal heat treatment）を用いることを考慮すること」と，無菌操作後に最終加熱処理を求めている。ヘルスケア製品の無菌操作法に関する国際規格（ISO 13408-1）[4]では，無菌医薬品製造の第一選択は最終滅菌法とし，無菌操作法は最終滅菌法の代替的な位置付けとしている。Annex 1では無菌操作後の最終加熱処理（post-aseptic processing terminal heat treatment）を「無菌操作後に使用される最終湿熱工程であり，無菌保証水準（SAL）$\leq 10^{-6}$を提供することが実証されているが，蒸気滅菌の要件（例えば，$F_0 \geq 8$分）が満たされていない場合などに採用される」と定義している。米国FDAも1991年に，「ヒト及び獣医用無菌医薬品の製造における無菌操作法及び最終滅菌法の使用」[13]に関する規則案を，連邦官報（Federal Register）に提出した。本規則案では，すべての無菌医薬品は最終滅菌するような内容であったため，業界や学術団体から多くの反対意見が寄せられ，最終的には以下のようなものになった。

> A. 下記を除き，最終滅菌法は，無菌であるとされるすべてのヒト及び獣医用医薬品に要求される。
>   1. 製品の完全性が損なわれる，又は
>   2. 製品がヒト用の生物製剤
> B. 最終滅菌できない製品に無菌操作法を使用することを正当化するために，科学的根拠を提示する必要がある。実験室での研究及び／又は文献情報からのデータが，最終滅菌を施すと以下の原因になることを示す必要がある。
>   1. 分解生成物の増加
>   2. 容器の完全性の喪失，又は
>   3. その他の悪影響による安定性の損失

(FDA：Proposed Rule, Fed Regist, 56 (198)：51354-51358, 1991)

その後の無菌操作法技術の進歩（特に，アイソレータシステムやシングルユースシステムなどのバリアシステムの開発，清浄度管理，プロセスシミュレーションの徹底，堅牢な滅菌技術，汚染防止戦略等）により，本規則は2004年に廃止となった[14]。ある面，科学技術の進歩に逆行するような改訂Annex 1における「無菌操作後の最終加熱処理」要件を各国の規制当局がどのように捉えていくのか，注目に値する。

4.2 汚染管理戦略（CCS）

無菌医薬品の製造所では，これまでも何らかの「汚染防止対策」を講じてきたが，今回の改訂Annex 1には，ICH Q9ガイドライン（品質リスクマネジメント）とICH Q10ガイドライン（医薬品品質システム）を反映した，汚染管理戦略（CCS；contamination control strategy）概念が導入されたことも大きな特徴である。「医薬品製造における汚染管理戦略の開発」（PDA Technical Report No.90, 2023）[15]に示されている**図3**は，Annex 1のCCS要件がよくまとめられている。

CCSは，連続的にリンクされた要素の組み合わせであり，医薬品品質システムとGMP対策の多くの要素が含まれている。担当者の意識／Quality culture，品質リスクマネジメント，製造工程と汚染防止に関する科学的知識は，CCSのすべての側面に情報を提供し，影響を与えるものであり，効果的なCCS開発に不可欠な基本的要素である。Annex 1の2.5項には，CCSで考慮すべき要素として16項目をあげているが，**図3**では，それらを汚染管理要素（作業員の教育，衛生，更衣，工程設計，ベンダー，原材料，消耗品，容器，設備設計，清掃，消毒，施設／ユーティリティの設計，清掃，消毒）としてまとめて表示している。これらの汚染管理要素は，基本的要素を使用して設計され，適切なレベルの管理を合理的に達成できることを示すためにバリデートされ，継続的な管理を達成することを確認するために監視（モニタリング）される。原因究明調査，変更管理，是正措置及び予防措置（CAPA；corrective action and preventive

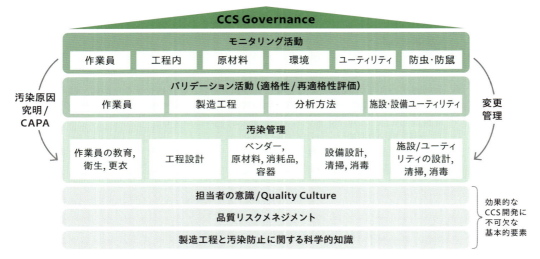

図3 医薬品製造における汚染管理戦略の開発

(PDA Technical Report No. 90, 2023より一部改変)

action)などの品質システム(フィードバックループ)は，管理状態を継続的に改良及び改善し，予期しない事象(イベント)に対応するためのメカニズムを提供する。CCSガバナンスでは，各CCS要素(監視データ，検証結果，調査，変更管理など)のアウトプットを評価して，CCS全体が全体的かつ効果的であることを確認する。これらの要素のいずれかの弱点又は要素間の不一致は，効果のないCCSにつながり，したがって汚染につながる可能性がある。

4.3 あいまい，もしくは誤っているAnnex 1要件例

Annex 1の製薬業界への浸透とともに，世界中のユーザーから要件の矛盾についての指摘も出てくるものと思われる。**表11**にその一例を示す。

5. Annex 1の法的位置付け

Annex 1のみならず，EUとPIC/Sが共有するGMPガイドラインの法的位置付けは，いずれも法的拘束力がないものの，EUではいかなるガイドラインからの逸脱に対しても説明責任があるという点で比較的影響力が強く，PIC/SではPIC/S加盟国内で共通認識として重要視すること，日本ではGMP運用上の参考とすることと，運用に温度差がある。

5.1 EUにおける位置付け

EUにおいてAnnex 1を含むGMP関連ガイドラインは，EudraLex Volume 4-Good Manufacturing Practice Medicinal Products for Human and Veterinary Useに収納されており，ガイドラインの位置付けを「ガイドライン

表11　あいまい, もしくは誤っているAnnex 1要件例

ろ過前バイオバーデン測定用サンプルの採取箇所

8.93

バルク製品及び最終ろ過滅菌直前からバイオバーデン測定用サンプルを採取すること。リダンタントろ過方式が用いられている場合, そのサンプルを初めのフィルターの前で採取すること。サンプル採取システムは汚染を持ち込まないよう設計されていること。

【問題背景】

ろ過滅菌前液のバイオバーデン測定用サンプルを, バルク製品及びろ過直前液から採取する要件になっている。2017年版ドラフトでは,「リダンタントろ過の場合, バイオバーデン用サンプルは最初のフィルターと滅菌フィルターの前で採取すること」とあり, 2020年版ドラフトでも「リダンタントろ過の場合, バイオバーデン用サンプルは, バルク製品及び最終ろ過滅菌直前でバイオバーデン測定用サンプルを採取すること」となっていた。2022年最終版で,「リダンタントろ過の場合, 最終ろ過滅菌直前でのバイオバーデン測定用サンプル採取」という記載はなくなったが, 文章整理がよくできていなかったための要件となってしまった。したがって, 一段ろ過滅菌のバイオバーデン用サンプルは, バルク製品を含めたろ過直前液から採取すればよいことになる。

最終滅菌製品へのパラメトリックリリース適用要件

10.4

パラメトリックリリースが承認された製品に関しては, 滅菌サイクル開始前充填された製品について滅菌前バイオバーデンモニタリングを支援するプログラムを作成し, 各バッチについてバイオバーデン試験を実施すること。滅菌前の充填した製品のサンプリング位置は, ワーストケースを想定して, バッチを代表するものとすること。バイオバーデン試験で検出したいかなる微生物も同定し, それらの滅菌工程の有効性への影響を決定すること。場合により, エンドトキシン/発熱性物質のレベルをモニターすること。

【問題背景】

日本でも最終滅菌医療機器には, パラメトリックリリースが適用されているが, 医薬品には普及していない。最終滅菌医療機器の場合, 各バッチについてバイオバーデン試験も求められていないし, バイオバーデン試験で検出された微生物の同定や滅菌工程への有効性評価も求められていない。ヘルスケア製品の滅菌に関する国際規格 (ISO 11139) には,「パラメトリックリリースとは, 滅菌プロセス変数が指定された許容範囲内で提供されたことを示す記録に基づいて, 製品が滅菌されていることを宣言すること」とある。Annex 1要件では, 最終滅菌医薬品へのパラメトリックリリース適用は難しく, 非科学的な「無菌試験」が適用され続けることになるであろう。

無菌工程シミュレーション (APS) に用いる培地の発育性能試験のタイミング

10.9

製品試験に使用する培地は, 使用前に関連する薬局方に従って品質管理試験を行ったものであること。環境モニタリング及びAPSに使用する培地は使用前に, 製造所の分離菌を適切に代表するものを含め, 科学的に妥当性が裏付けられ, 規定された指標菌のグループを用いて, 培地性能試験を行うこと。培地の品質管理試験は通常はエンドユーザーが実施すること。培地について外注試験あるいは供給業者の試験に依存する場合はいかなる場合も妥当性を示し, 輸送及び配送条件を十分に考慮すること。

【問題背景】

本項の「製品試験に使用する培地」には無菌試験用培地も含まれる。日米欧薬局方で国際調和された「無菌試験法」には培地性能試験のタイミングについては言及していない。無菌試験もAPSも培養期間は14日間以上であり, 14日間の培養期間からみて, 培地の発育性能試験 (GPT; growth promotion test) を試験開始前, 又は試験と並行して行っても科学的には問題ないはずである。したがって, APSと並行して培地のGPTを行う場合には, 標準作業手順書 (SOP; standard operating procedures) に「GPT結果が不適合の場合には, 同時に行ったAPSも不適合とする」と記載したうえで, GPTをAPSと並行して行うのも一案かと思われる。

とは，医薬品の開発及び販売承認申請の科学的又は規制的側面に関する指導を提供する文書である。ガイドラインには法的拘束力はないが，申請者はガイドラインからのいかなる逸脱に対しても正当性を示す必要がある」としている。

またAnnex 1には，「この附属書は，EU法の適用において各国規制当局を支援することを目的としている。EUの司法裁判所のみが，EU法を正式に解釈する権限をもっている」との記載もある。

5.2　PIC/Sにおける位置付け

PIC/S加盟国におけるPIC/S GMP Guide及びそのAnnexesの法的位置付けは，PIC/Sの組織の成り立ちと加盟審査プロセスから考察することができる。

（1）PIC/Sの成り立ち

一般に，国際機構とは，共通の目的の実現のために，複数の国によって締結された設立文書に基づき構成される，国際法人格を有する組織である[16]。国際機構の議決（resolution）とは，「設立文書に従って設置されている内部機関において，国際機構がその任務を遂行するために必要な意思決定を行うこと，また，その意思決定に伴い採択された文書」をいう。議決の法的拘束力の有無は，その機構の内部法により決定される。例えば，国連では，総会決議の効力は勧告にとどまるが，安保理の決定は国連の全加盟国に対して拘束力をもつ[16]。

PIC/Sも，複数の規制当局から構成され，医薬品やGMP査察についてある種の共通の目的をもって活動している。また，PIC/SにはPIC/S規約[17]があり，全加盟当局が参加するPIC/S総会で意思決定が行われる。決定事項のなかには，改訂Annex 1の採択もあれば，新規PIC/S加盟国の承認もある。このように，複数の国の規制当局が共通の目的で組織し，意思決定を行うPIC/Sは，国際機構に該当するのだろうか。PIC/S規約[17] Article 2～4には，以下のように規定されている。

PIC/S規約

2. Although international by its membership and activities, PIC/S does not have the legal status of an International Organisation, as defined under Public International Law.
   会員及び活動は国際的なものであるが，PIC/Sは国際公法で定義される国際機構としての法的地位を有しない。

3. PIC/S is a purely scientific and technical organisation. It is a non-political, non-discriminatory organisation. All Members enjoy the same rights and obligations.
   PIC/Sは純粋な科学的及び技術的組織である。

4. PIC/S is a legally non-binding arrangement between Medicines Regulatory Authorities, or other bodies representing those, competent for the inspection of medicinal products in the field of Good Manufacturing Practice (GMP).
   PIC/SはGMP分野における医薬品当局間の法的拘束力がない組織である。

(PIC/S規約，PIC/S 1/95 (Rev. 6), Nov. 12, 2019)

また，International Geneva のウェブサイトでは，PIC/S は non-governmental organization として分類されている[18]。PIC/S 総会における決定事項の拘束力については PIC/S 規約に定めがなく，PIC/S 総会の決定事項に対しても「議決」（Resolution）という言葉は使用されていない。国際機構ではないとすると，PIC/S はどのような組織にあたるのだろうか。

1971 年から 2003 年の間，PIC/S は明確な法人格を有していなかったが，2003 年に PIC/S Committee は PIC/S をスイスの民法典（Swiss Civil Code）60 条以下に基づく Association（協会）として設立することを決定した[19]。2004 年 11 月 11 日以来，PIC/S は公式にスイス ジュネーブ州で Association として登録されている。同条では，Association について「政治，宗教，科学，文化，寄付，社会もしくは他の非営利目的の協会は，協会の規約に法人の存在について明確となったときに法人格を取得する」と規定されており[20]，例えば，国際赤十字委員会等の国際活動組織も同条の Association に該当する。

このように，PIC/S は国際機構ではなく，スイス民法典に基づく Association であることから，前述で示したとおり PIC/S 規約[17]の Article 4 に「PIC/S は GMP 分野における医薬品当局間の法的拘束力がない組織」と定義されている。

（2）PIC/S への加盟審査プロセス

PIC/S の加盟は，GMP 分野における権限がある規制当局の自由な意思による選択の結果である。PIC/S 加盟当局は，PIC/S の「共通の基準を開発すること及び査察官に対して教育訓練の機会を提供することにより査察手順を調和すること」及び「権限のある規制当局，地域及び国際組織との間の協力及び情報交換を促進することにより信頼を深めること」[21]という目的に共感して PIC/S に加盟する。PIC/S 加盟後，規制当局は各種活動を行うことにより，世界の医薬品市場に流通する製品の品質確保を通じて，公衆衛生の向上を目指すことになる。

PIC/S への加盟審査は，PIC/S 内に組織された審査チームが担う。審査チームは，事前のトレーニングを受けた加盟当局の調査員によって構成される。調査員は，PIC/S 加盟当局に求められる要求水準と，加盟申請当局の能力や体制等の間のギャップを理解し，評価するために，PIC/S Audit Checklist[22]に従って審査を行う。Audit Checklist 18 では，「PIC/S GMP Guide もしくはこれと同等のものが法的要求事項であること」，Audit Checklist 27 では「規制の枠組みが PIC/S GMP Guide もしくはこれと同等のものを網羅していること」を確認事項としている。これらの審査事項は，加盟申請当局が，PIC/S GMP Guide そのものを法的要求事項として実装していなくても，「同等のもの」が加盟申請国において法的要求事項として設置され，加盟申請当局によって適切に運用されていれば加盟審査上問題とならないことを示している。さらに，PIC/S 加盟が承認された後に PIC/S に提出する，正式加盟意思表明文書[23]においても，PIC/S GMP Guide 及びその Annexes の実装又は遵守についての宣誓や署名を求められているわけではない。また，PIC/S 規約[17]「II. Membership requirements」

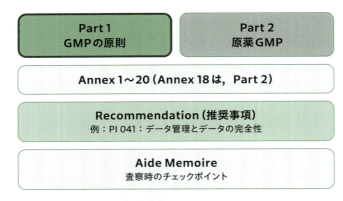

図4　PIC/S GMP文書の構成

には加盟条件が記されており，Article 9(c)には「査察当局はPIC/Sが採択したPIC/Sのウェブサイトに掲載されているPIC/S GMP Guide及びそのAnnexes（あるいは同等のもの）を製造業者の査察及び許認可のために活用すること」と規定されている（図4）。

したがってPIC/Sの加盟審査項目としても，PIC/S加盟当局の要求事項としても，「同等のもの」がある限りはPIC/S GMP Guide及びそのAnnexesそのものの実装又は遵守を求めているわけではない。

前述のとおり，PIC/Sは自ら，PIC/S規約において「PIC/SはGMP分野における医薬品当局間の法的拘束力がない組織」と謳っており，加盟当局に対してPIC/S総会における議決内容の実装を強いる権限を有しない。また，PIC/Sへの加盟審査のプロセスにおいても，「PIC/S GMP Guideもしくはこれと同等のものが法的要求事項であること」，「規制の枠組みがPIC/S GMP Guideもしくはこれと同等のものを網羅していること」等を確認している。PIC/S GMP Guide及びそのAnnexesだけでなく，これらと同等のものを許容している。したがって，PIC/S GMP Guide及びそのAnnexesについて，法的要求事項としている加盟国も，「同等のもの」を法的要求事項としている加盟国もあると思われる。これらは加盟国の自由な選択の結果であり，国・地域ごとのPIC/S加盟申請の戦略の違いによるものであると考えられる。後者の場合は，PIC/S GMP Guide及びそのAnnexesの要求事項に照らして同等の管理手法となっているかを評価することになるため，GMP査察官は製造管理及び品質管理の実態と市場流通品の品質に与える影響をより深く理解し，評価を行うことが求められる傾向があると考えられる。

5.3 日本における位置付け

　日本においては2012年に，厚生労働省医薬食品局監視指導・麻薬対策課から事務連絡「PIC/SのGMPガイドラインを活用する際の考え方について」(平成24年2月1日)[24]が発出されており，その(3)項と(4)項には，以下の記載がある。

PIC/SのGMPガイドラインを活用する際の考え方について

(3) 別紙に掲げるPIC/SのGMPガイドラインには外国における品質確保のための様々な具体的手法が示されているところであり，GMPを運用する上での参考となる品質確保の手法を示したものであること。実際の運用においては，製造業者等の自らの手法においてもPIC/SのGMPガイドラインの手法と同等以上の品質が確保される場合，PIC/SのGMPガイドラインの手法を活用することの是非については，製造業者等において主体的に判断して対応すべきものであること。

(4) 独立行政法人医薬品医療機器総合機構及び都道府県のGMP調査に係る業務等にあたっては，PIC/SのGMPガイドラインを品質確保のための参考となる手法とし，製造業者等の自らの製造管理及び品質管理の手法によってもPIC/SのGMPガイドライン等の手法と同等以上の品質が確保されているか，科学的な知見に基づき検討すべきものであること。その結果，製造業者等の自らの手法において，許容できない品質及び保健衛生に対するリスクがあると判断される場合にあっては，GMP省令を踏まえた上で必要に応じPIC/SのGMPガイドラインにある手法を活用するよう指導しても差し支えないこと。

（PIC/SのGMPガイドラインを活用する際の考え方について，厚生労働省医薬食品局監視指導・麻薬対策課
事務連絡，平成24年2月1日）

6. おわりに

　改訂Annex 1には，「無菌医薬品の製造」に関する要件が詳細に示されているが，なかには理解の難しい要件も多い。本解説書は，各分野の第一人者に執筆いただいており，執筆者が所属する各組織で執筆内容を精査していただいた。

　2015年より長きにわたり，Annex 1改訂にあたり，ドラフト作成，また2017年と2020年の改訂ドラフトにコメント提出をいただいた3団体（日薬連，ISPE日本本部，日本PDA製薬学会）関係者にはお礼申し上げる。

参考文献

1) EMA：Concept paper on the revision of annex 1 of the guidelines on good manufacturing practice - manufacture of sterile medicinal products, GMP/GDP Inspectors Working Group (GMP/GDP IWG), EMA/INS/GMP/735037/2014, Feb. 2, 2015

2) WHO TRS No. 961, Annex 6：WHO good manufacturing practices for sterile pharmaceutical products, 2011

3) FDA：Guidance for Industry, Sterile Drug Products Produced by Aseptic Processing − Current Good Manufacturing Practice, Pharmaceuticals CGMPs, 2004

4) ISO 13408 Part 1〜7, Aseptic processing of health care products, 2005-2023

5) WHO TRS No. 1044, Annex 2：WHO good manufacturing practices for sterile pharmaceutical products, 2022

6） Directive 2001/83/EC of the European Parliament and of the Council of 6 November 2001 on the Community code relating to medicinal products for human use, 2001

7） 香取典子：PIC/S加盟と医薬品品質システム. Bull. Natl Inst. Health Sci., 132：22-35, 2014

8） EMA：Annual report of the Good Manufacturing and Distribution Practice Inspectors Working Group 2021, EMA/INS/GMP/706144/2021, Apr. 19, 2022

9） PIC/S：GM(D)P Harmonisation [https://picscheme.org/en/activites-gmdp-harmonisation]

10） PIC/S：Annual Report 2014, PS/W 5/2015, Nov. 30, 2015

11） PIC/S：2021 Annual Report, PS/W 2/2022, Mar. 25, 2022

12） EMA：Guideline on the sterilization of the medical product, active substance, excipient and primary container, EMA/CHMP/CVMP/QWP/850374/2015, Mar. 6, 2019

13） FDA：Proposed rule: Use of Aseptic Processing and Terminal Sterilization in the Preparation of Sterile Pharmaceuticals for Human and Veterinary Use. Fed Regist, 56 (198)：51354-51358, 1991

14） FDA：Withdrawal of Certain Proposed Rules and Other Proposed Actions. Fed Regist, 69 (227)：68831-68838, 2004

15） PDA Technical Report No. 90: Contamination Control Strategy Development in Pharmaceutical Manufacturing, 2023

16） 大森正仁・編著：よくわかる国際法 第2版，ミネルヴァ書房，2014

17） PIC/S：Pharmaceutical Inspection Co-operation Scheme, PIC/S 1/95 (Rev. 6), Nov. 12, 2019

18） Genève internationaleウェブページ：Pharmaceutical Inspection Co-operation Scheme–PIC/S [https://www.geneve-int.ch/pharmaceutical-inspection-co-operation-scheme-pics-0]

19） PIC/Sウェブページ：Legal form [https://picscheme.org/en/legal-form]

20） Swiss Civil Code, Dec. 10, 1907 (Status as of Jan. 1, 2024) [https://www.fedlex.admin.ch/eli/cc/24/233_245_233/en]

21） PIC/Sウェブページ：Introduction [https://picscheme.org/en/about]

22） PIC/S：PIC/S Audit Checklist, PS/W 1/2005, Rev.3, Apr. 19, 2022 [https://picscheme.org/docview/4647]

23） PIC/S：Guidelines for Accession to the Pharmaceutical Inspection Co-operation Scheme, Annex 2: Accession Letter, PS/W 14/2011 (Rev. 3), Apr. 19, 2022

24） PIC/SのGMPガイドラインを活用する際の考え方について，厚生労働省医薬食品局監視指導・麻薬対策課 事務連絡，平成24年2月1日

第**2**節

Annex 1の構成と
項目タイトル目次

1. Annex 1の構成と項目タイトル目次の目的と説明

　PIC/S GMP ガイドライン Annex 1（2022年）（以下，改訂 Annex 1）の章構成と概要を**表1**にまとめた。

　改訂 Annex 1の原文には，章などの大きなくくりの見出しはあるものの，各項目にタイトルはなく，どのような内容が記載されているのかが把握しにくい。そこで，Annex 1の各項目にどのような内容が記載されているかを要約し，それを項目のタイトルとした。

　また，改訂 Annex 1では，汚染管理戦略（CCS）の重要性が強調されており，Annex 1の要であるといえる。そこで，CCSについて触れている項目に〈CCS〉を付けている。さらに，ほかのAnnexなどの参照が求められている内容も補足事項として挿入した。

　項目のタイトルは，要求されている内容を確認・検索する際に，役立てていただくことが目的であるが，あくまで本解説書独自のもので，公式なものでないことに留意すること。

2. 留意事項

　Annex 1に限らず，すべてのAnnexを活用する際にはPIC/S GMP ガイドライン（Part I：Basic Requirements for Medical Products，Part II：Basic Requirements for Active Pharmaceutical Ingredients）を参照することに留意すること。PIC/S GMP Part I については，「図解で学ぶPIC/S GMP ガイド 第3版」（じほう，2019）が全体の理解に役立ち，本書と共に活用することを勧める。

表1　Annex 1の章構成と概要

目次（**Document map**）

1　適用範囲 *Scope*
本附属書の一般原則を適用可能な，その他の分野（無菌製品を除く）を含む。

2　原則 *Principle*（2.1〜2.7）
無菌製品の製造に適用する一般的原則。

3　医薬品品質システム（PQS） *Pharmaceutical Quality System（PQS）*（3.1〜3.2）
無菌製品に適用する場合の，PQSの特定の要件を強調。

4　建物 *Premises*（4.1〜4.17）
施設設計の特定の要求に関する一般的なガイダンス，及びバリア技術の使用を含む施設の適格性に関するガイダンス。
・**バリア技術**（4.18〜4.22）
・**クリーンルーム及びクリーンエア設備の適格性評価**（4.23〜4.32）
・**消毒**（4.33〜4.36）

5 設備 *Equipment*（5.1〜5.9）
設備の設計と操作に関する一般的なガイダンス。

6 ユーティリティ *Utilities*（6.1〜6.6）
水，ガス，真空などのユーティリティの特別な要件に関するガイダンス。
- 製薬用水システム（6.7〜6.15）
- 直接滅菌剤として使用される蒸気（6.16〜6.17）
- ガス及び真空システム（6.18〜6.20）
- 加熱，冷却，及び油圧システム（6.21〜6.22）

7 職員 *Personnel*（7.1〜7.18）
特定の訓練，知識及び技能の要件に関するガイダンス。また，職員の資格についても示している。

8 製造及び特定の技術 *Production and Specific Technologies*（8.1〜8.139）
無菌操作法によるプロセスと，最終滅菌によるプロセスに関してとるべきアプローチについてのガイダンスである。製品，器材及び包装構成要素の滅菌の考え方に関するガイダンス，さらに，特定の要件が適用される場合として，凍結乾燥やForm-Fill-Sealなどの異なる技術に関しても示されている。
- 最終滅菌法による製品（8.1〜8.6）
- 無菌操作及び加工（8.7〜8.19）
- 無菌製品の施栓（8.20〜8.33）
- 滅菌（8.34〜8.49）
- 加熱滅菌（8.50〜8.54）
- 湿熱滅菌（8.55〜8.65）
- 乾熱滅菌（8.66〜8.70）
- 放射線滅菌（8.71〜8.72）
- 酸化エチレンガス滅菌（8.73〜8.78）
- 最終容器中での滅菌が不可能な製品のろ過滅菌（8.79〜8.95）
- フォームフィルシール（FFS）（8.96〜8.104）
- ブローフィルシール（BFS）（8.105〜8.120）
- 凍結乾燥（8.121〜8.126）
- クローズドシステム（8.127〜8.130）
- シングルユースシステム（SUS）（8.131〜8.139）

9 環境及びプロセスのモニタリング *Environmental and Process Monitoring*（9.1〜9.49）
本セクションは，セクション4で与えられたガイダンスとは異なる。本セクションでのガイダンスは，システムの設計，措置基準値と警報基準値の設定，及びトレンドデータのレビューに関する継続的・定期的な監視に適用される。また，無菌プロセスシミュレーション（APS）の要件に関するガイダンスも示している。
- 全般事項（9.1〜9.3）
- 環境及びプロセスのモニタリング（9.4〜9.13）
- 環境モニタリング ─ 総微粒子（9.14〜9.21）
- 環境及び人員のモニタリング ─ 微生物（9.22〜9.31）
- 無菌プロセスシミュレーション（APS）（培地充填ともいう）（9.32〜9.49）

10 品質管理（QC） *Quality Control（QC）*（10.1〜10.11）
無菌製品に関連する特定の品質管理要件のいくつかに関するガイダンス。

11 用語解説 *Glossary*

注：本解説書において独自に付けた項目タイトルである。

1 適用範囲 *Scope*　　　22

2 原則 *Principle*［2.1〜2.7］

2.1	無菌製品の製造における要求事項と考慮点（i〜iv）		40
2.2	製造活動におけるQRM		40
2.3	CCS実施と汚染防止の確立	〈CCS〉	42
2.4	汚染管理による対応について		42
2.5	CCS作成（開発）要領と考慮すべき要素（i〜xvi）	〈CCS〉	42
2.6	CCSの照査と評価	〈CCS〉	43
2.7	無菌性保証の対策と注意事項		43

3 医薬品品質システム *Pharmaceutical Quality System (PQS)*［3.1, 3.2］

3.1	PQSに追加すべき無菌製品製造の独特の要求事項（i〜vii） ※PIC/S GMPガイドライン：パート1 第1章に追加すべき事項を参照	〈CCS〉	46
3.2	無菌試験，環境モニタリング（EM），及びEMの試験結果の 不合格と手順書逸脱によるすべての不適合についての 調査・原因究明		52

4 建物 *Premises*［4.1〜4.36］

4.1	無菌製品製造のクリーンルーム		59
4.2	製造プコセスにおけるクリーンルーム及び施設内の 混同及び汚染防止		59
4.3	RABSあるいはアイソレータの推奨	〈CCS〉	60
4.4	無菌製品の製造区域（4種の環境グレード）		60
4.5	クリーンルーム及び重要区域の露出表面の注意点		62
4.6	塵埃を蓄積させないための内装等の注意点		62
4.7	クリーンルームの材質選定における注意点		63
4.8	天井設計の注意点		63
4.9	クリーンルームの流しと排水口設置の注意点		63
4.10	クリーンルーム及び重要区域での設備及び原材料の 搬入/搬出の注意点		65
4.11	グレードA及びB区域への搬入/搬出の注意点		65
4.12	エアロック設計と注意点（人員用と物品用）（i, ii）	〈CCS〉	66
4.13	パスボックスとエアロックの扉開閉の注意点		66
4.14	クリーンルーム稼働状態における空気の流れの注意点		67
4.15	クリーンルーム及びクリーンゾーン内の気流パターンと 可視化試験について		69
4.16	クリーンルームの差圧計設置について	〈CCS〉	70
4.17	グレードA及びBの区域外からの作業観察・監視		71

バリア技術 *Barrier Technologies*［4.18〜4.22］

4.18	アイソレータあるいはRABS及び付随する工程操作の設計		74
4.19	アイソレータ及びRABSの重要区域の工程操作における 適切な設計と一方向気流の確保（i, ii）		78

4.20	アイソレータ及びRABSの設置環境（i, ii）	〈CCS〉	79
4.21	グローブの材質，交換頻度及び完全性試験（i, ii）	〈CCS〉	80
4.22	アイソレータ及びRABSの除染方法（i, ii）		82

クリーンルーム及びクリーンエア設備の適格性評価　[4.23〜4.32]
Cleanroom and clean air equipment qualification

4.23	クリーンルーム及びクリーンエア設備の適格性評価		87
4.24	適格性評価の注意点 ※Annex 15：Qualification and Validation（適格性評価及び 　バリデーションの適用）を参照		87
4.25	クリーンルーム及びクリーンエア設備の適格性評価の項目（i〜ix） ※ISO 14644シリーズの基準を参照		87
4.26	クリーンルームのグレード分類作業		89
4.27	クリーンルームの総微粒子の対象粒径と限度値 ◆表1　グレード分類のための最大許容微粒子数	〈CCS〉	90
4.28	クリーンルームのグレード分類の注意事項		90
4.29	クリーンルームグレード分類における作業時と非作業時（i〜iii）		92
4.30	一方向気流システムの適格性評価と注意事項	〈CCS〉	93
4.31	クリーンルームの微生物汚染レベルと限度値 ◆表2　適格性評価の際の最大許容微生物汚染レベル		94
4.32	クリーンルーム及びクリーンエア設備の再適格性評価と項目（i〜iii）	〈CCS〉	95

消毒 *Disinfection* ［4.33〜4.36］

4.33	消毒プログラムと微生物モニタリングの重要性		97
4.34	消毒工程のバリデーション		98
4.35	使用する消毒剤及び洗剤についての注意点	〈CCS〉	99
4.36	設備の燻蒸及び蒸気殺菌		99

5　設備 *Equipment* ［5.1〜5.9］

5.1	設備設計の文書化		103
5.2	設備のモニタリング設計		103
5.3	設備のメンテナンスと修理等の作業性と作業手順		104
5.4	清浄化工程のバリデーションと項目（i, ii）		105
5.5	製品と直接的及び間接的に接触する部品の滅菌		107
5.6	滅菌機及び空調設備，製薬用水設備等における 運用管理上の実施項目		110
5.7	計画外のメンテナンス時における注意点		111
5.8	コンベアベルトの注意点		111
5.9	パーティクルカウンターのサンプリングチューブ設計と 使用上の注意点		111

6　ユーティリティ *Utilities* ［6.1〜6.22］

6.1	ユーティリティシステムの注意点	〈CCS〉	114
6.2	リスクの高いユーティリティ（i〜iv）		114
6.3	ユーティリティの運用方法		115

6.4	リスクの高いユーティリティの傾向分析の実施		115
6.5	ユーティリティの据え付け記録と重要事項 (i〜iii)		115
6.6	ユーティリティの据え付け及び設置方針		116

製薬用水システム　Water systems　[6.7〜6.15]

6.7	水処理設備及び供給システムの概要		119
6.8	製薬用水システムの適格性評価		120
6.9	製薬用水システムにおける水流の注意点		121
6.10	注射用水（WFI）の製造と技術要件		122
6.11	注射用水（WFI）貯槽のベントフィルターに関する管理方法		124
6.12	製薬用水システムの微生物管理方法		125
6.13	製薬用水システムの化学的及び微生物学的モニタリング	〈CCS〉	125
6.14	警報基準値と措置基準値の逸脱と調査		125
6.15	注射用水（WFI）システムの連続モニタリング（TOCと導電率等）		126

直接滅菌剤として使用される蒸気　Steam used as a direct sterilizing agent　[6.16, 6.17]

6.16	ピュアスチーム発生装置		128
6.17	直接滅菌剤として用いられる蒸気の品質と評価		128

ガス及び真空システム　Gases and vacuum systems　[6.18〜6.20]

6.18	製品/1次容器の表面に直接接触する気体の注意点		130
6.19	無菌操作に用いられるガスの注意点		130
6.20	真空あるいは加圧システムからの逆流への対応		131

加熱, 冷却, 及び油圧システム　Heating and cooling and hydraulic systems　[6.21, 6.22]

6.21	油圧, 加熱及び冷却システムに伴う主要な設備の設置及び管理場所		132
6.22	上記システムからの漏洩への対応, 指示システム導入の推奨		133

7　人員　Personnel　[7.1〜7.18]

7.1	無菌製品製造に関わる適切な職員の概要		138
7.2	クリーンルームで従事する職員数の制限		139
7.3	クリーンルームに入室する職員の教育と適格性評価		141
7.4	グレードA及びB区域での職員の教育訓練と適格性評価		141
7.5	適格性評価されていない者がグレードA及びB区域に入室する際の取扱い		141
7.6	継続的評価及び/又は人員のモニタリングプログラムで不適格となった職員への再教育		142
7.7	無菌製品製造に携わる職員の健康等への注意点		142
7.8	清浄区域に影響のある業務を実施した職員への規定		143
7.9	職員個人の所有物の持ち込み規制	〈CCS〉	144
7.10	クリーンルーム入室のための更衣及び手洗い		144
7.11	作業衣とその品質と適格性評価		144
7.12	作業衣の選定		144
7.13	清浄度の各グレードにおける作業衣 (i〜iv)	〈CCS〉	145

7.14	クリーンルームにおける更衣と作業衣		145
7.15	グレードA及びB区域での作業衣着用の最大使用時間の適格性評価		145
7.16	手袋の消毒と作業衣等の交換		145
7.17	作業衣の再使用に関わる適格性評価と洗濯・滅菌回数の管理		146
7.18	無菌操作の際の作業員の動き		146

8 製造及び特定の技術 *Production and Specific Technologies* ［8.1〜8.139］

最終滅菌法による製品 *Terminally sterilized products* ［8.1〜8.6］

8.1	最終滅菌法による製品の容器部品と原料の準備における作業区域		150
8.2	1次包装容器及び構成部品の洗浄		152
8.3	最終滅菌のための製品の充填環境		155
8.4	CCSによる充填容器リスクが示された場合について	〈CCS〉	155
8.5	最終製品容器に充填する前のろ過工程		156
8.6	最終滅菌製剤の操作及び加工操作を実施すべきグレード例 ◆表3 最終滅菌製剤の操作とその加工操作を行うグレードの例		156

無菌操作及び加工 *Aseptic preparation and processing* ［8.7〜8.19］

8.7	無菌操作プロセスの特定	〈CCS〉	160
8.8	汚染管理実施	〈CCS〉	160
8.9	人の介在を最小限とするシステムの導入		160
8.10	無菌調製及び加工作業に関する作業とグレードの例 ◆表4 無菌調製及び加工作業に関する作業とグレードの例		160
8.11	最終製剤としてろ過滅菌できない製品		161
8.12	滅菌済の器具の準備・組み立て，無菌接続等の取り扱い		161
8.13	軟膏，クリーム，懸濁液，乳液（i〜iii）		161
8.14	無菌的な接続		161
8.15	無菌的な操作		161
8.16	インターベンション（人の介在）		162
8.17	インターベンション及び停止の記録		162
8.18	時間制限（i〜vii）		162
8.19	無菌作業の定期的な観察と検証		163

無菌製品の施栓 *Finishing of sterile products* ［8.20〜8.33］

8.20	開放状態の1次包装容器の環境グレード	165
8.21	最終容器の封止	166
8.22	最終容器の溶閉（密封）される場合	166
8.23	溶閉（密封）以外の場合	172
8.24	真空下で封止された容器について	177
8.25	容器施栓システムの完全性バリデーション	178
8.26	バイアルキャップ巻締の設備	178
8.27	バイアル製品のキャップ巻締の環境グレード	179
8.28	キャップ巻締の栓の不良品等について	179

8.29	キャップ巻締場所での人の介入	180
8.30	注射剤充填済容器の異物汚染又はその他不良の全数検査	181
8.31	目視検査を手動実施する場合	182
8.32	自動化された検査方法を用いる場合	185
8.33	検査結果の記録とレビュー	187

滅菌 *Sterilization* ［8.34～8.49］

8.34	滅菌法の選択	191
8.35	滅菌条件の選定	192
8.36	滅菌条件の検証	193
8.37	特殊な滅菌法	193
8.38	ローディングパターンの確立	193
8.39	滅菌プロセスのバリデーション 〈CCS〉	193
8.40	日常的な管理に用いるパラメータ	194
8.41	日常管理と逸脱時の対応	194
8.42	BIの使用	194
8.43	BIの管理	195
8.44	被滅菌品, 滅菌済品の管理	196
8.45	滅菌記録	196
8.46	原材料, 設備・器具, 部品の滅菌	196
8.47	滅菌済の原材料, 設備・器具, 部品のグレードAへの移送	196
8.48	原材料, 設備・器具, 部品の滅菌時の微粒子, 微生物, エンドトキシン/発熱性物質あるいは化学的汚染管理	197
8.49	滅菌できない原材料, 設備・器具, 部品等の管理	197

加熱滅菌 *Sterilization by heat* ［8.50～8.54］

8.50	加熱滅菌サイクルについて	198
8.51	温度制御及び/又は記録のために用いる温度センサーの位置	199
8.52	載荷物内の温度に対する注意点	199
8.53	載荷物の加熱滅菌後の注意事項	199
8.54	パラメトリックリリースに関する注意点 ※Annex 17：Parametric Release（パラメトリックリリース）を参照	200

湿熱滅菌 *Moist heat sterilization* ［8.55～8.65］

8.55	湿熱滅菌の対象と種別	202
8.56	湿熱滅菌後の再汚染防止	202
8.57	ポーラスサイクルに関する注意事項	202
8.58	凝縮水ドレーン部における温度記録	203
8.59	湿熱滅菌のバリデーションの要素	203
8.60	真空相がある場合の注意点	203
8.61	滅菌工程に空気除去がある場合の注意点	203
8.62	最終滅菌される軟質容器の変形及び損傷の防止	204
8.63	SIPに関する注意事項	204
8.64	過熱水が熱媒体として使用される場合の注意事項	207
8.65	過熱水オートクレーブに対する滅菌バリデーション	207

	乾熱滅菌 *Dry heat sterilization* [8.66～8.70]		
8.66	乾熱滅菌の指標温度		209
8.67	乾熱滅菌/脱パイロジェントンネルと考慮すべき 重要工程パラメータ（i～v）		209
8.68	脱パイロジェン工程に関する指標		210
8.69	乾熱滅菌のバリデーション		210
8.70	乾熱オーブンと考慮すべき重要工程パラメータ（i～viii）		211
	放射線滅菌 *Sterilization by radiation* [8.71, 8.72]		
8.71	放射線滅菌について ※Annex 12：Use of Ionising Radiation in the Manufacture of 　 Medicinal Products（医薬品製造における電離放射線の使用）を 　 参照		212
8.72	放射線滅菌のバリデーション		213
	酸化エチレンガス滅菌 *Sterilization with ethylene oxide* [8.73～8.78]		
8.73	EOガス滅菌の選定		216
8.74	EOガス滅菌の機序		216
8.75	EOガス滅菌の前処理		216
8.76	BIによる滅菌サイクルの管理		216
8.77	滅菌プロセスの管理に用いるパラメータ（i～vi）		217
8.78	滅菌後のエアレーション		217
	最終容器中での滅菌が不可能な製品のろ過滅菌 [8.79～8.95] *Filter sterilization of products which cannot be sterilized in their final container*		
8.79	最終容器中での滅菌が不可能な製品のろ過滅菌について		218
8.80	バイオバーデン低減ろ過フィルターの使用と 追加のろ過滅菌フィルターの使用	〈CCS〉	220
8.81	ろ過システムの選定に関する注意事項		221
8.82	ろ過システムの設計（i～vi）		223
8.83	液体のろ過滅菌のバリデーション		225
8.84	ろ過滅菌フィルターの微生物捕捉性能試験		225
8.85	確立すべきろ過パラメータ（i, ii）		226
8.86	日常の工程管理		227
8.87	フィルターの使用前後の完全性試験（i～iii）		229
8.88	重要度の高い無菌ガス及び空気のろ過滅菌に使用する フィルターの完全性試験		232
8.89	8.88項に該当しない空気あるいはガスのろ過に使用する フィルターの完全性試験		233
8.90	ガスろ過のフィルターあるいはフィルター設備の注意点		233
8.91	ろ過滅菌達成のため複数のフィルターで構成される 滅菌ユニット		235
8.92	リダンダントろ過システム		235
8.93	バイオバーデン測定サンプル採取の注意事項		236
8.94	液体用ろ過滅菌フィルターの使用回数・期間		237
8.95	キャンペーン製造におけるろ過滅菌フィルターの多回使用に 関する注意事項（i～iv）	〈CCS〉	237

フォームフィルシール（FFS）　*Form-Fill-Seal (FFS)*　[8.96〜8.104]

8.96	最終滅菌製品に用いられるFFS機に関する条件		239
8.97	FFS工程で使用される包装フィルム	〈CCS〉	240
8.98	FFSの注意事項		240
8.99	製品接触ガスの使用点と有効性の検証		240
8.100	FFS工程の管理と考慮すべき点（i〜viii）	〈CCS〉	240
8.101	FFSの重要工程パラメータの設定（i〜viii）		241
8.102	製造におけるFFS工程の注意点		241
8.103	操作手順の注意点		241
8.104	メンテナンス手順の確立		242

ブローフィルシール（BFS）　*Blow-Fill-Seal*　[8.105〜8.120]

8.105	最終滅菌に用いられるBFS設備の設置環境		245
8.106	無菌操作に用いられるBFSの設置環境（i〜iii）		245
8.107	作業時のBFS設備の微粒子モニタリング		248
8.108	BFS工程の微生物モニタリング		248
8.109	BFS工程の環境管理とモニタリングプログラム		248
8.110	ガスの品質及びガスのろ過システムの有効性と検証		249
8.111	樹脂顆粒の微粒子及び微生物汚染		249
8.112	押し出しシステムのバリデーションと原料樹脂のサンプリング	〈CCS〉	249
8.113	BFSシステムの介入		249
8.114	BFS管理と考慮すべき点（i〜viii）	〈CCS〉	250
8.115	BFSの重要工程パラメータ（i〜x）		250
8.116	BFSの注意点		250
8.117	BFSの作業手順の記録と調査		251
8.118	BFS工程に構成部品を加える場合の管理方法（i〜iii）		251
8.119	BFSのメンテナンスと検査計画		251
8.120	容器成形の金型についての注意点		251

凍結乾燥　*Lyophilization*　[8.121〜8.126]

8.121	凍結乾燥について	〈CCS〉	254
8.122	凍結乾燥と付随する設備		255
8.123	凍結乾燥及び付随する製品搬送及び投入/取り出しの区域	〈CCS〉	255
8.124	凍結乾燥機の完全性		256
8.125	凍結乾燥品を積載するトレー		257
8.126	凍結乾燥される物が曝露されている状態での考慮すべき点（i〜vi）		258

クローズドシステム　*Closed systems*　[8.127〜8.130]

8.127	クローズドシステムについて		263
8.128	無菌操作で使用するクローズドシステムの注意事項		264
8.129	無菌接続に用いられる構成部品類の完全性を保証する適切な対策の実施	〈CCS〉	265
8.130	クローズドシステムの設置環境		265

	シングルユースシステム（SUS） *Single use systems (SUS)* [8.131〜8.139]		
8.131	SUSについて		267
8.132	SUSに伴う特定のリスク (i〜viii)	〈CCS〉	269
8.133	SUSの滅菌工程のバリデーション		270
8.134	供給業者の評価		270
8.135	製品と製品接触面の評価		270
8.136	SUSの抽出物及び溶出物プロファイル及び製品品質への影響評価		271
8.137	SUSの工程作業中の完全性		271
8.138	SUSの許容基準の確立と実施		271
8.139	SUS組み立て及び接続等の手動操作上での注意事項		271

9 環境及びプロセスのモニタリング *Environmental and Process Monitoring* [9.1〜9.49]			
全般事項 *General* [9.1〜9.3]			
9.1	製造所の環境及び工程のモニタリングプログラム	〈CCS〉	275
9.2	環境及び工程のモニタリングプログラムの項目 (i〜iv)		276
9.3	環境及び工程のモニタリング結果の活用		276
環境及びプロセスのモニタリング *Environmental and process monitoring* [9.4〜9.13]			
9.4	環境モニタリングプログラムの確立と目的 (i, ii)	〈CCS〉	277
9.5	クリーンルーム, クリーンエア設備及び人員のモニタリング		279
9.6	温度及び相対湿度, その他の特性に関する注意事項		279
9.7	グレードAのモニタリング		279
9.8	サンプリング方法の注意点		280
9.9	警報基準値と措置基準値の設定	〈CCS〉	280
9.10	警報基準値設定時の注意事項		281
9.11	モニタリングでの傾向分析の手順 (i〜iv)		282
9.12	グレードC及びDのモニタリング		284
9.13	措置基準値から逸脱時の作業手順		284
環境モニタリング－総微粒子 *Environmental monitoring-total particle* [9.14〜9.21]			
9.14	微粒子モニタリングプログラムの確立		285
9.15	総微粒子モニタリングのグレードごとの限度値 ◆表5 総微粒子モニタリングの上限許容値		286
9.16	グレードAでの微粒子モニタリング期間		287
9.17	グレードAにおける微粒子モニタリング		287
9.18	グレードBにおける微粒子モニタリング		288
9.19	モニタリングシステム選択における特記事項		289
9.20	工程の包括的モニタリングの特記事項	〈CCS〉	289
9.21	モニタリングのサンプル量		289
環境及び人員のモニタリング－微生物 [9.22〜9.31] *Environmental and personnel monitoring-viable particle*			
9.22	微生物モニタリングの実施	〈CCS〉	292
9.23	微生物モニタリングの範囲		292

9.24	グレードA及びBの微生物モニタリング		292
9.25	職員のモニタリングとリスク評価		292
9.26	グレードA及びBでの職員の微生物モニタリング	〈CCS〉	292
9.27	製造部門の職員によるモニタリング実施における注意事項		292
9.28	微生物迅速試験法など代替法の適用		292
9.29	サンプリング方法に関する注意点		292
9.30	微生物汚染の措置基準値 ◆表6　生物微粒子汚染の措置基準値		292
9.31	検出された微生物汚染の調査と原因究明		292

無菌プロセスシミュレーション（APS）（培地充填ともいう）　[9.32〜9.49]
Aseptic process simulation (APS) (also known as media fill)

9.32	APSについて		295
9.33	APSの実施と重要製造ステップ項目 (i〜vii)		297
9.34	APSを実施する状況と考慮点 (i, ii)		299
9.35	APS実施の注意点		300
9.36	APSの計画作成における考慮点 (i〜xiii)	〈CCS〉	302
9.37	無菌原薬でのAPS		305
9.38	APSの実施頻度と時期		306
9.39	手動作業でのAPS		306
9.40	APSで加工（充填）される容器の数	〈CCS〉	308
9.41	APSの評価方法		308
9.42	製品接触面に接触後廃棄される物質の取扱い		309
9.43	APSで充填された容器の評価方法		310
9.44	APSで充填された容器の培養方法		311
9.45	培養後検査 (i, ii)		311
9.46	APSの不合格とその対応 (i〜vii)		312
9.47	APSの記録		314
9.48	APSの無効化		314
9.49	初期バリデーションとしてのAPSの再実施 (i, ii)		315

10　品質管理（QC） *Quality Control (QC)*　[10.1〜10.11]

10.1	無菌製品製造に関わるQC職員		318
10.2	原料, 容器部品及び製品の規格	〈CCS〉	318
10.3	無菌充填製品及び最終滅菌製品のバイオバーデン		318
10.4	パラメトリックリリースが承認された製品でのバイオバーデン		319
10.5	最終製品の無菌試験		321
10.6	無菌試験の実施方法 (i〜iii)		321
10.7	有効期間が短い製品の無菌性保証 ※USP〈1071〉Rapid Microbial Tests for Release of Sterile Short- Life Products: A Risk-Based Approach も参照		322
10.8	無菌試験のサンプル容器外面除染剤の影響評価		324

10.9	試験用培地の選定と培地性能試験 （製品試験, 環境モニタリング, APS）	325
10.10	環境モニタリング及び傾向分析データの出荷判定時の照査	327
10.11	微生物迅速試験法の導入	328

用語集

第**3**節

PIC/S GMP Annex 1
解説

翻訳にあたって

本書に掲載する日本語訳は非公式の翻訳であり，原文についてはPIC/S
GMP Guide Annex 1（PE 009-17）を参照すること。

［参照URL：https://picscheme.org/en/publications?tri=gmp#zone］

1 適用範囲
Scope

▶ 本附属書の一般原則を適用可能な，その他の分野（無菌製品を除く）を含む。

項目番号	和訳
1	無菌製品の製造は広範囲の無菌製品のタイプ（原薬，添加剤，1次包装材料及び最終製剤），包装単位（1本包装から複数本包装まで），工程（高度に自動化されたシステムから手作業まで），及び技術（例えば，バイオテクノロジー，伝統的な低分子の製造システム，及びクローズドシステム）を扱っている。本アネックスは，微生物，微粒子及びエンドトキシン/発熱性物質による最終製品の汚染防止を確実にするために，品質リスクマネジメント（QRM）の原則を適用した，すべての無菌製品の製造に用いられる施設，設備，システム及び手順の設計及び管理に用いるべき一般的なガイダンスを提供する。
	QRMは本文書の全てに適用し，通常，特定の項について参照しない。特定の限度値や頻度あるいは範囲が指定されている場合は，これらは最低限の要求事項とみなすこと。それらは以前に特定され，患者の安全性を脅かした問題点についての過去の規制当局の経験に基づいて記載されている。
	本アネックスの目的は無菌製品の製造に関するガイダンスを示すことである。しかし，いくつかの原則とガイダンス，例えば，汚染管理戦略，建物の設計，クリーンルームのグレード分類，適格性評価，バリデーション，モニタリングや人員の更衣などは，微生物，微粒子及びエンドトキシン/発熱性物質による汚染の管理と低減が重要と考えられているような，非無菌製品，例えば，ある種の液剤，クリーム剤，軟膏，及び低バイオバーデンの生物由来中間体の製造での裏付けとして用いることが可能である。製造業者が本ガイダンスを非無菌の製品に適用することを選択した場合，その製造業者は，適用した原則を明確に文書化し，その原則への適合性を示す必要があることを認識すること。

概要

　適用範囲として，無菌製品のタイプから，包装単位，工程及び技術を含めた適用と，品質リスクマネジメント（QRM；quality risk management）の全体への適用が述べられたものとなっている。

解説

　無菌医薬品の製造に関わるPIC/S GMP ガイドライン Annex 1の改訂は，EMA（European Medicines Agency）のInspectors Working GroupとPIC/S Committeeが共同でドラフティングし，2017年12月に示されたドラフトから2回のパブリックコメントを経て，2022年9月9日付けで最終化され，2023年8月25日に発効された（2024年8月25日まで延期された。8.123項を除く）。改訂作業にはWHOも参加し，EU GMPガイドライン Annex 1とも歩調

を合わせながら，あいまいさや矛盾箇所の見直しのみならず，項目も含めて再構築され，規制及び製造における環境変化や技術の進歩を反映することに加えて，ICH Q9（品質リスクマネジメント）ガイドラインで示された内容も取り込まれ，全面改訂されたものとなった[1), 2)]。

このため，この適用範囲の冒頭において，無菌製品の製造にあたり，微生物，微粒子及びエンドトキシン/発熱性物質による最終製品の汚染防止を保証するために，QRMの原則をAnnex 1に適用することが明記された。

また，無菌製品の製造についてのガイダンスの提供が目的であることが述べられる一方で，液剤等を例示したうえで，非無菌製品においても微生物，微粒子等からの汚染管理と低減にも参照可能とする，広範に参照すべきガイドラインと考えられる。

なお，ICH Q9は，「5. リスクマネジメントの方法論」に，「5.1 品質リスクマネジメントの形式性」，「5.2 リスクベースの意思決定」及び「5.3 主観性の管理と最小化」を追加する等の改正が行われているので，合わせて留意されたい[3)]。

参考文献

1) Publication of revised PIC/S Annex 1, PIC/S, News, 2022年9月 [https://picscheme.org/en/news/publication-of-revised-pics-annex-1]

2) The Rules Governing Medicinal Products in the European Union, Volume 4 EU Guidelines for Good Manufacturing Practice for Medicinal Products for Human and Veterinary Use, Annex 1, Manufacture of Sterile Medicinal Products, 2022年8月22日 [https://health.ec.europa.eu/system/files/2022-08/20220825_gmp-an1_en_0.pdf]

3) 品質リスクマネジメントに関するガイドラインの改正について，薬生薬審発0831第1号・薬生監麻発0831第2号，令和5年8月31日

2 原 則
Principle

▶ 無菌製品の製造に適用する一般的原則。

項目番号	和訳
2.1	無菌製品の製造は，微生物，微粒子及びエンドトキシン/発熱性物質による汚染のリスクを最小化するために特別の要求事項に従う。以下の主要な事項を考慮すること。 i. 施設，設備及び工程は適切に設計され，適格性評価され及び/又はバリデートされていること。また，該当する場合，GMPガイドラインの該当するセクションに従って継続的な検証を行うこと。人員，原材料，周囲の環境等のエンドトキシン/発熱性物質，微粒子及び微生物汚染を起こし得る外因性の汚染源からの製品の保護を向上するために，また，環境及び製品中に有り得る汚染物質の迅速検出を支援するために，適切な技術(例えば，RABS，アイソレータ，ロボットシステム，迅速/代替法及び連続モニタリングシステム)の利用を考慮すること。 ii. 人員は製造，包装，及び流通過程での無菌製品の保護に関連する原則に特に焦点を当てた，適切な適格性，経験，教育訓練，及び動作を身につけていること。 iii. 無菌製品製造の工程やモニタリングシステムは，工程，エンジニアリング及び微生物についての適切な知識を有した人員により設計，試運転，適格性評価，モニタリングが行われ，定期的に照査されること。 vi. 原料及び包装資材はバイオバーデン及びエンドトキシン/発熱性物質が使用に適しているレベルである事を保証するために適切に管理され，試験されること。
2.2	工程，設備，施設及び製造活動は，品質への潜在的なリスクを特定し，科学的に評価し，管理するための積極的な手段を提供するQRMの原則に基づいて管理されること。本アネックスに示された管理法の代替手段を用いる場合は，適切な理論的根拠とリスク評価と低減策により裏付け，本アネックスの趣旨に合致するものであること。 QRMの優先順位は，まず，施設，設備，及び工程の適切な設計で，次に適切に設計された手順の実施であり，最後の要素として，設計と手順が正しく実施され，期待に沿って機能し続けることを証明するモニタリングシステムの適用である。モニタリングあるいは試験のみでは無菌性の保証は出来ない。

概要 ....

　　無菌製品の製造は，微生物等による汚染のリスクを最小化するための，高い無菌性等の保証水準を確保することが必要であり，本項は，その全般的な基本的原則が示されたものである。

解説

2.1 無菌製品の製造における要求事項と考慮点

　無菌製品の製造における要求事項と考慮点として，施設や設備及び工程では適格性評価等や汚染源からの製品の保護のための技術導入等，人員では適格性と教育訓練等，無菌製品製造の工程やモニタリングシステムでは設計から定期的な照査について，原料及び包装資材についてはその管理と試験に関する基本的大原則が述べられている。

　詳細は，iについては「4. 建物」(p.54)，「5. 設備」(p.102)，「6. ユーティリティ」(p.113)，及び「8. 製造及び特定の技術」(p.148)の各章を参照されたい。また，iiについては「7. 人員」(p.134)，iiiについては「9. 環境及びプロセスのモニタリング」(p.274)，ivについては「10. 品質管理」(QC)(p.317)を参照されたい。

2.2 製造活動におけるQRM

　本項は，今回の改訂の主目的の一つでもある品質リスクマネジメント(QRM；quality risk management)[1]の導入と，その管理の基本原則が述べられたものである。日本でも「無菌操作法による無菌医薬品の製造に関する指針」[2]にて，2011年4月の改訂時にQRMについて述べられていたが，本Annex 1の大改訂の機会に本項に示された。無菌性保証，エンドトキシン汚染や異物に影響を及ぼす工程，設備，施設及び製造活動に対し，ハザードの特定とリスク分析及び評価に関わるリスクアセスメントを行い，リスクコントロールを検討するとともに結果に対するモニタリングとリスクレビュー，各段階におけるリスクコミュニケーションも行うといった，QRMに関わる体系的なアプローチが必要となる。またQRMについては，その優先順位が本項で示されており，"無菌性保証は，単に製品に対する無菌試験合格だけでは，その無菌性保証を担保できない"といった大原則が述べられている。

項目番号	和訳
2.3	汚染管理戦略(CCS)は全施設に渡って実施すること。その目的は，全ての重要管理ポイントを明確にし，医薬製品の品質と安全性へのリスクを管理するために採用された全ての(設計，手順の，技術的及び組織的な)管理及びモニタリング方法の有効性を評価するためである。CCSについての統合された戦略は汚染防止の頑健な保証を確立するものであること。CCSは積極的に見直しを行い，必要に応じて更新し，製造及び管理の方法の継続的な改善を推進すること。その有効性は，定期的なマネジメントレビューの一部として照査すること。既存の管理システムが実施されており，適切に管理されている場合，これらは置き換える必要はない場合もあるが，CCSで参照し，関連するシステム間の相互作用について理解すること。

2.4	汚染管理及び微生物，エンドトキシン/発熱性物質及び微粒子の発生源からの汚染リスクを最小限とするために取られる対応は，一連の相互に関連した事象及び対策を含む。これらは通常は個別に評価され，管理され，モニターされるが，これらを総合した有効性を統合して考慮すること。
2.5	CCSの作成には詳細な技術及び工程の知識が必要である。潜在的な汚染源は，微粒子（例えば，ガラス，及びその他の可視及び可視以下の微粒子）とともに微生物及び細胞の破片（例えば，発熱性物質，エンドトキシン）に起因する。CCSで考慮すべき要素は以下を含む（但し，これらに限定されない）：
	i. 付随する文書化を含めて工場及び工程の双方の設計
	ii. 建物及び設備
	iii. 人員
	iv. ユーティリティ
	v. 原料の管理−工程内管理を含む
	vi. 製品容器及び栓
	vii. 供給業者の承認−主要構成資材の供給業者，構成資材及びシングルユースシステム（SUS）の滅菌，重要業務の提供業者
	viii. 外注業務の管理及び会社間での重要情報の入手可能性/伝達（例えば滅菌の外部委託）
	ix. プロセスリスク管理
	x. プロセスバリデーション
	xi. 滅菌プロセスのバリデーション
	xii. 予防保全−設備，ユーティリティ及び建物を更なる汚染のリスクを与えない水準に維持する（計画的及び計画外の保全）
	xiii. 清浄化及び消毒
	xiv. モニタリングシステム−環境汚染の検知を最適化する科学的に妥当な代替方法を導入する事の実現可能性の評価を含む
	xv. 予防機構−傾向分析，詳細な調査，根本原因の決定，是正措置及び予防措置（CAPA）及び，包括的な調査ツールの必要性
	xvi. 上記からもたらされる情報に基づいた継続的改善
2.6	CCSは，継続的かつ定期的な照査に基づき，必要に応じて品質システムの更新につながるよう，汚染管理の全ての面を考慮すること。実施中のシステムの変更は，実施前後にCCSに与えるあらゆる影響について評価すること。
2.7	製造業者は施設内で製造された製品の無菌性を保証するために必要な全ての対策と予防策を講じること。無菌性あるいは他の品質面に関して，いかなる最終工程あるいは最終製品試験に対しても全面的に依存しないこと。

第3節
2
原則

解説
2.1
|
2.2

概 要

　2.1項にもあるように，無菌製品には高度な微生物等の管理が求められることから，本ガイドラインでは総合的な汚染管理アプローチとして，汚染管理戦略（CCS；contamination control strategy）が推奨され，CCSに関する基本原則

が示されている。

解説 ·······

　CCSは，微生物，発熱性物質（パイロジェン），微粒子からの汚染を適切に管理するための総合的な管理戦略であり，Annex 1の趣旨を実現するために必要なものである。原薬，添加剤，施設設備の運転条件，工程内管理，最終製品の仕様，モニタリングといった，相互に関連する汚染管理の要素について，その方法や頻度等も含め，さまざまな側面から関連する対策を結び付けて，その対策や相互作用について検討するとともに，その結果を記録し，知識管理や品質リスクマネジメントの活用や当該システム上のギャップ分析も容易にするためのものである。

　無菌製品の製造などをしている既存の企業においては，現在の各種措置を記録し，整理し，あるいは補完するために，新規の施設又は企業においては，必要な汚染管理の方法を決定するために利用されるべきものである。

2.3　CCS実施と汚染防止の確立　　　　　　　　　　　〈CCS〉

　本項では，CCSを実施するばかりでなく，その継続的改善やマネジメントレビューの対象とすることの必要性が示されているが，一方で，すでに品質システムが構築されている製造所においては，そのシステムのなかにCCSを組み込むことでよいとされている。ただしその場合でも，CCSに関する相互作用の理解は必要である。

2.4　汚染管理による対応について

　本項では，微生物等の発生源からの汚染リスクを最小限にするために実施される汚染管理と対策は，個々の要件だけではなく，相互関係を含めた一連のものとしてみるべきことが述べられている。

2.5　CCS作成（開発）要領と考慮すべき要素　　　　　〈CCS〉

　本項にはCCS作成（開発）にあたり，考慮すべき主要な項目が示されている。個々の無菌製品とその工程に対してより深く検討され，自社のプロセスにおいて管理すべき汚染物質（微生物，微粒子，不定形物質など）の種類も詳述したCCSの適用範囲を明確にし，必要な場合は，特定の汚染管理要件をi～xvi以外にも追加することが期待されている（例：防虫やウイルスの安全性）。

　CCS開発事例として，ECA Academy[3]ではQRMの考え方も参考に，6つのステップ（**表2.1**）で解説している。自社の無菌製品や工程に適したアプローチを検討し，適用することが望まれる。

表2.1　CCS開発のための6つのステップ

① CCSの項目に変更があった場合の影響を理解すること
② 製品及び/又は患者さんの安全に対するリスクとなり得るものを特定すること
③ リスクを排除する，又は許容できるレベルまで低減する（残留リスク），あるいはリスクが管理されていることを示す証拠を提供するための手段を開発すること
④ 対策の実施及び/又は実施し，その結果生じる作業及び手順が確実に実施されることを確認すること（関連システムの適格性評価，製造工程，洗浄，除染，滅菌工程等のバリデーション，モニタリング，SOPの作成と実施，工程内管理や出荷試験といった管理の特定と実施，人員教育）
⑤ 実施した措置の証拠を文書化すること（ステップ④の履歴の文書化）
⑥ 実施した対策（管理方法，手順，それらの組み合わせなど）の有効性を評価し，必要に応じて実施すべき改善点を特定すること（傾向分析と継続的改善）

2.6　CCSの照査と評価 〈CCS〉

　CCSは，すべての対策とコントロールを包括的に文書化するだけではなく，汚染防止対策とその効果の全体像を適切に把握できるようにするためのものである。このため，本項では，収集されたデータをレビュー/分析し，汚染防止対策の有効性，規制要件や工程の管理幅，パラメータの許容性に基づいた残留リスクの評価を行い，必要があればCCSを見直し，改善することを求めている。

　CCSの照査と評価の頻度は，プロセスの変更時，逸脱に伴いCCSに欠陥があると判断された場合に，新たなリスクマネジメントの実施又は見直しが必要となるため，新しい装置又は新製品の導入や，日常の傾向分析の結果なども念頭において，各企業でリスクベースで定めること。また，必要な場合はCCSを変更してもよいが，システムが稼働中の場合は，その変更による影響についてあらかじめ評価する必要がある。

2.7　無菌性保証の対策と注意事項

　本項では，無菌製品の無菌性等の保証は，CCSによる全体的，包括的な保証が求められるものであり，単に，最終工程や最終製品の無菌試験適合のみで評価されるものではないことを示している。

参考文献

1）品質リスクマネジメントに関するガイドラインの改正について，薬生薬審発0831第1号・薬生監麻発0831第2号，令和5年8月31日
2）「無菌操作法による無菌医薬品の製造に関する指針」の改訂について，厚生労働省医薬食品局監視指導・麻薬対策課 事務連絡，平成23年4月20日
3）ECA Foundation：How to Develop and Document a Contamination Control Strategy, Version 2.0, Dec. 2022

3 医薬品品質システム（PQS）
Pharmaceutical Quality System (PQS)

▶ 無菌製品に適用する場合の，PQSの特定の要件を強調。

項目番号	和訳
3.1	無菌医薬品の製造は複雑な業務であり，製造される製品の品質を保証するためには特有な管理や措置を必要とする。そのため，製造業者のPQSは無菌製品製造に特定の要求事項を包含して対応し，無菌製品における微生物，微粒子，エンドトキシン/発熱性物質の汚染リスクが最少となるように全ての活動が効果的に管理されていることを保証すること。PIC/S GMPガイドライン パート1 第1章に詳述されたPQSの基本的要求事項に加えて，無菌製品の製造のPQSは以下も保証すること：

i. 微生物汚染を最小限とし，製造される無菌製品の品質を保証するため，効果的なリスク管理システムが製品ライフサイクルの全ての分野に集約されている。

ii. 製造業者は製造する製品及び採用している設備，工学技術，及び製造法で製品品質に影響があるものについて充分な知識と専門性を有している。

iii. 手順，工程，あるいは設備の不適合・異常についての根本原因分析は，製品に対するリスクを正しく特定し，理解して適切な是正及び予防措置（CAPA）が実行されるべく実施される。

iv. CCSの作成及び維持においては，汚染リスクを特定し，評価し，低減/除去（該当する場合）し，管理するために，リスク管理が適用される。リスク管理は文書化し，リスク低減及び残留リスクの受容に関する決定についての根拠を含むこと。

v. 上級経営陣は施設及び製品ライフサイクル全体に亘る管理の状態を効果的に監督すること。リスク管理の結果は，継続的品質マネジメントの一環として，変更の際，有意な問題点が発生した際，及び定期的な製品品質の照査の際に定期的に照査すること。

vi. 無菌製品の施栓，保管及び輸送に伴う工程は，無菌製品の品質を損なわないこと。考慮すべき点は以下を含む：容器の完全性，汚染のリスク，及び製品が登録された貯蔵条件に従って保管され維持されることを保証することによる品質の低下の回避。

vii. 無菌製品の証明/出荷可否判定を行う責任者は，製造や品質についての情報に対して適切にアクセス可能で，無菌製品の製造及びそれに伴う重要品質特性について適切な知識と経験を有している。これは，その者が，無菌製品が登録された規格と承認された工程に基づいて製造され，要求された品質を有することを確認できるようにするためである。

| 3.2 | 無菌試験不合格，環境モニタリング結果の通常値からのずれあるいは確立された手順書からの逸脱のような全ての不適合について，そのバッチの証明/出荷可否判定の前に適切に調査すること。その調査では工程及び製品品質へ及ぼした可能性がある影響及び，他の何らかの工程あるいはバッチに影響した可能性がないかを判定すること。製品あるいはバッチを原因究明の範囲に含めた理由，あるいは除外した理由について明確に根拠を示し記録すること。 |

概　要

　製造業者等の責務として求められる，実効性のある医薬品品質システム（PQS；pharmaceutical quality system）の構築は，2021年4月28日公布の改正GMP省令（令和3年厚生労働省令第90号）[1]において新たに示された要件であり，同日付で発出された当該省令の公布通知[2]に記載されているように，ICH Q10（医薬品品質システム）ガイドライン[3), 4)]は，そのQ&A[5]等とともに，実効性のある医薬品品質システムの構築において参考とすることが勧められる。

　例えばPQSに関しては，ICH Q10において，以下のように図解されている（**図3.1**）。汚染管理戦略（CCS；contamination control strategy）の構築，運用も，このシステムの一部として，基本的には同様に行っていく必要がある。

　また，PQSの目的[3), 4)]である「製品実現の達成」，「管理できた状態の確立及び維持」及び「継続的改善の促進」を遂行するための手段として，知識管理と品質リスクマネジメントをあげているが，品質リスクマネジメントに関しては，ICH Q9（品質リスクマネジメント）ガイドライン[6),7)]において，典型的な品質リスクマネジメントプロセスの概要として以下のように図解されており（**図3.2**），これを参考にして，品質リスクの管理体制・方法・手順を確立していく必要がある。

　この「3. 医薬品品質システム（PQS）」では，無菌製品製造に関して，さらに特別に要求される事項として，無菌製品における微生物，微粒子，エンドトキシン／発熱性物質の汚染が最少となるように，すべての活動が効果的に管理されていることを保証することを求めている。そのための具体的な要件として，3.1項i〜viiの保証を求めており，無菌製品の製造業者は対応が必要である。

　またGMPでは，逸脱が発生した場合に，製品品質への影響を確認し，影響するおそれのある製品は出荷の可否判定までに逸脱による製品品質の影響評価

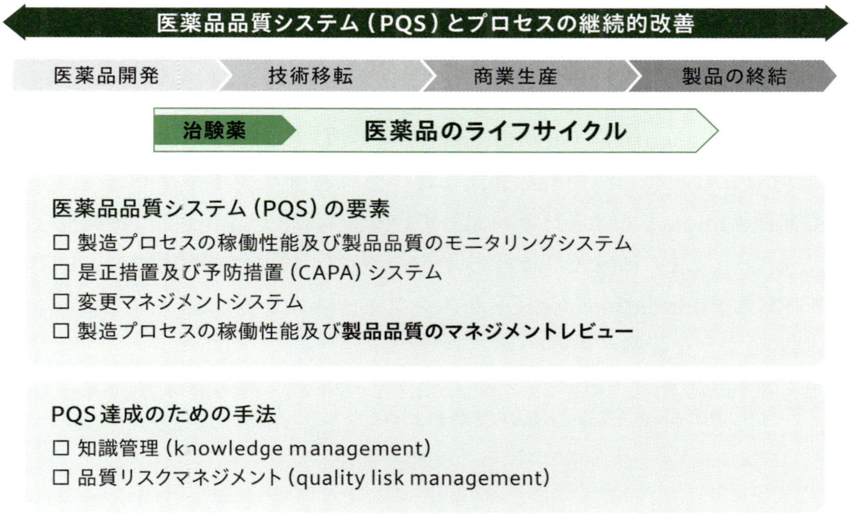

図3. 1　医薬品品質システム

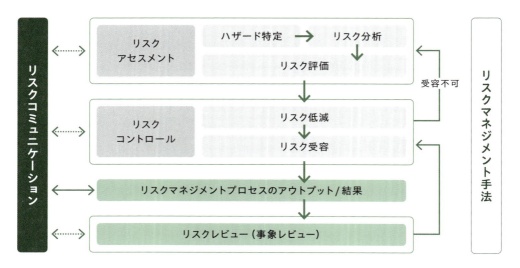

図3.2 品質リスクマネジメントのプロセス

を終えて出荷の可否を判断する必要があるが，3.2項においては，無菌製品における逸脱として，無菌試験不合格や，環境モニタリング結果の通常値からの解離をあげている。出荷する製品の無菌性の保証に影響を及ぼす逸脱が起きた場合，その原因を究明することは困難であるが，当該逸脱による製品品質への影響がどこまでのロットに及ぶのかを判断した理由について，明確に裏付けを示し，記録することを求めている。

解説

3.1 PQSに追加すべき無菌製品製造の独特の要求事項 〈CCS〉

医薬品品質システム（PQS）について

　PQSの基本的要件については，ICH Q10 [3), 4)]，及びそれを参照したPIC/S GMPガイドライン パート1 第1章（*Pharmaceutical Quality System*）の「Principle」と「Pharmaceutical Quality System」の項[8)]に記載されているので，それらを参考にされたい。無菌製品製造にはさらに特別な要求事項があり，このPIC/S GMP Annex 1ではそれを列記している。特に，Annex 1に特徴的な要求事項として，CCSの作成及び維持〔3.1項iv，解説（p.49）も参照〕があげられている。

　ECA Foundation*のCCSタスクフォースによるCCSガイドライン[9)]には，以下のような記載がある。

注＊ 医薬品の品質保証とGMPコンプライアンスに関して欧州をリードする非営利組織であり，新たなガイドラインに関する解釈を提供するなどの活動をしている。

5. Responsibilities/Ownership (責任/オーナーシップ)

戦略を実現し，日常業務に反映させるためには，組織内の責任範囲と必要な資源を明確にする必要がある。EU GMP パート1の第1章 (*Pharmaceutical Quality System*) と第2章 (*Personnel*)，及びEU GMP パート2で定義されているように，品質に関する一般的な責任は上級経営陣にある。

(ECA Foundation：How to Develop and Document a Contamination Control Strategy, 2022)

PIC/S GMP パート1 第1章（*Pharmaceutical Quality System*）には，以下の記載がある[3], [10]。

Chapter 1　Pharmaceutical Quality System (医薬品品質システム)

Principle (原則)

品質目標の達成は，上級経営陣の責務であり，社内の多くの異なる部署及び全ての階層のスタッフ，供給業者及び配送業者の参加とコミットメントを必要とする。

Pharmaceutical Quality System (医薬品品質システム)

1.5 上級経営陣の最終的な責任として，効果的な医薬品品質システムが整っており，適切にリソース配分されていること，組織全体に役割，責任及び権限が規定され，周知され，実行されていることを保証すること。上級経営陣のリーダーシップ及び医薬品品質システムへの積極的な参加が必須である。このリーダーシップは，組織内の全ての階層及び事業所のスタッフによる医薬品品質システムへの支持とコミットメントを保証するものであること。

(「PIC/SのGMPガイドラインを活用する際の考え方について」の一部改正について，
厚生労働省医薬・生活衛生局監視指導・麻薬対策課 事務連絡，平成29年8月9日)

　しかし，個々のサブエリアに対する責任は，それぞれの職務記述書に記載されている専門知識，資格，訓練及び責任に応じて，適格なスタッフに委任することができる。

　委託されたスタッフは，異なる要素のサブエリアからのあらゆる変更通知又は変更管理情報を受け取り，潜在しているCCSの調整が必要かどうかの議論の開始について監督する立場であるが，計画された変更がCCSに影響を及ぼしうるかどうかのアセスメントを，あらゆる変更管理に統合するというオプションもありうる。

i. 効果的なリスク管理システム

　無菌製品の品質を保証するためには，効果的なリスク管理システム（リスクマネジメント）は重要である。製造室・エリアの管理，製造設備・ライン，製造方法，作業者，製造用水を含めた原材料の管理など，フィッシュボーンアナリシス・5M分析などでハザードとリスクを抽出し，欠陥モード影響解析（FMEA；failure mode and effects analysis）などでリスクを評価して，許容できないリスクにはリスク低減策を施して許容できるリスクまで低下させる，効果的な管

理システム（リスクマネジメントシステム）が要求される。リスクマネジメントに関してはICH Q9 [6), 7)] を参考にするとよく，治験薬の製造から技術移転，商業生産，製品廃止までの製品ライフサイクルにわたってのリスクマネジメントが要求されている。

　無菌製品のリスク管理システムは，後述する「iv. CCSの作成及び維持」（3.1項iv，p.44）に記載されているCCSにて集約される。CCSで検討すべき主な要素としては，2.5項（p.41）に示されている，次の16要素があげられるが，個々の製品やプロセスに応じて，例えば，防虫防鼠，ウイルス安全性，逸脱管理／是正措置及び予防措置（CAPA：corrective action and preventive action），無菌プロセスシミュレーションなど，ほかの要素も検討すべきである[9)]。

① 付随する文書化を含めて工場及び工程の双方の設計
② 建物及び設備
③ 人員
④ ユーティリティ
⑤ 原料の管理－工程内管理を含む
⑥ 製品容器及び栓
⑦ 供給業者の承認－重要構成資材の供給業者，構成資材の滅菌，シングルユースシステム（SUS）及び重要業務の提供業者
⑧ 外注業務の管理及び会社間での重要情報の入手可能性／伝達
⑨ プロセスリスクマネジメント
⑩ プロセスバリデーション
⑪ 滅菌プロセスのバリデーション
⑫ 予防的保全
⑬ 清浄化及び消毒
⑭ モニタリングシステム
⑮ 予防手法
⑯ 上記からもたらされる情報に基づいた継続的改善

　また，このリスクアナリシスの方法としては，Annex 1で要求される多くの要件，それらは4.27項の**表1**（p.84）に示された微粒子数のような管理数値として明確に示されるもの，4.11項（p.55）や6.17項（p.127）などのように言葉で明確に示されるものに限らず，9.31項（p.291）の「充分な頻度で，微生物の同定を行う事についても考慮すること」のように，曖昧に記載されている要件に関して，個々の製品に求められる要件に基づいて，実態とのギャップ分析を行ってリスクを抽出し，リスクアナリシスを行う方法もある。ECA Foundationによる CCSガイドライン[9)]のAttachment 1に，ギャップ分析の評価シートが例示されているので参考にするとよい。

ii. 専門知識と技術

　無菌製品の製造に従事する者には，微生物に関する知識とともに，微生物（エンドトキシンを含む）をコントロールするために必要な設備（工学）・滅菌法等に関する知識，無菌性保証のバリデーション方法，最終滅菌や無菌操作による製造方法で注意すべき点，環境管理等，多くの知識が要求され，さらに，製造作業においては多くの注意すべき点があり，無菌製品の製造には多くの専門の経験と技術が要求される。

　「最終滅菌法による無菌医薬品の製造に関する指針」（事務連絡，平成24年11月9日）[11]，「無菌操作法による医薬品の製造に関する指針」（事務連絡，平成23年4月20日）[12]や日本薬局方の参考情報[13]-[16]等を参考にするとよい。

　人員に関する要件等については，「7. 人員」（p.134）を参照する。

　また，CCSの文書にも，無菌製品の製造に従事する者の専門知識と技術について記載する必要がある。

iii. 無菌製品に関する逸脱とCAPA

　典型的な例は製造環境のモニタリングでの環境基準からの逸脱（例：クラスAでの浮遊菌，落下菌，表面付着微生物の検出），培地充填試験や無菌試験での陽性結果（OOS；out of specification）などであるが，微生物が混入した原因を突き止めることは困難な場合が多い。安易に作業者のミスとするのではなく，製造に関わるすべての記録を確認し，微生物が混入した原因の可能性をすべて検討し，可能性の高いものにはCAPAを実施することが重要である。なお，微生物の検出は確率の問題であり，逸脱が顕在化した逸脱ロットだけでなく，過去の製造ロットへの波及性について検討するとともに，再バリデーションの必要性も検討が必要となる。

　CAPAの予防措置のためには，根本原因（困難な場合には，根本原因の可能性が最も高いもの）を究明することが重要である。例えば，作業者の不適切な作業が直接的な原因であった場合，是正措置として当該作業者の教育により再発防止としても，根本原因として設備が扱いづらいものであったり，標準作業手順書（SOP；standard operating procedures）全般にわかりづらい記載があったりした場合には，ほかの作業者や作業において類似の逸脱が発生し，いわゆる「モグラたたき」の状態に陥り，類似の逸脱の発生を予防することができない。

iv. CCSの作成及び維持

　CCSの作成及び維持においては，汚染リスクに関するリスクマネジメントを適用すべきと記載している。汚染リスクのマネジメントの原則については，「2.2 製造活動におけるQRM」（p.39）や，「2.3 CCS実施と汚染防止の確立」（p.40），「2.4 汚染管理による対応について」（p.41）を参照する。潜在的な汚染源については，「2.5 CCS作成（開発）要領と考慮すべき要素」（p.41）において，微粒子，微生物及び細胞の破片をあげており，そのコントロールについては，例えば，「4.

建物」(p.54),「5. 設備」(p.102),「6. ユーティリティ」(p.113),「7. 人員」(p.134),「8. 製造及び特定の技術」(p.148)に記載があり,モニタリングについては「9. 環境及びプロセスのモニタリング」(p.274)に記載されており,これらを参照した包括的なリスクマネジメントが必要である。

前述の「i. 効果的なリスク管理システム」(p.47)にも記載したように,CCSではリスクマネジメントが主要な内容となる。ECA FoundationによるCCSガイドライン[9]では,CCSのプロセスとして,次の3つのStageによる実施を提案しており(**表3.1**),CCSの文書例も添付しているので参考にするとよい。

表3.1 CCSの実行と文書化するための3段階のアプローチ

Stage 1	**CCSの策定（あるいは，レビューと改善）** 汚染リスクと汚染を最低限に抑えるために実施すべき（手順，管理，根拠，品質リスクマネジメントなどを含む）対策を特定する。
Stage 2	**CCS文書の編集** CCSが実施されていることを証明するために，すべての対策を文書化する。
Stage 3	**CCSの評価** 対策が，継続的及び定期的なレビューにより，汚染を防ぐように機能しており，結果として適切な品質システムに更新されている証拠を提供する。

(ECA Foundation：How to Develop and Document a Contamination Control Strategy, 2022を参考に作成)

Stage 1～3はリスクマネジメントの手法により,次の6つのStepに分けることが可能であり[9],Stage 1とStep 1～4はリスクアセスメントとリスクの低減策が主な活動となるが,Stage 3とStep 6は低減策の評価と次のアクションのための継続的及び定期的なレビューである。CCSを実現し,日常業務に反映させるためには,組織内の関連する責任や必要なリソースを明確にする必要がある。最終的には,この責任はPQSにおいて上級経営陣が負うものであり,CCSの継続的及び定期的なレビューに関してはマネジメントレビューにも反映されるべきものである。

> **Step 1.** CCSの要素が変化した場合の影響を理解する。
> **Step 2.** 製品や患者の安全に対するリスクとなりうるものを特定する。
> **Step 3.** リスクを除去する，又は許容できる（残存リスク）レベルまで低減する，あるいはリスクが管理されていることを示す証拠を用意するための対策を講じる。
> **Step 4.** 対策を遂行/実施する，及び結果としての責務や手順が確実に実施されていることを保証する。
> **Step 5.** 実施した活動の証拠を文書化する。
> **Step 6.** 講じた（管理，手順，構造などの）対策の有効性を評価し，必要に応じて実施する。

(ECA Foundation：How to Develop and Document a Contamination Control Strategy, 2022)

v. 上級経営陣による管理

上級経営陣による管理は，PQSでは主にマネジメントレビューを通じて行われるが，無菌製品の製造に関して，特に上級経営陣に随時報告（インプット）すべき項目として，無菌性に大きく影響する変更（新たな製品製造を含む）や，重大な無菌性に影響する逸脱（前述の「iii. 無菌製品に関する逸脱とCAPA」参照，p.49）などがあり，定期的にインプットする項目として，環境モニタリング結果の推移，変更や逸脱の履歴，新たな技術・規制要件などがある。

これらのインプット項目は，前述の「iv. CCSの作成及び維持」（p.49）に記載したように，個々の内容を上級経営陣に報告するのではなく，CCSの継続的及び定期的なレビューとして，CCSが有効に機能しているか，有効に機能させるために対策が必要かについて要約してインプットするとよい。

上級経営陣はこれらのインプットを受け，設備の改善・新規導入，人的資源の投入・管理（雇用，再配置，教育など），品質方針の見直し，品質目標の修正指示などのアウトプットを行う。

このようにすることで，PQSによるCCSの継続的改善が図られるが，CCS文書にも継続的改善の方法について記載するとよい。

vi. 無菌製品の1次包装

無菌製品の1次包装に関しては，第十八改正日本薬局方で新たに参考情報として収載された，次の項目を参考にするとよい。

　　　・無菌医薬品の包装完全性の評価〈G7-4-180〉[17]
　　　・無菌医薬品包装の漏れ試験法〈G7-5-180〉[17]

無菌製品では微生物の混入を防ぐために1次容器の気密性は必須であるが，例えばバイアル製剤の打栓・巻締めにおいて，ロットすべてのバイアルの気密性を検査するのは困難であり，抜き取りによる完全性試験（リーク試験）を行っている場合は，製造工程のバリデーションや他の工程管理（打栓異常のカメラ検査等）にて，いかに気密性を担保するかが重要となる。

保存や輸送においても，1次容器の気密性に影響するリスクがないかどうか，あらかじめ検討することが重要である。

以上のバリデーションや検討の結果から，1次容器に求める規格，1次包装装置の適格性評価とその適格性の維持方法，1次容器の完全性試験（リーク試験）の方法・基準，重要工程管理としての1次容器の完全性管理方法のほか，1次容器の抽出物と浸出物（extractables & leachables）等も文書化しておく。

vii. 無菌製品の証明／出荷可否判定者

無菌製品の製造及びそれに伴う重要品質特性についての適切な知識と経験を，無菌製品の証明／出荷可否判定者に求めている。このAnnex 1に記載されているように，無菌製品に特有の要件・設備・技術，また，次の3.2項に記載のように，無菌製品の出荷判定にあたっては，多くの評価・確認が必要となる

ことから，そのために必要な知識と経験を無菌製品の証明／出荷可否判定者に求めている。これらの知識と経験があって初めて，無菌製品が登録された規格と承認された工程に基づいて製造され，必要な品質を有することを確認できる。

3.2 無菌試験，環境モニタリング（EM），及びEMの試験結果の不合格と手順書逸脱によるすべての不適合についての調査・原因究明

　バッチの証明／出荷可否判定の前に，無菌試験不合格，環境モニタリング（EM；environmental monitoring）結果の通常値からの外れ値，あるいは確立された手順書からの逸脱のようなすべてのOOS，OOT（out of trend）を含む逸脱に関して，当該バッチの製品品質への影響評価を終えていなければならない。この要件については日本のガイドライン[11), 12)]でも同様である。無菌製品に関する逸脱については，前述の3.1項「iii. 無菌製品に関する逸脱とCAPA」(p.49)を参照のこと。逸脱による製品品質への影響評価では，逸脱が起きたバッチのみでなく，他のバッチへの当該逸脱の波及性を検討することが重要であり，波及性の判断にあたっては，その根拠について明確な裏付けを示し，記録することが必要になる。

　無菌製品のバッチの証明／出荷可否判定にあたって，ほかに考慮すべき項目としては，Annex 1において「6.12 製薬用水システムの微生物管理方法」(p.117)，「6.19 無菌操作に用いられるガスの注意点」(p.129)，「8.45 滅菌記録」(p.190)，「8.124 凍結乾燥機の完全性」(p.252)，「9.3 環境及び工程のモニタリング結果の活用」(p.274)及び「10.10 環境モニタリング及び傾向分析データの出荷判定時の照査」(p.327)などに記載されているが，ほかにも，1次容器の完全性（前述の3.1項「vi. 無菌製品の1次包装」参照，p.51）や滅菌前のバイオバーデン結果など多岐にわたる。

　また，「10.7 有効期間が短い製品の無菌性保証」(p.322)では，製品の有効期間が無菌試験の終了を待つには短すぎるために，出荷可否判定の前に無菌試験の結果を得ることができない場合の対応について記載がある。

　なお，本項では逸脱に関しての記載のみであるが，出荷判定にあたっては，当該バッチに対して行われた変更が製品品質に影響がないことの評価も終えている必要がある。

　前述のように，バッチの証明／出荷可否判定にあたっては，多くの評価・確認が必要となるため，その手順を具体的に詳細に記載しておく必要がある。

参考文献

1) 医薬品及び医薬部外品の製造管理及び品質管理の基準に関する省令，平成16年厚生労働省令第179号，平成16年12月24日，改正；令和3年厚生労働省令第90号，令和3年4月28日

2) 医薬品及び医薬部外品の製造管理及び品質管理の基準に関する省令の一部改正について，薬生監麻発0428第2号，令和3年4月28日

3) ICH Q10：Pharmaceutical Quality System, 2008

4) 医薬品品質システムに関するガイドラインについて，薬食審査発0219第1号・薬食監麻発0219第1号，平成22年2月19日

5） 「製剤開発に関するガイドライン」，「品質リスクマネジメントに関するガイドライン」及び「医薬品品質システムに関するガイドライン」に関する質疑応答集（Q&A）について，厚生労働省医薬食品局審査管理課，厚生労働省医薬食品局監視指導・麻薬対策課 事務連絡，平成22年9月17日

6） ICH Q9（R1）：Quality Risk Management, 2023

7） 品質リスクマネジメントに関するガイドライン，薬食審査発第0901004号・薬食監麻発第0901005号，平成18年9月1日，改正；薬生薬審発0831第1号・薬生監麻発0831第2号，令和5年8月31日，一部訂正：厚生労働省医薬局医薬品審査管理課 厚生労働省医薬局監視指導・麻薬対策課 事務連絡，令和5年10月4日

8） PIC/S：Principle, Pharmaceutical Quality System. Chapter 1 - Pharmaceutical Quality System, Guide to Good Manufacturing Practice for Medicinal Products Part 1, pp1-3, Aug. 25, 2023

9） ECA Foundation：How to Develop and Document a Contamination Control Strategy, Version 2.0. 2022

10） 「PIC/SのGMPガイドラインを活用する際の考え方について」の一部改正について，厚生労働省医薬・生活衛生局監視指導・麻薬対策課 事務連絡，平成29年8月9日

11） 「最終滅菌法による無菌医薬品の製造に関する指針」の改訂について，厚生労働省医薬食品局監視指導・麻薬対策課 事務連絡，平成24年11月9日

12） 「無菌操作法による無菌医薬品の製造に関する指針」の改訂について，厚生労働省医薬食品局監視指導・麻薬対策課 事務連絡，平成23年4月20日

13） 第十八改正日本薬局方 参考情報 微生物試験に用いる培地及び微生物株の管理〈G4-2-180〉：pp2592-2593，消毒法及び除染法〈G4-9-170〉：pp2603-2605，滅菌法及び滅菌指標体〈G4-10-162〉：pp2605-2610，厚生労働省，2021

14） 第十八改正日本薬局方第一追補 参考情報 微生物試験における微生物の取扱いのバイオリスク管理〈G4-11-181〉，pp120-124，厚生労働省，2022

15） 第十七改正日本薬局方 参考情報 最終滅菌医薬品のパラメトリックリリース：pp2411-2414，培地充填試験（プロセスシミュレーション）：pp2417-2419，無菌医薬品製造区域の環境モニタリング法：pp2424-2429，厚生労働省，2016（注：日局17第二追補で削除されたが，当該内容は引き続き無菌医薬品の製造等における参考情報に供するものと通知されており，重要な情報である）

16） 第十七改正日本薬局方第二追補の制定により削除された参考情報の取扱いについて，厚生労働省医薬・生活衛生局医薬品審査管理課，厚生労働省医薬・生活衛生局監視指導・麻薬対策課 事務連絡，令和元年6月28日

17） 第十八改正日本薬局方 参考情報 無菌医薬品の包装完全性の評価〈G7-4-180〉：pp2648-2650，無菌医薬品包装の漏れ試験法〈G7-5-180〉：pp2650-2652，厚生労働省，2021

4 建 物
Premises

▶ 施設設計の特定の要求に関する一般的なガイダンス，及びバリア技術の使用を含む施設の適格性に関するガイダンス。

項目番号	和訳
4.1	無菌製品の製造は適切なクリーンルームで行うこと，そこへの人員の入室はエアロックとして機能する更衣室を通り，設備及び原材料の搬入はエアロックを通すこと。クリーンルーム及び更衣室は適切な清浄度基準を維持し，適切な効率のフィルターを通した空気を供給すること。管理及びモニタリングは科学的な妥当性を示し，クリーンルーム，エアロック，パスボックスの環境条件の状態を評価できるものであること。
4.2	構成部品の準備，薬液の調製及び充填の種々の操作は，クリーンルームあるいは施設内で，混同及び汚染を避けるための適切な技術的及び操作上の区分手段を用いてクリーンルームあるいは混同及び汚染を防止するための施設で実施すること。
4.3	RABSあるいはアイソレータは要求される条件と重要区域での人の直接介入による微生物汚染を最小限とすることを保証する事において有利である。それらの使用をCCSにおいて考慮すること。RABSあるいはアイソレータの使用に対するいかなる代替アプローチについても妥当性を示すこと。
4.4	無菌製品の製造については4種のグレードのクリーンルーム/区域がある。 **グレードA**：高リスクの作業を行う重要区域（例えば，ファーストエアの保護下での，無菌操作のライン，充填区域，ゴム栓供給用ボウル，開放された1次容器，あるいは無菌接続の実施）。通常そのような条件は，局所的な気流の保護により提供される（RABS，あるいはアイソレータ内部の，一方向気流が機能するワークステーションなど）。グレードA区域全体に渡り一方向気流が維持されている事を示し，適格性評価すること。作業者によるグレードA区域への直接介入（例えば，バリア，及びグローブポート技術による保護無しで）を，施設，設備，工程及び手順の設計により最小限とすること。 **グレードB**：無菌の調製や充填の工程に関して，（アイソレータでない場合は）この区域はグレードAのバックグラウンドのクリーンルームである。差圧を連続モニターすること。アイソレータ技術を用いる場合，グレードBより低いグレードのクリーンルームを考慮し得る（4.20項を参照）。 **グレードC及びD**：これらは無菌的に充填された無菌製品の製造において重要度のより低い段階を実施するため，あるいはアイソレータのバックグラウンドとして用いられるクリーンルームである。また，薬液調製/最終滅菌製品の充填にも用いることが出来る（最終滅菌工程に関する詳細についてはセクション8を参照）。
4.5	クリーンルーム及び重要区域においては，全ての露出表面は微粒子，微生物等の飛散あるいは蓄積を最小限とすべく，平滑で不浸透性で破損し難いものであること。

4.6	塵の蓄積を低減し，清浄化し易くするため，効果的に清掃できない凹みが無いこと，従って張り出した庇，棚，戸棚，設備，等は最小限とすること。ドアは，清掃できない凹みを避ける設計とすること。この理由から，引き戸は好ましくないであろう。
4.7	クリーンルームにおいて用いられる材質は，部屋の構造及び室内で用いられる物のいずれについても，微粒子の発生が最小限で，洗剤，消毒剤，及び殺芽胞剤等が用いられる場合それらの繰り返しの使用が可能なものを選択すること。
4.8	天井は上部空間からの汚染を防止すべく設計し，封止すること。
4.9	グレードA及びグレードBの区域では流し及び排水口は禁止されていること。他のクリーンルームでは，流しあるいは設備と排水口との間にエアブレイクを設置すること。低グレードのクリーンルームの床の排水口は逆流防止用のトラップあるいは水封を設置して，定期的に清掃，消毒，及びメンテナンスをすること。
4.10	クリーンルーム及び重要区域での設備及び原材料の搬入，搬出は，可能性のある最大の汚染源の一つである。クリーンルームあるいは重要区域の清浄度を損なう可能性があるいかなる活動についても評価を行い，除外できないならば適切な管理を実施すること。
4.11	原材料，設備，構成部品のグレードAあるいはB区域への搬入は，一方通行の工程で実施すること。可能な場合は，壁に封じ込まれた通過式の滅菌機（例えば，両扉式のオートクレーブ，あるいは脱パイロジェン炉/トンネル）で滅菌し，滅菌機を通過させてその区域へ物品を入れること。物品を通過させる際に滅菌することが不可能な場合，汚染を取り込まずに同じ目的が達成できる手順をバリデートし，実施すること（例えば，搬送時の有効な消毒，アイソレータの迅速移送システム，気体あるいは液体物質の場合，微生物捕捉フィルターの使用）。物品のグレードA及びB区域からの搬出（例えば，原材料，廃棄物，環境モニタリングの検体）は，区分された一方通行のプロセスで行うこと。これが不可能な場合，手順による移動の時間の分離（物品の搬入/搬出）を考慮し，搬入品の汚染の可能性を避ける管理を適用すること。
4.12	エアロックは，異なる区域の物理的区分を提供し，微生物及び微粒子による汚染を最小限とするために設計し，用いること，そして，異なるグレード間の物品や人員の移動のために存在すること。可能な限り，人員の移動用のエアロックと物品の移動用のエアロックは別にすること。実施困難な場合，手順による移動の時差分離（人員/物品）を考慮すること。エアロックは，クリーンルームのグレードが維持されることを保証すべく，フィルターを通した空気を供給して効果的にフラッシングすること。エアロックの最終段階は非作業時の状態でこれから入ってゆく区域と同じ清浄度グレード（生菌数及び総微粒子）であること。グレードBのクリーンルームの入室と退室は別の更衣室を使用する事が望ましい。これが実施困難な場合，手順による行動（入室/退室）の時差分離を考慮すること。CCSで交叉汚染のリスクが高いと示されている場合，製造区域への入室及び退室について別々の更衣室を用いること。エアロックは以下のように設計すること：
	i.　**人員用のエアロック**：人員の入室については清浄度が高くなる区域が用いられる（例えば，グレードD区域→グレードC区域→グレードB区域）。一般に，手洗い施設は更衣室の最初の段階のみに提供され，グレードBクリーンルームに直結している更衣室には存在しないこと。

4.12

ii. **物品用のエアロック**：物品や設備の移送に使われる

- 承認されたリストに含まれている物及び設備で，移送工程のバリデーションの際に評価されたもののみを，エアロックあるいはパスボックスを通してグレードAあるいはグレードB区域に搬入すること。設備及び物（グレードA区域での使用を意図するもの）は，グレードB区域を通過する際には保護されること。承認されていない物で移送の必要な物はどのような物でも例外として事前に承認を得ること。製造業者のCCSに従った適切なリスク評価と低減策を適用し，記録し，QAに承認された特別な消毒及びモニタリングプログラムを含めること。

- パスボックスは，例えば稼働中のろ過空気の供給により効果的にフラッシングすることにより，高いグレード側の環境を保護するように設計されたものであること。

- 低グレードあるいは清浄度分類されていない区域から高いグレードの清浄区域への物あるいは設備の移動は，リスクに相応しCCSに沿った清浄化および消毒を受けること。

4.13

パスボックス及びエアロック（物品及び人員用）については，入口と出口の扉は同時に開かないこと。グレードA及びグレードB区域につながるエアロックには，インターロックシステムを用いること。グレードC及びDのクリーンルームにつながるエアロックには，最低でも目視及び/又は音による警報システムが稼働していること。区域の隔離を維持する必要がある場合は，インターロックされた2つの扉の開扉と閉扉の間に遅延時間を確立すること。

4.14

クリーンルームは，全ての稼働状態下において，より低グレードの周辺区域に対して陽圧及び/又は空気が周辺区域の方向に流れるように維持するべくフィルターでろ過された空気を供給すること。隣接した異なるグレードの部屋の間の差圧は最低10パスカル（ガイダンス値）あること。重要区域の保護に特別な注意を払うこと。空気供給と圧に関する推奨事項は，ある種の物質（例えば病原性，高毒性，放射性製品，あるいは生きたウイルスあるいはバクテリア等の物質）を封じ込めるために必要な場合は修正する必要があるであろう。修正は，危険性のある物質が周辺区域を汚染することを防止するための陽圧あるいは陰圧のエアロックを含むであろう。ある種の作業には，施設（例えば，クリーンルーム，HVACシステム）の除染及び清浄区域から出てゆく空気の処理が必要であろう。封じ込めで重要区域への空気の流れが必要な場合空気の供給源は同じかあるいはより高いグレードの区域からであること。

4.15

クリーンルーム及びクリーンゾーン内の気流パターンが，低グレードから高グレードの区域への流入が無く，汚染物質がグレードの高い区域に運ばれる可能性があるような，清浄度の低い区域から（例えば，床から）流れ出ることや作業員あるいは設備の上を流れることが無い事を可視化して証明すること。一方向気流が必要な場合，適合性を決定するために可視化試験を実施すること（4.4及び4.19項を参照）。充填され，封止された製品が小さな出口を通過して隣接するグレードのより低いクリーンルームに搬送される場合，気流可視化試験は，空気がより低いグレードのクリーンルームからグレードB区域に流入しないことを証明すること。気流がクリーンエリアあるいは重要区域への汚染リスクを示す場合，設計の改善等の是正措置を実施すること。気流パターンの試験は，非作業時及び作業時（例えば，作業員の介入をシミュレートする）の両方で実施すること。気流パターンのビデオ録画を保存すること。気流可視化試験の結果を文書化し，施設の環境モニタリングプログラムを確立する際に考慮すること。

4.16	差圧の指示器をクリーンルーム間及び／又はアイソレータとそのバックグラウンドの間に設置すること。設置箇所と差圧の重要度をCCSの中で考慮すること。重要と指定した差圧は連続してモニターし，記録すること。空気供給に何らかの異常があったか，あるいは差圧の低下があった場合に（重要と指定されたものについては設定された限度以下で）即時に作業者に示し，警告する警報システムがあること。警報のシグナルは状況の評価無しに消さないこと，そして，警報のシグナルが発せられた際に取るべき対応をまとめた手順が使えるようになっていること。警報の遅延が設定されている場合，これらはCCSの中で評価し，妥当性を示すこと。重要なもの以外の差圧は一定の間隔でモニターし，記録すること。
4.17	グレードA及びグレードB区域の外側から製造作業を観察する事を可能とすべく施設を設計すること（例えば，窓越しに見るとか，リモートカメラを通して区域全体を見ることができるようにすることで内部に入らなくとも区域の観察や監視ができるように）。この要求事項は新たな施設の設計を行うかあるいは既存の施設の改造を行う際に考慮すること。

概要

　今回のPIC/S GMPガイドライン Annex 1改訂版（改訂版 Annex 1）については，ドラフト版当初に比べ，ドキュメントマップの構成も変わり，建物に関する内容もより詳細化された。

　例えば，「物品のグレードA及びB区域からの搬出は，区分された一方通行のプロセスで行うこと。これが不可能な場合，手順による移動の時間の分離（物品の搬入／搬出）を考慮し，搬入品の汚染の可能性を避ける管理を適用すること」（4.11項）や，「充填され，封止された製品が小さな出口を通過して隣接するグレードのより低いクリーンルームに搬送される場合，気流可視化試験は，空気がより低いグレードのクリーンルームからグレードB区域に流入しないことを証明すること」（4.15項）のように，具体的でかつ厳しい記載もみられる。

　一方，「隣接した異なるグレードの部屋の間の差圧は最低10パスカル（ガイダンス値）あること」（4.14項）や，「人員用のエアロック」における「人員の入室については清浄度が高くなる区域が用いられる（例えば，グレードD区域→グレードC区域→グレードB区域）」（4.12項i）等，原則を示すにとどめる箇所もみられる。

　また，今回の改訂においては，随所に汚染管理戦略（CCS；contamination control strategy）に関する記述がみられる。これは，クリーンルームあるいは施設内で，微生物，エンドトキシン／発熱性物質及び粒子による汚染を避けるための適切な技術的及び操作上の区分手段の一環を示していて，管理上重要事項ではあるが，新たな課題事項ではない。対応として，ハード及びソフト面について，現状の見直し／改善を行うとともに，CCSの重要性を再認識し，より高水準のシステムを構築することが肝要である。

　なお，無菌製品を製造する際の建物については，参考資料にあげた各種レギュレーションに記載されているが，今回の改訂内容とあわせて対応していく必要がある。以下に，その他の留意事項を記す。

- 施設・設備，製品製造を中心とした文書類の充実と文書体系の構築は必要不可欠である。また，これに付随した教育訓練の計画書，実施及び記録書の作成と関係者間のコミュニケーションもあわせて重要である。

- クリーンルーム及び重要区域のハード面における施設・設備及び機器の維持管理の要点は，日常及び定期的なメンテナンスである。メンテナンスとは，設備の機能を保持するための作業で，「非作業時（据え付け時）」と「作業時（運転時）」両方の初期状態を維持することである。設備のメンテナンスは予防的に行うことが望ましい。故障してから修理するのではなく，あらかじめ定めた時期で設備が正常に稼働しているうちにメンテナンスを行う。これには，各施設・設備及び機器の維持管理に伴うトレンド解析が重要である。設備の故障が，製品の品質に影響を及ぼすおそれがあるからである。そのためには，品質文書を整備し，計画を立て，責任体制を明確にしてメンテナンスを行うことが重要である。

- 無菌製品の製造における基本は，適切なクリーンルーム及び付帯設備・機器を含めた施設の確立とその継続的な維持管理である。これには，必要に応じた改善を含めたバリデーションを継続的に実施し，当該製品に合致したプロセス管理を構築することが必要である。維持管理の一環としては，以下の例がある。

  ①クリーンルーム及びクリーンゾーン内の気流パターンが，低グレードから高グレードの区域への流入がなく，汚染物質がグレードの高い区域に運ばれる可能性がないことを可視化して証明することの対応として，空調の吹き出しとリターンを部屋内にバランスよく配置する設計・施工を行い，スモークテスト等の実施とともにその映像記録を残すことが推奨される。

  ②CCSとしてその手順を文書化し，実務作業として差圧の指示器をクリーンルーム間及び/又はアイソレータとそのバックグラウンドの間に設置することや，清浄度グレード境界となる（容器や中間製品コンベアが貫通する）開口や扉を介した室間差圧については，動的な変動要素が大きいことからも，連続的にモニタリングを実施し，その記録を管理する必要がある。

  ③グレードA及びグレードB区域の外側から製造作業を観察することが可能な施設の設計の例として，リーンルーム内に監視カメラを設置し，遠隔監視する事例が近年増えている。その目的として，①作業状況の監視，②作業者の労働安全衛生管理，③査察及び見学者対応等があげられる。作業人員が制限されるクリーンルームで，入室せずに作業状態を確認できることは，CCSとしても大変有効と考えられる。

解説

4.1 無菌製品製造のクリーンルーム

　無菌製品の製造にあたって，当該クリーンルームの適切な維持管理の必要性を述べている。クリーンルームとは，以下のように解説されている。

クリーンルーム (Cleanroom)

医薬品の微粒子及び微生物による汚染を防止するように設計され、維持され、管理された部屋。このような部屋は、適切な空気清浄度レベルが指定され、再現性よく適合する。

(PIC/S GMP Guide, Annex 1, Glossary, 2022)

　本項では，人員用のエアロック（PAL：personnel airlock），物品用のエアロック（MAL：material airlock）の必要性，適切な清浄度基準の維持，適切な効率のフィルターによる空気の供給，そして，管理及びモニタリングによって，クリーンルーム，エアロック，パスボックスの環境条件が評価されることが記載されている。これらクリーンルームに関わる構成要素の具体的な要件は，「4. 建物」の以下の項で個別に述べられている。

4.2 製造プロセスにおけるクリーンルーム及び施設内の混同及び汚染防止

　製品の製造工程における交叉汚染のリスクを回避するため，適切な技術的及び操作上の区分手段を用いてクリーンルームあるいは混同及び汚染を防止するための施設の必要性を述べている。すなわち，各工程作業の区分条件に応じた施設・設備及び機器を適切に使い分けて作業を実施することである。

　適切な技術的及び操作上の区分手段として，例えば，レイアウトや更衣区分による物理的な動線の分離，空調系統の分離，操作の自動化や製造管理システム等の原材料・中間製品の照合管理によるヒューマンエラーの防止等が対策として考えられる。

　製品の製造にあたっては，工程管理手順書を十分理解し，交叉汚染等を防止することが肝要である。前述のハード的な対応とともに，例えば，手順書の理解ならびに教育訓練の実施・記録も重要となる。さらに，各工程における交叉汚染及び混同防止に関して，リスクマネジメントの原則に基づき，それぞれのハザード事象から，科学的根拠をもとに，その対応策を設定して，事象が発生した場合には，CAPA（corrective action, preventive action：是正措置，予防措置）等により適切に対応・管理する。

4.3 RABSあるいはアイソレータの推奨　　　　〈CCS〉

　近年，無菌製品の製造において，アイソレータやRABS（restricted access barrier system；アクセス制限バリアシステム）などに代表されるような，高度な無菌環境設備が可能な最先端の技術が活発に導入されてきている。アイソレータやRABSは，作業者の直接介入操作による製品への微生物汚染リスクを低減するという点において非常に有利であり，現時点においては，採用に対する障害は非常に少ない。このような背景から，改訂版のAnnex 1では，CCSによる判断を考慮したうえで，原則として無菌操作が求められる区域の局所製品プロテクション設備としては，RABSもしくはアイソレータの採用を第1選択肢とすることを実質的に求めている。したがって，無菌操作を行うために，RABSもしくはアイソレータ以外の設備を採用する場合は，その妥当性を当局に示すことが求められる。

　このように，厳しい周辺管理が求められている一方，RABSあるいはアイソレータの使用の有用性は高く評価されていて，その要求をクリアすれば，従来からのいわゆるコンベンショナルクリーンルームを用いた製造環境に比べ，製品品質におけるリスクは低減されるので，当該システムの活用は大いに推奨される。なお，アイソレータ及びRABSの詳細については，後述の「バリア技術」（4.18項〜4.22項，p.72〜83）を参照されたい。

4.4 無菌製品の製造区域（4種の環境グレード）

　無菌製品製造施設において，「微粒子及び微生物」の混在は大敵であり，排除されなければならないものである。クリーンルームとは，「医薬品の微粒子及び微生物による汚染を防止するように設計され，維持され，管理された部屋。このような部屋は，適切な空気清浄度レベルが指定され，再現性よく適合する」と定義されている（p.334）。また，クリーンルームの分類は，クリーンルームあるいはクリーンエア設備の規格と対比して，空気の清浄度のレベルと微粒子濃度を測定することにより評価する方法で，グレードA，B，C及びDの4グレードに分類される。なお，本ガイドラインをはじめ，無菌製品の製造区域の規制及び運用の基本は，各ガイドラインにおいて，追記，変更はあるものの，ほぼ足並みがそろいつつある。

　以下に，各グレードの区分内容を示す。また，微粒子及び微生物のグレード分類表については，後述〔4.27項（p.84），4.31項（p.85），「9.15 総微粒子モニタリングのグレードごとの限度値」（p.285），「9.30 微生物汚染の措置基準値」（p.292）〕の表を参照されたい。

　グレードAは，高リスクの作業を行う重要区域（例えば，ファーストエアの保護下での，無菌操作のライン，充填区域，ゴム栓供給用ボウル，開放された1次容器，あるいは無菌接続の実施）である。通常そのような条件は，RABS，ある

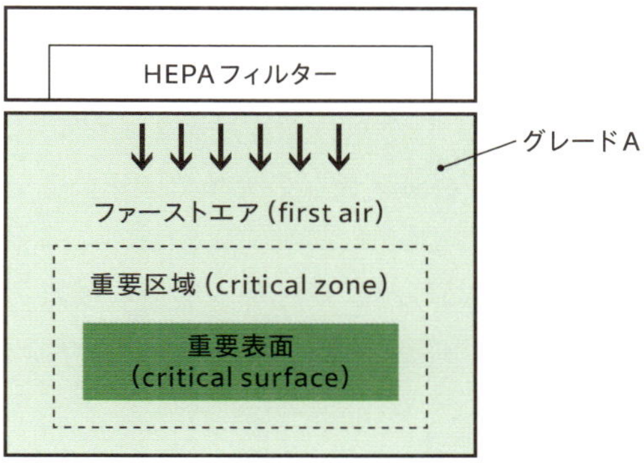

HEPAフィルター

↓ ↓ ↓ ↓ ↓ ↓ ←─ グレードA

ファーストエア（first air）

重要区域（critical zone）

重要表面
（critical surface）

図4.1 グレードAにおけるファーストエア, 重要区域, 重要表面

いはアイソレータ内部の，一方向気流のワークステーションのような局所的な気流による保護により提供される。グレードA区域全体にわたり一方向気流を維持していることを証明し，適格性評価すること。作業者によるグレードA区域への直接介入（例えば，バリア，及びグローブポート技術による保護なしで）を，施設，設備，工程及び手順の設計により最小限とすること。なお，そのほかに，無菌原料の添加，容器閉塞などの製造工程もこの区域で行われる。

　ここでは，重要区域（critical zone），ファーストエア（first air）という概念が重要となるが，後述される重要表面（critical surface）を含めて，定義はAnnex 1の用語集（p.332）を参照されたい。これらの概念の位置付けは**図4.1**のように示される。グレードAは，無菌操作域であって，そのすべての領域が重要区域ではないとみなされる。重要区域は，グレードA内部の局所気流で保護された，製品及び重要表面が環境に曝露される所の，無菌操作プロセスが行われるエリア内の場所である。ファーストエアによって，滅菌済みの製品，あるいはその容器や栓と直接接触する重要表面を保護し，その空間として重要区域が位置付けられる。

　グレードBは，無菌の調製や充填の工程に関して，（アイソレータでない場合は）この区域はグレードAのバックグラウンドのクリーンルームである。クリーンルームの差圧を連続モニターすること。アイソレータ技術を用いる場合，グレードBより低いグレードのクリーンルームを考慮しうる（4.20項，p.73を参照）。

　RABSの場合，グレードBは，グレードA内の製造操作及び製造監視を行う作業者の区域となる。グレードBは，グレードAに無菌を維持できるように収納された滅菌後の容器，原料及び中間製品を搬入する経路として使用される。また，グレードAから無菌製品を搬出する経路としても使用される。グレードBへの物品の搬入経路は，グレードBからの物品の搬出経路とは別のルートとすることが推奨されるが，個別のルートが確保できない場合は，運用による移送時間の分離（搬入／搬出）などの対策が必要である。このように，無菌操作区域に直接介入する人員，物品（原料，中間製品，器具，装置等）などが介在する区域である。

グレードC及びグレードDは，無菌的に充填された無菌製品の製造において，重要度のより低い段階の操作を実施するための区域，あるいはアイソレータのバックグラウンドとして用いられるクリーンルームである。また，薬液調製（小分け秤量含む）／最終滅菌製品の充填にも用いることができる〔最終滅菌工程に関する詳細については，「8. 製造及び特定の技術」(p.148)を参照〕。グレードC及びグレードDは，滅菌前の製品等及び資材が，環境に曝露される製造作業を行う区域である。無菌操作に使用する装置，器具等を洗浄する区域等からなる。

4.5 クリーンルーム及び重要区域の露出表面の注意点

クリーンルーム及び重要区域に露出される表面は，微粒子の発生・蓄積や微生物の生育を促すような形状にしない。また，平滑で容易に清掃作業ができることも，環境管理の観点から重要である。目視できない水平箇所や清掃が困難な構造部は極力避けることが望ましい。

4.6 塵埃を蓄積させないための内装等の注意点

塵の蓄積を低減し，清浄化（cleaning）しやすくするため，清掃しやすく，堆積の少ない建築設備，生産機器の構造とする。
内装等の留意点として，以下の項目を事例としてあげる。

- 塵埃・菌が溜まったり，気流を妨げたりする可能性のある凹凸構造，扉周り等の横桟の設置は可能な限り避けること。やむをえない場合は，容易に清掃できる構造とすること。
- クリーンルームでは，発塵しやすく清掃が困難なスライド構造を有する引き戸は採用しない。
- 床と壁，天井と壁のコーナーにはR幅木を設け，塵埃・菌などが堆積しにくい構造とする。
- クリーンルーム内には，露出配管（特に横引き配管）などを極力少なくし，パイプやダクト，その他のユーティリティを設置する場合，奥まった部分及び清掃が困難な表面ができないようにする。
- 制御盤，コンセント，ユーティリティボックス等は壁内に埋め込む（埃溜まり防止，清掃が容易）。
- 適切な湿度管理を行い，静電気が発生しないような環境を構築する。
- パイプやダクト，その他のユーティリティを設置する場合，奥まった部分及び清掃が困難な表面ができないようにすること。
- 窓を設ける場合，二重ガラス（結露防止のため）にし，窓枠に勾配をもたせ，埃を溜まりにくくするとともに固定式にする。

4.7 クリーンルームの材質選定における注意点

クリーンルームにおいて用いられる材質は，部屋の建材及び室内で用いられる物のいずれについても微粒子の発生が最小限で，また，洗剤，消毒剤，及び殺芽胞剤等が用いられるため，それらの繰り返しの使用が可能なものを選択すること。

- 壁，床及び天井の表面は，清掃可能で洗浄剤や消毒剤に耐える材質であり，摩耗，衝撃に強く，耐久性のある素材で仕上げる。塗料塗装は剥げやすいため避け，割れたりしていないこと。
  例：床（エポキシ樹脂等），壁・天井（化粧ケイカル板，あるいはクリーンパネル），建具（SUS304・316系，アルミ，焼付塗装），設備・機器（SUS304・316系）等は，使用部位，目的を十分理解したうえで決定する。
- 吸湿性の素材を避け（細菌が成長・増殖しやすいため），必要に応じて，防水性，耐溶剤性，耐酸性，耐アルカリ性，静電防止の機能を付与する。

4.8 天井設計の注意点

「天井は上部空間からの汚染を防止すべく設計し，封止すること」とあるが，あわせて，空調設備や照明器具等の設置の際も留意する必要がある。

- 天井は効果的にシールされていること。経年によるシール劣化でリークの原因とならないよう，シール施工に際しては，適切なシール幅を確保する。
- 照明器具はクリーンルームタイプの天井に埋め込み式もあるが，できるだけシール長さを短くする（ケーブル貫通部のみとする）ために，あえて露出型を採用する場合もある。
- 陰圧クリーンルーム等のリークに対してよりシビアな設計の場合には，器具類の裏にさらにパッキン付きのボックスを取り付けて，シールを強化する方法もある。

4.9 クリーンルームの流しと排水口設置の注意点

グレードA及びグレードBの区域では，流し及び排水口は禁止されている。また，その他のクリーンルームは，流しあるいは設備と排水口との間に，空気による空間を設けるエアブレイクの設置が求められている。低グレードのクリーンルームの床の排水口には，逆流防止用のトラップあるいは水封を設置して，定期的に清掃，消毒，及びメンテナンスすることとの記載がある。基本的にエアブレイクも，トラップあるいは水封も，排水からクリーンエリアへの逆汚染防止の手段として設置されるといえる。したがって，排水配管の系統が無圧（系統内に圧力がかからない）なのか，有圧（系統内に圧力がかかる）なのか，それによって防止手段も変わってくる（**図4.2**）。

(a) プロセス排水の施工例（無圧の場合）

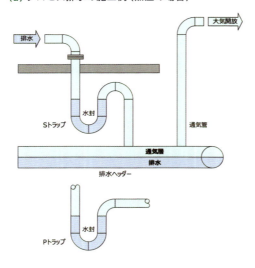

(b) プロセス排水の施工例（有圧の場合）

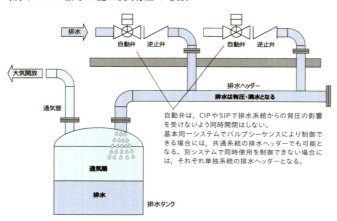

図4.2 排水配管のエアブレイクの考え方

- 無圧の排水配管の場合，エアブレイクは，排水配管における通気層の確保によって実施される。シンクや床排水，装置からの排水等で，無圧の排水配管には，逆汚染防止のためにSトラップ，Pトラップなどが設置されている（図4.2(a)）。排水を長期間使用せず，乾燥によって水封が切れる可能性がある場合は，シンクの排水配管に手動バルブを設置し，床排水に密閉蓋を設けるなどの対応が考慮される。トラップは，定期的な注水等による清掃を行い，確実に水封しておくことが重要である。
- 主に装置のCIP（cleaning in place；定置洗浄）やSIP（sterilization in place；定置滅菌）等の排水となる有圧の排水配管の場合，エアブレイクは，排水配管が満水となるため，配管ではなく，その先の排水受槽の通気層によって実現される。また，装置間で同時にCIPやSIPを実施した際に，工程中の

逆圧によってCIP/SIP不良が起きないように単独の配管系統とするのが望ましいが，排水バルブの開閉によってシステム内で排水の同時使用が制御できる場合には，共通配管とすることも可能と考えられる。

- エアブレイク要件は，排水配管系からの逆汚染防止要件と解釈でき，その対応については，汚染リスクアセスメントをもとにCCSに規定しておくことが必要と考える。

- グレードAにおいても，高活性物質を含む薬剤の充填部や凍結乾燥機入出庫部など，製造後の洗浄を要するエリアに対しては，アイソレータ内部空間に排水口を設ける事例もある。その場合には，排水口周辺部の適切な滅菌あるいは除染，排水経路との確実な遮断が必要となる。

4.10 クリーンルーム及び重要区域での設備及び原材料の搬入／搬出の注意点

クリーンルーム及び重要区域での設備及び原材料の搬入／搬出は，最大の汚染源の一つである。設備及び原材料に限らず，人員のクリーンルームへの入退室や重要区域の介入も同様であり，それらの詳細については，4.11項〜4.13項で述べられている。

4.11 グレードA及びB区域への搬入／搬出の注意点

グレードA及びBへの物品の搬入（例：原材料，設備，構成部品）／搬出（例：原材料，廃棄物，環境モニタリングの検体）における動線は一方通行が望ましく，その際の手段として以下の方法が考えられるが，汚染リスクの回避・管理を十分考慮する必要がある。

- 容器の連続的な滅菌，脱パイロジェンによるグレードAエリア（充填部）への供給にはトンネル滅菌機が用いられる。容器の供給から，洗浄，滅菌・脱パイロジェンの工程が一方向での連続ラインによって実施される。

- 間接的製品接触パーツ等の器具の滅菌には，バッチ式の高圧蒸気滅菌機が用いられる。滅菌器具をグレードBへ供給する場合には，通常，グレードCの導入側から，グレードBの取出側へ，両扉式の高圧蒸気滅菌機が採用される。

- グレードA及びBへの物品の通過には，滅菌済みであることが原則であるが，不可能な場合，汚染を取り込まずに同じ目的が達成できる手順をバリデートし，実施することと記載されている。その事例として，搬送時の有効な消毒，アイソレータの迅速搬送システム／ポート（RTP；rapid transfer port），気体や液体物質の場合は除菌フィルターの使用がある。

- グレードA及びB区域から，物品（例：原材料，廃棄物，環境モニタリングの検体）を搬出するにあたって，区分された一方通行のプロセスで行うことが実施困難な場合，交叉汚染を回避するため，手順による移動の時差分離

（物品の搬入／搬出）を考慮し，搬入品の汚染の可能性を避ける管理を適用することも許容される。

4.12 エアロック設計と注意点（人員用と物品用）　　　〈CCS〉

エアロック設計と注意点について，以下の記載が重要と理解される。
- エアロックは，異なる区域の物理的区分を提供し，微生物及び微粒子による汚染を最小限とするために設計し，用いること，そして，異なるグレード間の物品や人員の移動のために存在すること。可能な限り，人員の移動用のエアロックは物品の移動用のエアロックとは別にすること。実施困難な場合，手順による移動の時差分離（人員／物品）を考慮すること。
- エアロックシステムは，クリーンルームのグレードが維持されることを保証するために，フィルターを通した空気を供給して効果的にフラッシングすること。
- エアロックシステムの最終段階は，非作業時の状態で，これから移動する区域と同じ清浄度グレード（生菌数及び総微粒子）であること。
- グレードBのクリーンルームの入室と退室は，別の更衣室を使用することが望ましいが，これらが実施困難な場合，手順による行動（入室／退室）の時差分離を考慮すること。CCSで交叉汚染のリスクが高いと示されている場合，製造区域への入室及び退室について別々の更衣室を用いること。
- グレードBとこれに隣接する区域とは，エアロックシステムにより分離すること。グレードBとこれに隣接する部屋との間には，滅菌済み資材，滅菌が困難な資材等の受渡しのための，及び必要な場合においては除染作業等のためのパスルームやパスボックスを設けること。
- 人員用のエアロック：人員の入室については，清浄度が高くなる区域が用いられる（例えば，グレードD区域→グレードC区域→グレードB区域）。一般に，手洗い施設は更衣室の最初の段階のみに提供され，グレードBのクリーンルームに直結している更衣室には存在しないこと。手洗い施設は，通常脱衣室に設けられる。手洗い施設の設置場所は，微生物管理上，クリーンルームでないことが望ましい。
- 物品用のエアロック：低グレードあるいは清浄度分類されていない区域から高いグレードの清浄区域への物品あるいは設備の移動は，リスクに相応しCCSに沿った清浄化及び消毒を適用すること。

4.13 パスボックスとエアロックの扉開閉の注意点

グレードB，C，Dのクリーンルームにつながる人員用エアロック，物品用エアロックは，出入口の扉が同時に開かないよう電気的なインターロックが設けられるものと理解される。グレードC及びDには，最低でも目視及び／又は音によ

る警報システムと記載されているが，現実的には電気的なインターロックのほうがコスト的にも運用的にも有用である。

　また，区域の隔離を維持する必要がある場合は，「インターロックされた2つの扉の開扉と閉扉の間に遅延時間を確立すること」と記載されているが，例えば，エアロック内の更衣作業等によって，上位グレードの清浄度を劣化させるような事象が連想される。着衣室の清浄度は非作業時で規定されており，更衣中に発生する塵埃については通常モニターされないが，塵埃は上位側のクリーン廊下あるいは工程室に移行されないことが望ましい。着衣室の換気回数を上げ，適切な差圧による気流管理を行う，あるいは着衣室の出口側にさらにエアロックを設置する等の事例がある。

4.14 クリーンルーム稼働状態における空気の流れの注意点

　医薬品製造所では，医薬品の品質を守るために適切な清浄度，温度，湿度を達成することが求められ，クリーンルームにおける清浄度・空間差圧は重要な要素である。クリーンルームは，すべての稼働状態下において，より低グレードの周辺区域に対して陽圧及び／又は空気が周辺区域の方向に流れるように維持すべく，フィルターで適切にろ過された空気を供給することが必要である。一方，生理活性の高い物質や病原性物質，高毒性物質，放射性物質，生ウイルス，微生物等を取り扱う場合には交叉汚染等のリスクに応じた適切な構造設備（例：封じ込め設備）を考慮する必要がある。なお，改訂前は，隣接した異なるグレードの部屋の間の差圧は，「10～15パスカル（ガイダンス値）であること」との記載であったが，「最低10パスカル（ガイダンス値）あること」と変更された。

　FDAの無菌操作法ガイダンス[1]では，無菌操作法上のグレードの違うエリアの差圧として10～15 Paが推奨されており，一般的にも10～15 Paが広く採用されている。

　製品品質を維持するためには，その製造を行うクリーンルームは，より低グレードの周辺区域に対して建屋の基準点に対して陽圧に制御され空気が周辺区域の方向に流れるように維持されるべきである。しかしながら，製品のHBEL（health based exposure limits；健康基準曝露限界）が極めて低い高活性物質を取り扱う場合，製品が周辺区域（他のクリーンルームや作業室はもちろんのこと，クリーンルームが接している天井空間やクリーンルームからの排気が遷移される空間など）に拡散させることは交叉汚染防止の観点からも作業者の環境・労働安全衛生（EHS；environmental health and safety）の観点からも許されない。すなわち，無菌製品における清浄度維持のための要件と高活性物質の封じ込め要件は矛盾することになる。そのために，気流を逆転させるための「陽圧あるいは陰圧のエアロック」の設置（**図4.3**），「施設〔例えば，クリーンルーム，HVAC（heating, ventilation, and air conditioning；空調）システム〕の除染及び清浄区域から出ていく空気の処理」のために，清浄区域（作業室）の排気口で

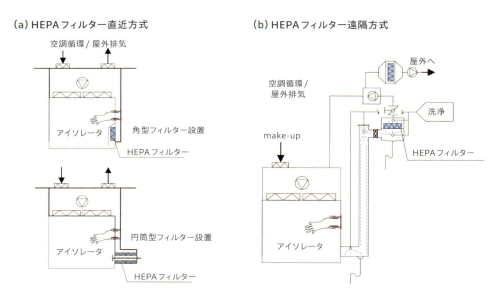

図4.3　封じ込めの必要性がある物質を取り扱う場合のクリーンエリアにおける気流方向の考え方

図4.4　高活性対応無菌操作アイソレータの排気HEPAの設置事例

のHEPA（high efficiency particulate air）フィルターの設置，クリーンルーム（作業室）内の除染が容易な仕様（水洗仕様等）の採用等の対策が検討されることになる。

　Annex 1には，高活性物質対応であっても，「重要区域への空気の流れが必要な場合，空気の供給源は同じかあるいはより高いグレードの区域からであること」と記載されていて，「重要区域」に対する要件は堅持されなければならない。そのためには，「重要区域」からの排気は，HEPAフィルターを介して排出される必要があり，重要区域内も除染が容易な構造（水洗仕様等）が要求される（図4.4）。

4.15 クリーンルーム及びクリーンゾーン内の気流パターンと可視化試験について

　本項には，「クリーンルーム及びクリーンゾーン内の気流パターンが，低グレードから高グレードの区域への流入がなく，汚染物質がグレードの高い区域に運ばれる可能性があるような，清浄度の低い区域から（例えば，床から）流れ出ることや作業員あるいは設備の上を流れることがないことを可視化して証明すること」と記載されている。ここでは，クリーンルーム内の気流が，常に清浄度が高い区域から低い区域へ流れるとともに，天井面（吹き出し）より給気される清浄空気が床面で巻き上がり，作業員や設備に逆流しないことが求められている。そのためには，クリーン空調の部屋のリターン（吸い込み）を壁面の下部に設置し，また，部屋内の空気をよどみなく換気するために，空調の吹き出しとリターンを部屋内にバランスよく配置することが望ましい。

　空調リターンを下吸い込みにすべきという具体的な規定は，日・米・欧の無菌関連のガイダンスには記載がないが，ISPE Baseline Guide, Vol.3（3rd Edition）[2]に記載されている。また，WHO GMP ガイドライン Annex 2（2019）[3]の7章では，室内のリターン（排気口）の位置は，「適切な気流の方向を促進するもの」として，「部屋の低いレベル」に設置されるものとされている。

　充填室等の中心には，床から天井まで充填ライン（アイソレータ/RABS付き）のような，部屋内空調にとって大きな障害となる設備が設置されることが多いため，リターンの位置が適切でないと，部屋内を均一に換気することができない。機器が配置された状態での空調の吹き出しとリターン位置のバランスは，換気効果上，微粒子管理及び室内温湿度分布の観点からも非常に重要な因子となるため，設計段階，施工図段階において，それらの位置を十分に調整しておく必要がある。

　グレードA環境では，より厳格に一方向気流が規定され，HEPAフィルターからのファーストエアが直接的に重要区域（例えば，無菌操作を行うライン，開口アンプル・バイアルを扱うゾーン，ゴム栓フィーダー等）を覆い，逆流や停滞することなく排出されることが求められる（**図4.5**）。

　気流可視化の検証は，主にスモークテストで実施される。スモークテストは，微細化した水滴をトレイサーとして使用するスモーク発生装置を用いるのが一般的であるが，目に見えない気流の可視性をアップするために，超音波素子を多数組み込んだ大容量の発生装置を使用したり，液体窒素を用いる事例もある。

　気流の適格性評価は，スモークテストにより，重要区域において一方向気流が適切に確保され，気流の逆転や搬送面下からの巻き上がりがないこと，アイソレータであればマウスホールからの気流の逆転がないこと等を確認する。当局の査察でも，無菌環境下における気流可視化の検証は重要視され，対象場所の選定や撮影方法，映像の記録方法，考察の仕方等も検討事項となる。

　本項には，「気流パターンの試験は，非作業時及び作業時（例えば，作業員の介入をシミュレートする）の両方で実施すること」と記載されている。作業時と

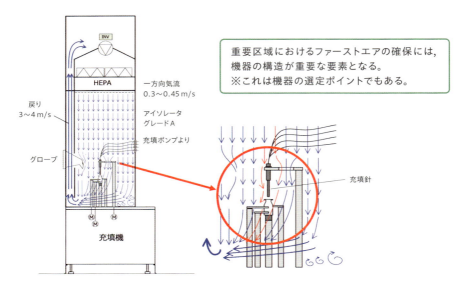

図4.5　アイソレータ(グレードA)内の気流

は，例えば充填ラインであれば，装置の動作状態と停止時における人的介入を検証するものと理解される。しかし，アイソレータを搭載した充填ラインの動作中の気流を可視化するのは，グローブの使用と作業者の安全が両立しないため，現実的には難しい。したがって，アイソレータメーカーでは，近年，スモークテスト用のホースをHEPAフィルターのスクリーン下に設置するポートを設け，スモーク操作を人手作業ではなく，定置で行える機能をあらかじめ設ける事例もある。

4.16　クリーンルームの差圧計設置について　〈CCS〉

　本項には，「差圧の指示器をクリーンルーム間及び／又はアイソレータとそのバックグラウンドの間に設置すること。設置箇所と差圧の重要度をCCSの中で考慮すること」と記載されている。基本的に清浄度グレード境界となる（容器や中間製品コンベアが貫通する）開口や扉あるいはエアロックを介した室間差圧については，動的な変動要素が大きいことからも，連続的にモニタリングすることが求められている。物品用エアロックや更衣室の入口で，作業者が現場で確認するために室間差圧のマノメータを設置する事例もある。

　FDA無菌操作法ガイダンス[1]には，「清浄度の高い部屋が，隣接した清浄度の低い部屋に対して確実に陽圧になることが極めて重要である。例えば，少なくとも10～15パスカル*の陽圧差が，隣接している清浄度が異なった部屋間（ドアを閉めた状態で）で維持されるべきである。ドアが開かれたとき，外へ流れる気流が汚染の侵入を最小限にすることができ，ドアを開けていられる時間は厳

注*　Annex 1では，隣接した異なるグレードの部屋の間の差圧は「最低10パスカル（ガイダンス値）」とされている（4.14項）

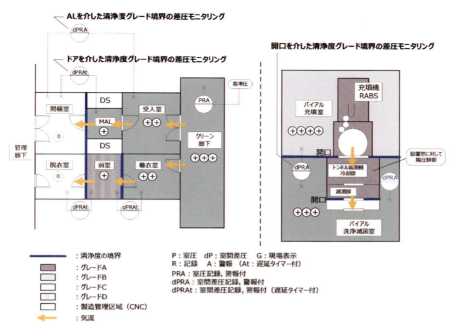

図4.6 差圧計の設置場所とモニタリング

密に管理されることが重要である」と記載されている。ドアが開いた状態では差圧がなくなり、両室間で同圧となることから、その場合にはあくまで清浄度が高いほうから低いほうへの気流の確保が重要な管理項目となる。

室間差圧を連続モニタリングする際、部屋間にドアがある場合、ドア開時の同圧時の警報遅延の対応が必要となり、本項でも、「警報の遅延が設定されている場合、これらはCCSの中で評価し、妥当性を示すこと。重要なもの以外の差圧は一定の間隔でモニターし、記録すること」とある。ドア開閉時には一定時間遅延タイマーにより、警報の出力を停止させて、モニタリング・記録するのみとし、その停止時間の気流の妥当性の評価として、試運転、適格性評価時にドア開閉時の気流の目視確認（スモークテスト）等で検証し、その結果に基づき、ドア開閉時の遅延タイマーの値を設定する等の対応が考えられる（**図4.6**）。

設計段階で室圧、室間差圧の各ゾーンにおけるモニタリング場所とその方法（連続またはマノメータ）について、それぞれの方針に従った設定をCCSとして文書化しておくことが肝要となる。

4.17 グレードA及びBの区域外からの作業観察・監視

「グレードA及びグレードB区域の外側から製造作業を観察する事」を目的として、一般エリアと隣接する窓の設置や監視カメラを設置することが求められている。近年は、クリーンルーム内に監視カメラを設置し、遠隔監視する事例が増えている。

目的としては、①作業状況の監視、②作業者の労働安全衛生、③査察及び見

学者対応等があげられる。作業人員が制限されるクリーンルームで，入室せず
に作業状態を確認できることは大変有効であるが，特に近年は，微粒子（あるい
は微生物）モニターのカウントと連動して，監視カメラ（サンプリングプローブ
や環境測定用培地周辺をモニター）の動画をドライブレコーダーのように記録す
るシステムも検討されている。それにより，逸脱が起きた際に現場でどのような
事象が起きていたのかを記録するとともに，具体的な解析に利用することも可
能となる。

また，グレードA区域内にAI機能付きのカメラを設置し，機器のセットアッ
プ状態やラインクリアランス状態をチェックしている事例もある。高機能カメラ
の汎用化，低価格化に伴い，こうしたカメラを用いた監視，記録，チェック機
能は，医薬品工場でも採用され始めている。

バリア技術
Barrier Technologies

項目番号	和訳
4.18	アイソレータあるいはRABSは異なる技術であるが，アイソレータ，RABS及び付随する工程操作は，グレードAの環境を周辺の部屋の環境から分離することで，保護を提供するように設計すること。 製造中の物品の出し入れでもたらされるハザードを最小限とし，高性能の搬送技術あるいは汚染を頑健に防止するバリデートされたシステムにより裏付けられること，そして該当する技術に適切であること。

4.19	使用される技術及び工程の設計は，重要区域において作業中に暴露される製品を保護する適切な条件が維持される事を保証すること。
	
	i. アイソレータ
	  a. 開口式アイソレータは，重要区域においてファーストエアの保護によるグレードAの条件と製造中暴露されている製品に吹き付けて通過する一方向気流を保証すること。
	  b. 閉鎖式アイソレータの設計は，製造中暴露されている製品が適切に保護されるグレードAの条件を保証すること。単純な作業が実施される閉鎖式アイソレータ内では，気流は完全に一方向流でなくても良い。しかし，乱流の場合，いかなる場合も暴露された製品の汚染のリスクを増加させないものであること。製造ラインが閉鎖式アイソレータ内に収容されている場合，ファーストエアによる重要区域の保護と製造中に暴露された製品に吹き付けて通過する一方向気流を伴うグレードAの条件を保証すること。
	  c. 陰圧のアイソレータは，製品の封じ込めが必須と考えられる場合（例えば，放射性医薬品）のみ使用すること，そして，重要区域が損なわれない事を保証する特別なリスク管理対策を適用すること。
	
	ii. RABS
	  RABSの設計は，重要区域で一方向気流とファーストエアによる保護を伴うグレードAの条件を保証すること。重要区域から周辺のバックグラウンド環境への陽圧の気流が維持されること。

4.20 アイソレータあるいはRABSのバックグラウンド環境は汚染の移送のリスクを最小限にすることを保証すること。

 i. **アイソレータ**

  a. 開口式アイソレータのバックグラウンド環境は，一般的には最低限グレードCに相当すること。閉鎖式アイソレータのバックグラウンドは，最低限グレードDに相当すること。バックグラウンドのクラス分類についての決定はリスク評価に基づき，CCSにおいて裏付けを行うこと。

  b. アイソレータのCCSに関するリスク評価を実施する場合の主要な考慮点は（これらに限定されないが）以下を含むこと：生物学的除染プログラム，自動化の程度，重要な工程操作のファーストエアによる保護を損なう可能性があるグローブを用いた操作の影響，バリア/グローブの完全性が失われたとした場合の影響，アイソレータの最終的な生物学的除染の前にドアを開ける必要がある搬送機構，及び組み立てあるいはメンテナンス等の作業。更なる工程リスクが特定された場合，CCSにおいて適切な裏付けがされない限り，より高いグレードのバックグラウンドを考慮すること。

  c. 開口式のアイソレータの境界部分において空気の流入が無い事を証明するための気流パターンの試験を実施すること。

 ii. **RABS**

  無菌操作に使用されるRABSのバックグラウンド環境は，最低限グレードBに相当すること，そして該当する場合はドアを開けることを含めて，介入の際の空気の流入が無い事を証明するための気流パターンの試験を実施すること。

4.21 グローブシステムに用いられる材質は（アイソレータ及びRABS共に），適切な機械的及び化学的な耐性があること。グローブの交換頻度はCCSにおいて規定すること。

 i. **アイソレータ**

  a. アイソレータについては，グローブシステムのリーク試験を，グローブの用途とその重要度に適していることが示された方法で実施すること。試験は規定された間隔で実施すること。一般に，グローブの完全性試験は，最低限の頻度として，各バッチあるいは各キャンペーンの開始時と終了時に実施すること。バリデートされたキャンペーンの期間に応じて，追加のグローブ完全性試験が必要であろう。

  グローブの完全性のモニタリングは，使用時毎，及びグローブシステムの完全性に影響する可能性がある操作を行った後毎に目視検査を行うことを含むこと。1つの容器あるいは小さなバッチサイズが製造される手動の無菌操作に関しては，完全性の検証の頻度は，1回の製造セッションの開始時と終了時のような，別の基準に基づいて良い。

  b. アイソレータシステムの完全性/リーク試験を規定した間隔で実施すること。

 ii. **RABS**

  RABSについては，グレードA区域で使用するグローブは設置前に滅菌し，各製造キャンペーンの前にバリデートされた方法で滅菌するか，効果的に生物学的除染を行うこと。作業中にバックグラウンド環境に暴露される場合は，毎回の暴露後に承認された方法を用いた消毒を完了すること。グローブは使用する毎に目視検査し，定期的な間隔で完全性試験を実施すること。

4.22	除染方法(清浄化及び生物学的除染,そして該当する場合,生物学的物質の不活化)を適切に規定し,管理すること。生物学的除染工程に先立つ清浄化工程は必須である,残留するいかなる残渣も除染工程の有効性を阻害するであろう。使用される洗浄剤及び生物学的除染剤がそのRABSあるいはアイソレータで製造される製品に好ましくない影響を及ぼさない事を示すエビデンスが得られること。

i. アイソレータ

内部の生物学的除染工程は自動化され,バリデートされて規定された除染サイクルパラメータ内に管理されており,適切な形(例えば,ガスあるいは蒸気)の殺芽胞剤を含むこと。殺芽胞剤と確実に接触するようにグローブは適切に伸ばしておき,グローブの指と指が離れるようにしておくこと。用いられた方法(清浄化及び殺芽胞剤による生物学的除染)は,アイソレータの内部表面と重要区域を生存可能な微生物が存在しないようにすること。

ii. RABS

殺芽胞のための消毒は,バリデートされ,内部の表面の全域を頑健に含めることが示され,無菌操作に対して適切な環境である事を保証するべくバリデートされ,証明された方法を用いた日常的な殺芽胞剤の適用を含むこと。

概 要

無菌操作環境において,アイソレータ及びRABSの採用は,最大の汚染源である人員の介在を制限したシステムとして,世界的標準となってきている。

2020年のISPEによるグローバル調査の結果から,新規の無菌施設のバリアシステムの98%がアイソレータ又はRABSである(アイソレータが40%,RABSが58%程度となっている)[4]。アイソレータ及びRABSを選択する流れは,その仕様が規定され始めた2000年代以降,急速に拡大し,現在,完全に定着したといえる。

今回のAnnex 1の改訂により,アイソレータとRABSが「バリア技術(barrier technologies)を有するシステム」として定義された。特にRABSについては,公的な無菌ガイダンスに初めて記載されたことになる。

公的なガイダンスで定義されたことにより,今後,アイソレータ及びRABSの適用が新規の無菌環境設備として必須になるものと理解される。Annex 1の4.3項(p.54)では,アイソレータやRABSが無菌操作環境のデフォルトとされ,それらを導入していない場合には,代替手段として,その妥当性を示すことが要求されている。

解 説

4.18 アイソレータあるいはRABS及び付随する工程操作の設計

無菌操作用のアイソレータとRABSの簡単な特徴と構成について,それぞれ表4.1及び図4.7に示す。

表4.1 アイソレータとRABSの特徴

項目	アイソレータ	RABS
バリア	ハード的バリア ・密閉構造 ・リーク基準の設定 ・マウスホールの管理 ・陽圧管理 ・グローブ操作	ハード的バリア ・ハードウォール ・グローブ操作 ・グレードA気流のプロテクションエリア導入（開放扉前/滅菌パーツ取出） ソフト的バリア ・適切な更衣の実践規範 ・適切なSOP
周辺域	グレードCまたはD 開口式アイソレータはグレードC	グレードB
介入	運転中のドア開放不可	運転中のドア開放は対応次第でまれに可能 ・低頻度の介入/適切なSOP 　①高度な消毒 　②適切なラインクリアランス 　③事象の文書化 ・汚染物質が重要区域に侵入しないことを実証（気流可視化など）
除染/消毒	過酸化水素除染が主流	バッチ製造の前：適切な殺芽胞性薬剤を用いて高度な消毒を行う。 介入操作後：適切な汚染除去剤を用いて製品非接触面を消毒。
空調システム	一方向気流 ※一方向気流を確保できる風速を規定する。閉鎖空間では0.45m/sの風速が乱流を引き起こすリスクがあり、より低風量（0.30〜0.35m/s）が推奨される。	一方向気流 ※ガイダンス値として、0.45m/s±20%を推奨しているが、closed RABSの場合にはアイソレータと同様の理由により、一方向気流を優先する。
物品導入	無菌的導入方法 ・RTP (rapid transfer port) ・除染パスボックス	RTPのような無菌的導入方法を推奨。 その他、HEPAカート、プロテクションブース、SOPに基づく消毒による物品の導入等。

(a) アイソレータ

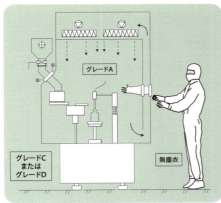

(b) RABS

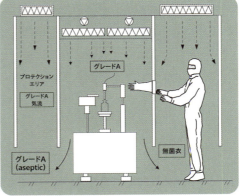

図4.7 アイソレータとRABSの構成例

（1）無菌操作用アイソレータ

　無菌操作用アイソレータは，1990年代以降，充填ライン等で採用されてきたが，2004年のFDA無菌操作法ガイダンス Appendix 1[5]において，設計や除染の条件について明確に定義された。FDA担当者は，2006年のISPEの無菌カンファレンスの講演でアイソレータを以下のように定義している[6),7)]。

> A decontaminated unit, supplied with Class 100 (ISO5) or higher air quality, that provides uncompromised, continuous isolation of its interior from the external environment (e.g., surrounding cleanroom air and personnel)
>
> 無菌操作用アイソレータとは，汚染除去されたユニットで，Class100 (ISO5) または，より高い品質のエアを供給し，それらが外部環境（例えば，周囲クリーンルームの空気や人員）から内部を堅牢に，連続的に隔離できる。

(Friedman RL, FDA/CDER : The Aseptic Processing Guidance: Barriers and Isolators. ISPE Washington Conferences, June 5-8, 2006)

　Annex 1では，アイソレータを用語集（p.339）で以下のように定義している（基本定義はFDAと合致している）。

> ### アイソレータ（Isolator）
> 　再現性のある内部のバイオ除染が可能な筐体で，グレードA基準を満たす内部の作業エリアを有し，外部環境（例えば，周囲のクリーンルームの空気及び人員）から阻害を受けずに堅牢に連続して内部を隔離するもの。2つの主要なタイプのアイソレータがある。
> i. 閉鎖式アイソレータシステムは，周囲の環境に対する開口部を用いずに，補助的設備への無菌接続を通じて物質の搬送を実施することにより，アイソレータ内部の外部からの汚染を排除する。作業中は閉鎖式システムが密封された状態を維持する。
> ii. 開口式アイソレータシステムは，1以上の開口部を有し，作業中の連続あるいは半連続的に原料の投入及び/または取り出しが可能となるよう設計されている。開口部は外部の汚染物質のアイソレータ内部への入り込みを排除するよう設計されている（例えば，連続した加圧により）。

(PIC/S GMP Guide, Annex 1, Glossary, 2022)

　無菌操作用アイソレータは，物理的バリア（ハードウォール，気密性，グローブの採用）により，作業者を操作域から隔離し，内部環境については，過酸化水素の蒸気やマイクロミスト噴霧等を用いた生物学的除染，一方向気流の確保，内部陽圧の設定により，無菌的環境が保持される。物品の導入には，RTPや除染パスボックス等の利用により，無菌的に実施することが求められる。

（2）RABS

　RABSは，2001年のISPEカンファレンスでその概念と実例が公表されて以来，作業者と重要区域とを分離する手法として採用されるようになった。しかし，その多様性が業界の混乱を招くに至り，ISPEは，FDAの求めに応じて，2005年にRABSの定義を発行した[8),9)]。当初，ハードカステンにグローブを取り付け

ただけのアクセス制限バリア（RAB；restricted access barrier）をもって
RABSと称するものもあり，そういった誤解を解くために，ISPEのRABSの定
義序文には，RABSがハードだけでなく，さまざまな要素の融合した「システム」
であると述べられている。

> RABSは，「ドアを閉じた」状態で，アイソレータと同様に汚染のリスクを最小限にして操作を
> 行うことができるが，そのほかにも，適切な処置がとられている場合に限り，「ドアを開けた」
> 状態で介入操作を低頻度で行うことも可能である。

(Restricted Access Barrier Systems (RABS) for Aseptic Processing, ISPE Definition, Aug. 16, 2005)

> RABSには，システムを意味する「S」という文字が含まれている。つまり，単にRABというハー
> ドウェアを購入しただけでは，RABSは完成しないのである。本当の意味でのRABSを作るた
> めには，さまざまな要素が適切に整っていなければならない。
> ・適切に設計された機器
> ・管理者による監視
> ・品質システムの整備
> ・重要区域でISO 5環境を維持するため，周辺室の適切な設計
> ・適切な更衣の実践規範
> ・適切な教育訓練
> ・初期における殺芽胞性薬剤を用いた高度な消毒
> ・まれな介入操作の際には適切なSOP
> 　①消毒
> 　②適切なラインクリアランス
> 　③事象の文書化

(Introduction to the ISPE Definition of Restricted Access Barrier Systems (RABS), Sep. 8, 2005)

　ISPEによるRABSの定義の発行以降，無菌環境の設計と運用を適切に規定
し，ハードとソフトで無菌操作法を厳格化するシステムとして，RABSは広く
認知されるようになってきている。バリアシステムとして，RABSとアイソレー
タは，図4.8のようにその位置付けが規定されている。

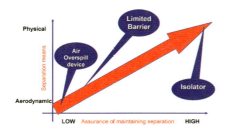

図4.8　バリアシステムの無菌性
（左；Friedman RL：ISPE Washington Conference, 2006，右；Lysfjord J：ISPE Washington Conference, 2009）

Annex 1では，RABSについて，用語集(p.341)で以下のように定義している。

> **アクセス制限バリアシステム（RABS）**
> 閉じられているが完全に密閉されておらず，規定された空気の品質条件に適合した環境（無菌操作に関してはグレードA）を提供し，堅牢な壁による囲いと，これと一体化したグローブを用い，周囲のクリーンルームの環境からその内部を分離するシステム。RABSの内表面は殺芽胞剤で消毒及び除染される。作業者は操作を実施したり，物品をRABSの内部に搬送するためにグローブ，ハーフスーツ，RTP及びその他の一体化された搬送用のポートを用いる。設計により，ドアはまれにしか開けられず，厳密に事前に決められた条件においてのみ開けられる。

(PIC/S GMP Guide, Annex 1, Glossary, 2022)

Annex 1にはRABSの種類，区分けに関する具体的な記載はない。ハード的な種類，運用についての考え方等については，PHSS TM15[10]やISPE RABS定義に基づいたISPE Baseline Guide, Vol. 3[2]が参考となる。

4.19 アイソレータ及びRABSの重要区域の工程操作における適切な設計と一方向気流の確保

本項では，重要区域を作業中に保護するための適切な条件について記載されている。

開口式アイソレータ（マウスホールを有するアイソレータ）及びRABSは，HEPAフィルターからのファーストエアが直接的に重要区域（例えば，無菌操作を行うライン，充填ゾーン，ゴム栓ホッパー，開口アンプル・バイアルを扱うゾーン）を覆い，逆流や停滞することなく排出される一方向気流が求められる（図4.9）。

(a) アイソレータ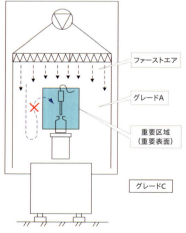

(b) RABS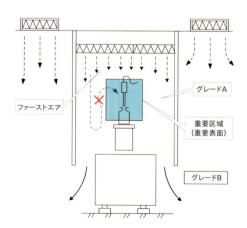

図4.9 アイソレータ/RABSの重要区域

閉鎖式アイソレータ（マウスホールを有さないアイソレータ）は、「気流は完全に一方向流でなくてもよい。しかし、乱流の場合、いかなる場合も曝露された製品の汚染のリスクを増加させないものであること」とある。乱流の場合には、アイソレータ内の壁や床、機器表面に接触した空気が製品の汚染リスクを増加させないよう、それらの表面が滅菌（sterilization）相当であることが求められる。しかし、それらのアイソレータ内表面は過酸化水素等の殺芽胞剤での除染（decontamination）しかできないため、現実的に乱流の場合には、そういった汚染リスクを絶対に増加させないとはいいがたい。したがって、製造ラインが閉鎖式アイソレータ内に収容されている場合でも、本項の最後にあるように「ファーストエアによる重要区域の保護と製造中に曝露された製品に吹き付けて通過する一方向気流を伴うグレードAの条件を保証すること」が要件となる。

- グレードAのすべての空間が重要区域（critical zone）ではない。その場合、重要区域は、重要表面（critical surface）を覆う空間と定義される。
- グレードA内は、滅菌（sterile）された環境ではない。除染（decontaminate）された環境である。

RABSに関しては、「重要区域から周辺のバックグラウンド環境への陽圧の気流が維持されること」が要件となっている。

本項には、「陰圧のアイソレータは、製品の封じ込めが必須と考えられる場合（例えば、放射性医薬品）のみ使用すること。そして、重要区域が損なわれない事を保証する特別なリスク管理対策を適用すること」と記載されている。封じ込めが求められる製剤でも、無菌操作における陰圧のアイソレータの実績は多くない。なぜなら、庫内を一方向気流と規定したとしても、陰圧である限り、装置の機械ボックスや設置室からの汚染空気のアイソレータ本体への吸引があり、運転中の気流の変動によって、そういった吸引空気による重要区域の汚染リスクが懸念されるからである。したがって、現実的には、陰圧と無菌状態をアイソレータ内で合理的に両立させるのは難しく、重要区域／グレードAを陽圧とすることが、現状の環境装置の前提となる。

4.20 アイソレータ及びRABSの設置環境　　〈CCS〉

本項では、開口式アイソレータのバックグラウンドが最低限グレードC、閉鎖式アイソレータのバックグラウンドが最低限グレードDと規定された。ちなみにFDA無菌操作法ガイダンス[1]ではアイソレータのバックグラウンドとして「クラス100,000（ISO8）＝グレードC以上」が規定されている。RABSについては、バックグラウンドは、最低限グレードBとされる。開口式アイソレータと閉鎖式アイソレータでバックグラウンド条件が違うのは、開口式アイソレータで有するマウスホールからの逆汚染リスクを考慮してのことと考えられる。また、アイソレータが完全に作業者を物理的に隔離できるシステムであるのに対して、RABSは完全な隔離ではなく、まれにドア開放による作業者介入が許容されて

いることが，RABSのバックグラウンドをグレードBとする理由と考えられる。

「バックグラウンド環境は汚染の移送のリスクを最小限にすること」とあるように，バックグラウンドの設定は，製造中に限らず，組み立てあるいはメンテナンス等の作業を含めた，汚染リスク低減に基づくものと理解される。よって，例えば，アイソレータで，過酸化水素除染が自動で再現性良く実施され，庫内が適切に汚染除去できるとしても，アイソレータ停止時の周辺域からの塵埃汚染を考えれば，バックグラウンドは最低限清浄度が管理されたグレード環境としておくことが妥当となる。

「バックグラウンドのクラス分類についての決定はリスク評価に基づき，CCSにおいて裏付けを行うこと」とされているが，多くの場合，周辺域のグレードは，ほぼ一義的に規定されるものと理解される。ただし，本項には，「CCSにおいて適切な裏付けがされない限り，より高いグレードのバックグラウンドを考慮する」とあり，アイソレータのCCSに関するリスク評価を実施する場合の主要な考慮点として，以下の項目があげられている。

- 生物学的除染プログラム（の方法，その自動化レベル等の確実性）
- （無菌操作の）自動化の程度
- 重要な工程操作のファーストエアによる保護を損なう可能性があるグローブを用いた操作の影響
- バリア／グローブの完全性が失われたとした場合の影響
- アイソレータの最終的な生物学的除染の前にドアを開ける必要がある搬送機構，及び組み立てあるいはメンテナンス等の作業（の影響）

上記のリスクをCCSにおけるリスクアセスメントの失敗要因，ハザードの対象として加えることになる。さらなる工程リスクが特定された場合には，アイソレータは「より高いグレードのバックグラウンドを考慮する」とあるが，それは，アイソレータの定義である「外部環境から阻害を受けずに堅牢に連続して内部を隔離」できない条件があった場合と考えられ，その際はアイソレータというよりも，RABS同様として扱われると理解される。

開口式のアイソレータの接続部分，マウスホールは逆汚染リスクとなるため，あらゆる動作に対して，空気の流入がないことをスモークスタディで確認することになる。RABSについては，ドア開放動作を含めて，介入の際の空気の流入がないことをスモークスタディで確認することになる。

4.21 グローブの材質，交換頻度及び完全性試験　　　〈CCS〉

本項には，「グローブシステムに用いられる材質は（アイソレータ及びRABS共に），適切な機械的及び化学的な耐性があること。グローブの交換頻度はCCSにおいて規定すること」とあるが，グローブの使用場所や使用頻度，これまでの実績による耐久性等から判断される。

アイソレータのグローブシステムの完全性試験（リーク試験）について，以下

の項目が記載されている。

- グローブの用途とその重要度に適していることが示された方法で実施すること。
- 試験は規定された間隔で実施すること（最低限の頻度として，各バッチあるいは各キャンペーンの開始時と終了時に実施すること）。
- バリデートされたキャンペーンの期間に応じて，追加のグローブ完全性試験の実施。
- グローブの完全性のモニタリングは，使用時ごと，及びグローブシステムの完全性に影響する可能性がある操作を行った後ごとに目視検査を行うことを含むこと。

アイソレータのグローブのリーク試験は，基本的に使用後は目視検査を実施し，機械式のリーク試験はアイソレータを停止した後，キャンペーンの前後（キャンペーンが連続する場合にはまとめて）の実施でも可と理解される。それでも，近年，特に凍結乾燥機が2～3台設置された大きなアイソレータには多くのグローブが設置されるため，設置されているものの実際に使用していないグローブに対して，「グローブシステムの完全性に影響する可能性がある操作」がないものとして，使用したグローブと同様の毎バッチのリーク試験は免除できるという考え方もある[10]。

RABSについては，以下にまとめられる。

- グレードA区域で使用するグローブは設置前に滅菌。
- 各製造キャンペーンの前にバリデートされた方法で滅菌するか，効果的に生物学的除染を行う。
- 作業中にバックグラウンド環境に曝露される場合は，毎回の曝露後に承認された方法を用いた消毒を完了する（扉を開けて介入した場合と想定される）。
- グローブは使用するごとに目視検査し，定期的な間隔でリーク試験を実施する。

RABSグローブの場合，設置前の滅菌や介入時の消毒の要件，頻度についてはキャンペーン前後か定期かの違いはあるものの，グローブからの汚染リスクの考え方は，アイソレータグローブ同様といえる。

グローブリークテスターは，圧力降下方式が主流であり，その他にリーク量（流量）測定の方式もある。近年は無線式のテスターが各社で市販[11], [12]されており，グローブのタグごとの試験記録を収集するシステムもある（図4.10）。

ただし，どのリーク試験方式においても，グローブのピンホールとして想定される200～400 μm程度の裂け目や切れ目の場合，500～600 Pa程度の圧では，静置で亀裂が塞がった状態で広がらず，リークを必ず検出できるとは限らない[13]。グローブのピンホールの機械的な検出方法には限界があり，そのため，機械式のリーク試験と目視検査を併用するというのが，Annex 1やFDA無菌操作法ガイダンス[1]の共通の考え方となっている。

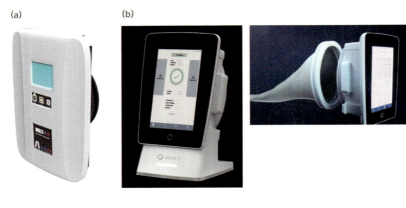

図4.10 無線式グローブリークテスター
((a) Smart Glove Tester®, 株式会社エアレックス, (b) AGLTS 2, TEMA SINERGIE社製
ジャパンマシナリー株式会社 資料)

4.22 アイソレータ及びRABSの除染方法

本項には，除染について，以下の項目が記載されている。
- 生物学的除染工程に先立つ清浄化（cleaning）工程が必須であり，残留するいかなる残渣も除染工程の有効性を阻害する。
- 使用される洗浄剤及び生物学的除染剤が，そのRABSあるいはアイソレータで製造される製品に好ましくない影響を及ぼさないことを示すエビデンスが得られること。

アイソレータの場合には，「生物学的除染工程は，自動化され，バリデートされて規定された除染サイクルパラメータ内に管理されており，適切な形（例えば，ガスあるいは蒸気）の殺芽胞剤を含む」とされる。RABSの場合には，「殺芽胞のための消毒は，バリデートされ，内部の表面の全域を頑健に含めることが示され，無菌操作に対して適切な環境である事を保証するべくバリデートされ，証明された方法を用いた日常的な殺芽胞剤の適用を含むこと」とされる。

したがって，アイソレータでもRABSでも，殺芽胞剤による除染及び消毒方法は，自動による過酸化水素除染システムが適している。そのほかにも，二酸化塩素やNOx等の研究事例もあるが，過酸化水素は分解後に水と酸素になるため，化学物質の残留の懸念が低く，そうしたメリットから医薬品製造施設で広く使用されている。

過酸化水素除染システムは，過酸化水素水を蒸気化して拡散させたり，マイクロミストとして噴霧させたりする方法があるが，他の滅菌方法に比べて対象域全体への浸透性に劣る。除染によって，アイソレータの床面や壁面に付着した微生物が死滅していることを保証するには，BI（バイオロジカル・インジケーター）で確認することになるが，すべての面にBIを貼り付けることはできない。また，過酸化水素除染は，理想的な条件下で最大6 logの生物学的指標胞子の減少を達成することができるが，プロセス自体は温湿度環境や除染対象表面の状

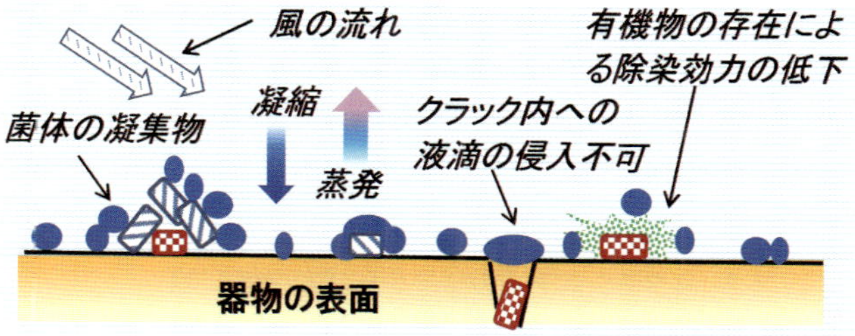

風の流れ

有機物の存在に
よる除染効力の低下

菌体の凝集物　　凝縮　　クラック内への
　　　　　　　蒸発　　液滴の侵入不可

器物の表面

図4.11　除染を阻害する要因

態に左右されやすい[14]。**図4.11**にあるように，除染可否のパラメータとして対象表面の状態（清掃の程度，傷の有無）も重要な要因となり，除染の再現性を担保するためには，除染前に庫内の対象範囲の清掃状態が常に管理されていることが求められる。それが本項において，除染における事前の清浄化が重要視されている理由と考えられる。

　本項では，アイソレータ，RABSともに殺芽胞剤で内部の表面の全域が確実に除染できること，特に，アイソレータでは，除染の自動化が規定された。基本的に，バリデートできる除染方法としては，アイソレータでもRABSでも自動による過酸化水素除染システムが現実的な選択となる。

クリーンルーム及びクリーンエア設備の適格性評価
Cleanroom and clean air equipment qualification

項目番号	和訳
4.23	クリーンルーム及び無菌製品の製造に用いられる一方向気流の空調ユニット，RABS，及びアイソレータのようなクリーンエア設備はその環境に求められる特性に従って適格性評価されること。扱われる製品あるいは原材料の汚染リスクを最小限とするために，各製造作業は，稼働状態での適切な環境清浄度レベルを必要とする。非作業時及び作業時の状態において適切な清浄度レベルを維持すること。
4.24	クリーンルーム及びクリーンエア設備はアネックス15の要求事項に従った方法を用いて適格性を評価すること。クリーンルームの適格性評価（グレード分類を含めて）は作業時の環境モニタリングとは明確に区別すること。

4.25 クリーンルーム及びクリーンエア設備の適格性評価は，グレード分類されたクリーンルームあるいはクリーンエア設備の意図した用途への適合性のレベルを評価する総合的なプロセスである。アネックス15の適格性評価の要求事項の一部として，クリーンルーム及びクリーンエア設備の適格性評価は（据え付けた設備の設計/稼働に関連するものに関して）以下を含むこと：

i. 設置フィルターシステムのリーク及び完全性試験

ii. 気流試験—風量及び風速

iii. 差圧試験

iv. 気流の方向の測定及び可視化

v. 浮遊菌及び付着菌

vi. 温度試験

vii. 相対湿度試験

viii. 回復試験

ix. 封じ込めリーク試験

クリーンルーム及びクリーンエア設備の適格性評価に関する参考資料はISO 14644シリーズの基準において参照できる。

4.26 クリーンルームのグレード分類はクリーンルームの適格性評価の一部であり，微粒子の総濃度の測定によるクリーンルームあるいはクリーンエア設備の規格に対しての空気清浄度のレベルの評価方法である。グレード分類作業は，工程あるいは製品品質へのいかなる影響も避けるべく計画し実施すること。例えば，初期のグレード分類は模擬作業の際に，そして再グレード分類は模擬作業時あるいは無菌工程シミュレーション（APS）時に実施すること。

4.27 クリーンルームのグレード分類は，0.5及び5μm以上の微粒子の総数を測定すること。この測定は**表1**に規定されている限度値に従って，非作業時及び模擬作業時の両方で実施すること。

表1 グレード分類のための最大許容微粒子数

グレード	最大許容微粒子数 0.5 μm以上/m³		最大許容微粒子数 5 μm以上/m³	
	非作業時	作業時	非作業時	作業時
A	3,520	3,520	(a)	(a)
B	3,520	352,000	(a)	2,930
C	352,000	3,520,000	2,930	29,300
D	3,520,000	(b)	29,300	(b)

(a) CCSあるいは過去の傾向で示された場合，5μmの微粒子を含めたグレード分類を考慮して良い。

(b) グレードDについては，作業時の限度値は予め決められていない。製造業者はリスク評価と，該当する場合日常のデータに基づいて作業時の限度を確立すること。

4.28 クリーンルームのグレード分類については，サンプリング場所の最低数及びその位置取りはISO 14644パート1で見られる。無菌操作区域及びバックグラウンド環境（それぞれグレードA及びグレードB区域）に関しては追加のサンプリング場所を考慮し，充填部及び容器・栓の供給ボウル等の重要作業区域について評価すること。重要作業を行う場所を，文書化されたリスク評価及びその区域で実施される工程と作業の知識に基づいて決めること。

4.29 クリーンルームのグレード分類は「作業時」と「非作業時」の状態で実施すること。

　　i.　「非作業時」の定義は，HVACシステムが何らかの機能を働かせている事を含めて全てのユーティリティの据え付けが完了していて，主要な製造設備が規定された通りに据え付けられているが稼働しておらず，室内には人員が居ない状態である。

　　ii.　「作業時」の定義は，クリーンルームの据え付けが完了し，HVACシステムが完全に稼働し，製造設備が据え付けられていて製造業者により規定されたモードで作動していて，最大数の人員がルーチンの作業をしているかあるいはそのシミュレーションをしている状態である。

　　iii.　上の**表1**に示した「非作業時」状態についての総微粒子限度値は，作業終了時の「クリーンアップ期間」及びラインクリアランス/清浄化作業の後に達成すること。「クリーンアップ期間」（20分より短時間であるガイダンス値）は，部屋の適格性評価の際に決め，文書化し，作業中に清浄度が乱された場合に適格な状態に復帰するための手順において守ること。

4.30 一方向気流システムから供給される空気の速度は気流速度測定場所を含めて適格性評価プロトコールにおいて明確に妥当性を示しておくこと。風速は，適切な一方向気流の空気の動きが製品及び開放された容器構成部品に対して作業位置（例えば，高リスク作業が行われている場所，及び製品及び/又は構成部品が暴露される場所）で保護を提供している事を保証すべく設計され，測定され，維持されていること。一方向気流システムはCCSの中で科学的に妥当性を示さない限り，作業位置で0.36 – 0.54 m/s（ガイダンス値）の範囲の均一な気流速度を提供すること。気流可視化試験は気流速度測定と相関していること。

4.31 クリーンルームの微生物汚染レベルをクリーンルーム適格性評価の一部として決定すること。サンプリング部位の数は，文書化されたリスク評価及び部屋のグレード分類，気流可視化試験の結果と，その区域で実施する工程と作業の知識に基づくこと。各グレードについての適格性評価の際の微生物汚染の最大限度値を**表2**に示した。適格性評価は非作業時及び作業時共に含むこと。

表2　適格性評価の際の最大許容微生物汚染レベル

グレード	浮遊微生物 CFU/m³	落下菌 （直径90 mm） CFU/4時間[(a)]	表面付着微生物 （直径55 mm） CFU /プレート
A	生育を認めないこと		
B	10	5	5
C	100	50	25
D	200	100	50

（a）落下菌測定プレートは作業継続中暴露し，必要に応じて最大4時間後に交換すること。暴露時間は回収試験に基づくこと，そして使用する培地を乾燥させないこと。

注1：表中の個々のグレードに示された全ての方法をそのグレードの区域の適格性評価に用いること。表で示された方法の内の一つを使用しない場合，あるいは代替法を用いた場合は，採用したアプローチの妥当性を適切に示すこと。

注2：本文書を通じて限度値がCFUを用いて適用されている。もし，CFUと異なる方法で結果を示すような別あるいは新技術を用いるならば，製造業者は適用する限度について科学的に妥当性を示し，可能な場合CFUとの相関を示すこと。

注3：人員の更衣の適格性評価に関しては，**表6**（p.291）に示されているコンタクトプレート及び手袋のプリントを適用すること。

注4：サンプリング法は，製造作業に汚染リスクをもたらさないこと。

4.32 クリーンルーム及びクリーンエア設備の再適格性評価は，規定した手順に従い定期的に実施すること。再適格性評価は，最低限以下を含むこと：

- クリーンルームのグレード分類（微粒子総濃度）
- 最終フィルターの完全性試験
- 風量測定
- 室間差圧の検証，及び
- 風速試験

（**注**：グレードB，C，及びDに関しては，風速試験はCCSの一部として文書化されたリスク評価に従って実施すること。しかし，一方向流が供給されている充填ゾーンについては（例えば，最終滅菌製品の充填の際，あるいはグレードA及びRABSのバックグラウンド）要求される。非一方向気流のグレードに関しては，回復試験の測定が風速試験の代替となる。）

グレードA及びB区域の再適格性評価の最大間隔は6か月である。

グレードC及びD区域の再適格性評価の最大間隔は12か月である。

最低限上記の試験で構成された適切な再適格性評価を，不適合となった設備あるいは施設の状態の是正のための改善対策の完了後，あるいは設備，施設，あるいは工程の変更後にも必要に応じて実施すること。変更の重要度は変更管理プロセスを通じて決定すること。考慮すべき変更の例は，これらに限定されないが，以下を含む：

i. 設置された設備の運転に影響する気流の阻害
ii. クリーンルームの設計，あるいはHVACシステムの運転の設定パラメータの変更
iii. 設置された設備の運転に影響する特別なメンテナンス（例えば，最終フィルターの交換）

概 要

　クリーンルームとクリーン管理が求められる空気品質の適格性評価（クオリフィケーション）に関して，前版〔PIC/S GMP ガイドライン Annex 1（2009年）[15]〕では，「環境モニタリング」と同一項内にまとめて記載されていたが，改訂版では適格性評価（クオリフィケーション）とモニタリングを明確に分離して記載されたことは，今回の改訂における大きな変更点となっている。ISO 14644（クリーンルーム及び関連制御環境）シリーズの規格にハーモナイズするというスタンスに変更はないが，グレードごとの最大許容微粒子数が適格性評価とモニタリングで異なる値を採用するようになった点には，注意が必要である。また，グレードAに対する最大許容微生物汚染レベルの記載について，実質的な要件の変更はないが，異なる表現になっている。

　クリーンルーム及びクリーンエア設備の初期及び定期的な適格性評価実施項目についても，求められる検査項目が明記されるなど，より具体的な記載が多くなっている。

4.23 クリーンルーム及びクリーンエア設備の適格性評価

　無菌製品の製造にはさまざまな工程があり，工程により求められるグレード分類は異なる。したがって，製造プロセスの特性に合わせた設備・施設設計を行ったうえで，求められる微粒子及び微生物基準を満たす清浄環境を供することが必要である。クリーンルーム及びクリーンエア設備は清浄環境を提供するための施設あるいは設備となるため，それらは，製造される医薬品品質を担保するために適切に適格性評価（クオリフィケーション）を行わなければならない。清浄度レベルの検証には，非作業時のみではなく製造設備が稼働した状態（作業時）での検証を含めなければならない。

4.24 適格性評価の注意点

　クリーンルーム及びクリーンエア設備の適格性評価は，PIC/S GMP Annex 15（2015年）[6]に適合した手順で実施されなければならない。Annex 15は，Annex 1の改訂に先立ちICH Q9（品質リスクマネジメント）[17], [18]，Q10（品質システム）[19], [20]，Q11（原薬の開発と製造）[21], [22]のコンセプトを考慮した内容に改訂されており，今回の改訂によりAnnex 1もICHのクオリティリスクマネジメント，品質システムなどのコンセプトが意識される内容となった。

　クリーンルームの適格性評価としてのグレード分類は，製造作業時に行う環境モニタリングとは目的が異なるため，別の活動として認識しなければならない。それを反映して，Annex 1では，4.23項～4.32項に記載されているクリーンルーム及びクリーンエア設備の適格性評価とは別に，「9. 環境及びプロセスのモニタリング」（p.274）があり，そのなかに環境モニタリングに関する記載が含まれているため，あわせて確認されたい。

4.25 クリーンルーム及びクリーンエア設備の適格性評価の項目

　クリーンルーム及びクリーンエア設備の適格性評価には，対象となるクリーン環境施設・設備に対するリスクアセスメントの結果から，適切な評価項目を含めることが重要である。適格性評価に含めることを考慮すべき項目とその試験目的について，以下に記載する。

i. 設置フィルターシステムのリーク及び完全性試験

　清浄環境を供する目的で使用されるHEPAフィルターに対しては，据え付け状態を含めて性能評価を行うため，フィルター設置状態でリーク試験を行うことが求められる（フィルターの完全性試験）。クリーンルームで使用されるクリーンエア設備のリーク試験は，ISO 14644 パート3（14644-3:2019）[23]に従い，0.3 μm以上の粒径粒子を用いた試験が基本となる。

ii. 気流試験（風量及び風速）

プロセス特性に合致した適切な気流が確保されているかを確認する目的で、風量、気流風速の測定が必要となる。大空間の乱流システムにおいては空気の置換性能に関連するパラメータとして風量の測定を行い、アイソレータ、RABS あるいは一部のグレードA空気の供給設備に用いられる一方向気流システムなど、気流風速が重要因子となるシステムにおいては風速を測定する必要がある。

iii. 差圧試験

通常の空調設計において、より高いグレードに分類されたエリアは、周囲の低グレード区域よりも高い室圧設定にすることで、低グレード区域の空気が高グレード区域へ流入するリスクを低減する。施設・設備の稼働状態において、それらの圧力カスケードシステム（高グレードから低グレード区域に向かって室圧が段階的に下がっていく室間差圧設定）が適切に機能しているかを検証する必要がある。差圧設定においては、通常作業で起こりうる室圧変動や圧力計器の測定誤差等による影響を考慮した差圧設定を行うことが重要である（図4.12）。

iv. 気流の方向の測定及び可視化

主に一方向気流システムでは、製品や開放容器の曝露部などの重要箇所における気流のよどみや巻き上がりの発生は製品への汚染リスク要因となるため、気流の適格性を判断するうえで、スモークスタディを含めた気流の可視化による確認が求められる。適切なファーストエアを重要箇所において確保するためには、設備の設計段階からファーストエアを阻害するような構造物を製品や開放容器の上部に配置しないなどの考慮は重要である。複雑な設備構造の場合は、事前のモデル試験や3D CADモデルを用いたCFD（computational fluid dynamics；数値流体力学）シミュレーションによる確認は、設備の設計段階における確認手段として有効である。

v. 浮遊菌及び付着菌

医薬品製造におけるクリーンルームは、バイオロジカルクリーンルームであるので、グレード分類されたクリーンルームは、微粒子のみではなくグレードに合致した微生物基準についても要件を満たす必要がある。そのため、適格性評価段階においても浮遊菌、付着菌の測定が必要である。

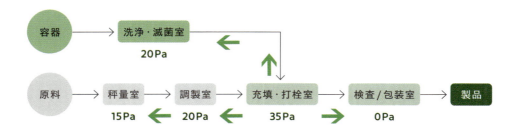

図4.12 無菌充填施設における室間差圧設定の例

vi. 温度試験

　製造プロセス要件に合致した温度環境が，空調システムにより維持されていることを確認しなければならない。

vii. 相対湿度試験

　製造プロセス要件に合致した湿度環境が，空調システムにより維持されていることを確認しなければならない。

viii. 回復試験

　回復試験は清浄度回復試験のことで，クリーンルーム内が一時的に汚染されたとしても，一定期間後に設定された清浄環境に復帰する能力を有しているかを確認するための試験である。検証方法については，ISO 14644-3に記載されている方法（1/10回復時間または1/100回復時間を測定する方法）があるが，試験粒子による環境汚染リスクがあるため，グレード分類により規定された「作業時」から「非作業時」の上限値まで浮遊微粒子数が低減するまでの所要時間を，試験粒子を用いずに測定する方法などが検討されている。

ix. 封じ込めリーク試験

　クリーンルームは，天井裏などの非清浄度管理エリアと建材やジョイント等を介して接しているため，その界面の構造や仕舞いが適切に行われていない場合，外部からの異物侵入などによりクリーンルームが汚染される可能性がある。本試験は外部からの汚染リスクに対する検証項目である。検証方法は施設の室圧設定や間仕切りの構造を考慮したうえで，適切な実施方法を検討する必要がある。

4.26 クリーンルームのグレード分類作業

　前版のAnnex 1では，クリーンルームのグレード分類の基準が適格性評価時と作業時（生産時）のモニタリングで同一となっていたが，改訂版Annex 1において適格性評価とモニタリングで異なる基準値を採用することになった点は大きな変更点であり，基準値を確認する際に注意が必要である。本章のグレード分類は，適格性評価におけるグレード分類に対する記述となっている。

　グレード分類作業を実施するにあたり，作業を行った結果，工程あるいは製品品質への汚染リスクが生じるような手順は避けなければならない。通常はパーティクルカウンターを用いた浮遊微粒子サンプリングにより行う。

　微粒子数の測定は，実際の製造環境と同等の条件において行う必要性があるため，静的な状態のみでなく動的な状態でも実施する必要がある。動的な状態とは，「作業時」の状況において製造作業を模擬した環境を指す。定期的な再バリデーションでは，無菌プロセスシミュレーション（APS：aseptic process simulation）実施時に測定することが妥当である。

4.27 クリーンルームの総微粒子の対象粒径と限度値 〈CCS〉

浮遊微粒子限度に関するグレード分類は，0.5μm以上及び5μm以上の粒径粒子を対象として測定を行うこと。そして測定は，「作業時」と「非作業時」の両方で実施することが求められている点は，これまでと変更はない。なお，FDAの無菌操作法ガイダンス（2004年）[1]では，「非作業時」の清浄度基準が示されていないことに加えて，グレードAとグレードBの間にあたるISO 6（クラス1000）が規定されている点が改訂版 Annex 1 とは異なる。

Annex 1に記載されている**表1**(p.84)中のグレードA及びグレードBの「非作業時」における5μm以上/m³の最大許容総微粒子数は，前版までは限度値が記載されていたが，以前よりISO 14644パート1〔ISO 14644-1:2015（JIS B 9920-1：2019に相当）〕[24],[25]の記述（**表4.2**参照）と差異が生じていたことから，その妥当性が議論となっていた。改訂版ではISO 14644-1との整合がとられた結果，適格性評価時における5μm以上/m³の粒径粒子については，ISO 5相当環境での限度値の記載が削除された。ただし，注釈（**a**）の記載のとおり，測定の実施を否定するものではなく，CCSの汚染リスク評価の結果から測定の必要性が示される場合は測定を考慮すべきである。

Annex 1**表1**中のグレードDの「作業時」における最大許容総微粒子数について，限度値の記載はないが，これは限度値がないという意味ではなく，製造者側にて適切な限度値を設定することを意図している。前版までは限度値の設定が不要とも受け止められる記載内容となっていたが，改訂版においては，注釈（**b**）により当局側の期待がより明確に理解できるようになっている。

4.28 クリーンルームのグレード分類の注意事項

グレード分類のためにクリーンルーム内の清浄度測定を行う場合，エリアの面積に応じて同一室内のサンプリングポイント数が変わる。原則的には，大きな部屋となればより多くのサンプリングポイントが発生する。参考としてISO 14644-1に記載されている，クリーンルーム面積に応じた最小サンプリング箇所数を**表4.3**に示す。

Annex 1では，ISO 14644シリーズ規格とのハーモナイズを意図していることから，クリーンルーム内の清浄度サンプリングはISO 14644-1に記載されているサンプリング手法を参考とするのが望ましい。

サンプリングとして採取する最小空気量（容積）は，ISO 14644-1では以下の数式で示される。

$$V_s = \left\lceil \frac{20}{C_{n,m}} \right\rceil \times 1{,}000$$

V_s：最小サンプリング量(L)

$C_{n,m}$：対象となるみなし粒径粒子のクラス限度値(個/m³)

※ただし，サンプリング空気量は，少なくとも2L以上とし，サンプリング時間は1分以上とする。

表4.2　ISO 14644-1（JIS B 9920-1）におけるクラス区分表（注釈は省略）

ISOクラス	粒径ごとの最大許容微粒子濃度（個/m³）					
	0.1μm	0.2μm	0.3μm	0.5μm	1μm	5μm
Class 1	10	—	—	—	—	—
Class 2	100	24	10	—	—	—
Class 3	1,000	237	102	35	—	—
Class 4	10,000	2,370	1,020	352	83	—
Class 5	100,000	23,700	10,200	3,520	832	—
Class 6	1,000,000	237,000	102,000	35,200	8,320	293
Class 7				352,000	83,200	2,930
Class 8	—	—	—	3,520,000	832,000	29,300
Class 9				35,200,000	8,320,000	293,000

(JIS B 9920-1, 表1, 2019)

表4.3　ISO 14644-1（JIS B 9920-1）におけるクリーンルーム面積に応じた最小サンプリング箇所数
設定表

クリーンルーム面積（m²以下）	最小サンプリング箇所数	クリーンルーム面積（m²以下）	最小サンプリング箇所数
2	1	76	15
4	2	104	16
6	3	108	17
8	4	116	18
10	5	148	19
24	6	156	20
28	7	192	21
32	8	232	22
36	9	276	23
52	10	352	24
56	11	436	25
64	12	636	26
68	13	1000	27
72	14	>1000	NL=27 ×（面積/1000）

注釈1：考慮する面積が表中の2つの値の間にある場合は，2つのうち大きいほうを選択すること。
注釈2：一方向気流の場合，面積は気流の方向に垂直な移動空気の断面積とみなすことができる。ほかのすべての場合，面積はクリーンルーム又はクリーンゾーンの水平平面面積とみなすことができる。

(JIS B 9920-1, 表A.1, 2019)

　　グレードA区域及びそのバックグランドとしてのグレードB区域に関しては，環境の悪化が製品への汚染に直結する区域となるため，計算式による面積に応じた測定ポイント数の算出のみに頼るのではなく，実作業と発生しうるリスクを評価したうえで，充填部等の重要作業箇所を含んだ形でサンプリングポイントを設定することが適切である（**表4.4**）。

表4.4　重要作業箇所の例

・製品曝露部（充填部，打栓部を含む）

・滅菌済み開放容器の曝露部

・滅菌済みゴム栓などの容器資材及びそのハンドリング設備の周辺

・定義された介入操作実施部

・介入作業時にRABSが開放される扉の周辺区域

4.29 クリーンルームグレード分類における作業時と非作業時

「非作業時（at rest）」と「作業時（in operation）」について，Annex 1における定義が示されている。

(1) Annex 1における「非作業時」の定義

クリーンルーム内の設備，施設が完成した状態で，空調システムが設計条件で稼働している環境下において，製造設備の稼働は行わず，室内に人員がいない状態である（**図4.13 (a)**）。

なお，ISO 14644-1[24]では，製造設備が運転され，室内に人員がいない状態を「非作業時」と定義しており，前版のAnnex 1においてもISO 14644-1と同様の定義となっていたが，改訂版では定義が変更された。

> **ISO 14644-1: 2015の記載**
> 3.3.2
> **非作業時**：生産のための装置が設置され，使用者と供給者との協議による状態の運転が行われているが，人員はいない状態。

(ISO 14644-1 : Cleanrooms and associated controlled environments,
Part 1: Classification of air cleanliness by particle concentration, 3.3.2)

(2) Annex 1における「作業時」の定義

クリーンルーム内の設備，施設が完成した状態で，空調システムが設計条件で稼働している環境下において，実際の製造設備を運転して，製造作業もしくはその模擬作業を必要な人員を配置した状態である（**図4.13 (b)**）。人員は想定されるワースト条件を再現する必要がある。

「作業時」の状態が終了したのち，空調設備の運転により環境空気が置換され，「非作業時」状態に清浄度を回復させる必要がある。回復までに要する時間が「クリーンアップ期間」であり，ガイダンス値として20分以内という数値が示された。気流や換気により汚染された環境を製造に適した状態に回復する機能が，空調システムに求められていることを明確に表現している。「クリーンアップ期間」は，クリーンルームの適格性評価において検証する必要がある。

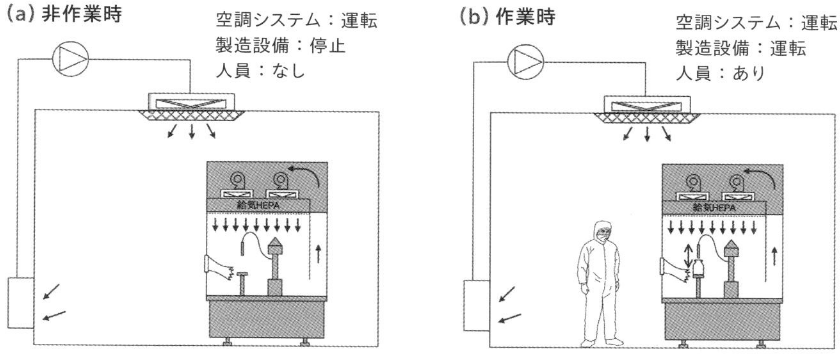

図4.13　Annex 1における非作業時と作業時のイメージ図

4.30　一方向気流システムの適格性評価と注意事項　〈CCS〉

　グレードA区域に供給される一方向気流の風速，測定箇所に関しては，日・米・欧のガイダンスで若干の差異が見られる（**図4.14**）。Annex 1では，風速のガイダンス値は0.36〜0.54 m/sとあり，数値としては0.45m/s±20%と同義であるが，測定位置に関しては，CCSにより科学的妥当性を示さない限り，"作業位置（working position）"としている点が差異としてあげられる。

　FDAの無菌操作法ガイダンス[1]においては，風速は，「通常，0.45 m/sec（90 feet/min），設定値に対して±20%の風速が採用される。高いレベルの微粒子を発生する操作においては，より早い風速が適切な場合もある」とあり，風速のガイダンス値に関しては同一であるが，風速測定位置に関する言及はなく，吹き出し面（フィルター設置エリア）から150〜300mm下方での測定が一般的に広く実施されている。

　また，日本の無菌ガイダンスにあたる厚生労働省事務連絡「無菌操作法による無菌医薬品の製造に関する指針」[26]では，「従来型の開放系クリーンブースやRABSを使用する場合，0.45 m/sec±20%の平均風速が推奨される。アイソレータや特殊な適用事例においては，より遅い風速が適切な場合もある」となっており，FDAの無菌操作法ガイダンスと同様，風速のガイダンス値に関しては同一であるが風速測定位置に関する言及はない。

　風速測定位置に関する他の主要ガイダンスとの記述の差異は前版から存在していたが，改訂版でも前版と同様の内容が継承された。業界内では，科学的根拠から逸脱した内容との意見もあり，議論が分かれるポイントとして認識されている。実際的な対応方法としては，吹き出し面下でガイダンス値を満たす一方向気流の均一性を担保し，重要箇所の作業高さにおいても，ガイダンス値の下限値以上の風速が確保されていることを確認するといった方法などが考えられる。

　また，一方向気流に求められる重要な機能は，恒常的に清浄な空気を供給することに加えて，発生した汚れを速やかに掃き出し，清浄な状態に速やかに回

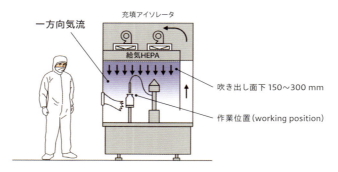

図4.14　一方向気流の風速測定位置

復させることである。それを確認するには風速の測定のみでは十分ではないため，風速測定とあわせて気流の可視化試験を行い，気流のよどみがないこと，巻き上がりがないことを確認することが重要である。

4.31　クリーンルームの微生物汚染レベルと限度値

　医薬品製造に用いられるクリーンルームはバイオロジカルクリーンルームであり，浮遊微粒子（パーティクル）の管理に加えて微生物の管理も必要となる。浮遊微粒子の許容値がそうであったのと同様に，最大許容微生物汚染レベルについても，改訂版Annex 1では適格性評価に用いる表（4.31項，**表2**，p.85）と運用開始後のモニタリングに用いる表（9.30項，**表6**，p.291）が別々に定義された。微生物モニタリングに関しては「9．環境及びプロセスのモニタリング」の記載を参照のこと。

　各グレードに対する許容微生物限度値について，従前からの変更は基本的にないが，グレードAに関しては，前版では"＜1"と記載されていたが，改訂版では"生育を認めないこと"とより具体的になった。グレードA区域においては微生物の生育を認めない点に変わりはない。加えて，適格性評価に適用する微生物限度値の表に，グローブのフィンガープリントに関する内容が削除されたが，更衣の適格性評価においてグローブに対する微生物汚染限度値が必要な場合は，モニタリングの表（9.30項，**表6**）を用いる必要がある。

　なお，Annex 1の**表2**の限度値は，培地での培養による従来法に基づいたCFU値となっているが，微生物迅速法などの新技術を適用する場合は，測定原理の違いから限度値及びその単位が異なるため，従来法以外の手法を適用する場合は，その科学的妥当性（可能な場合は培養法との相関関係）を示すことが求められる。

4.32 クリーンルーム及びクリーンエア設備の再適格性評価と項目 〈CCS〉

クリーンルーム及びアイソレータ，RABS等の局所的なクリーンエア供給設備は，所定の性能が正しく発揮されていることを定期的に検証する必要があり，それらは定期的な再適格性評価試験により確認される。再適格性評価には，以下の項目を含む必要がある。

i. クリーンルームのグレード分類（微粒子総濃度）
浮遊微粒子と微生物の限度値をベースとしたグレード分類評価の実施。

ii. 最終フィルターの完全性試験
清浄空気を製造エリアに供給する設備の末端に取り付けられたフィルターの完全性試験の実施。ここでいう完全性試験とは，フィルターを取り付けた状態におけるリーク検証を指す。フィルター本体の性能に限定せず，取付け部のシール剤の劣化などによるリークも検出可能な方法であることが重要である。スキャンテストがこれに該当する（図4.15）。

iii. 風量測定
規定どおりの換気性能が発揮されているかを確認する手段として，風量測定が必要となる。

iv. 室間差圧の検証
清浄区域あるいは重要区域が，他の区域に比べてより高い圧力となるように通常は室間差圧の設定を行う。それが経時変化などにより，圧力バランスの逆転や十分な室間差圧が確保されていない状態に変化している場合があるため，定期的に差圧の健全性を確認することが求められる。

v. 風速試験
グレードA区域の一方向気流は風速が規定されており，その風速により内部環境が担保されているので，定期的な気流風速の適格性評価は必須となる。その他のグレード区域においても，一方向気流システムのような気流速度が規定された清浄空気供給設備を使用している場合は，リスク評価のうえ，必要に応じて気流速度の適格性評価を定期的に実施すること。気流速度の規定ができな

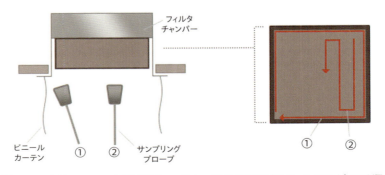

図4.15　クリーンルーム用HEPAフィルター完全性試験（スキャンテスト）の手順
(日本無機株式会社 資料)

い乱流システムにおいては気流風速の測定は必要なく，回復特性試験や風量測定による換気回数規定とその確認を行うことが代替となる。

再適格性評価の実施間隔は，グレードA及びB区域で最長6カ月，グレードC及びD区域では最長12カ月となる。

再適格性評価の結果，不適合が発生し一部の是正処置を講じた場合においては，新たに追加した設備によって適切な気流が阻害されるケースや，空気循環経路内の内圧力損失の変化などにより，運転パラメータの変更が必要となるケースがあるので，注意すること。

消毒
Disinfection

項目番号	和訳
4.33	クリーンルームの消毒は特に重要である。それらは，文書化されたプログラムに従い徹底的に清浄化して消毒すること。効果的に消毒を行うためには，表面の汚れを取り除くための事前の清掃を実施すること。清浄化プログラムは効果的に消毒剤の残渣を除去するものであること。消毒剤は，作用機序が異なる2種類以上の消毒剤を使用し，細菌および真菌に対して効果的に使用できることを保証すること。消毒は，殺芽胞剤の定期的使用を含むこと。消毒プログラムの有効性を評価し，微生物叢のタイプの変化（例えば，現在使用中の消毒剤に対して抵抗性の微生物）を検出するためにモニタリングを定期的に実施すること。
4.34	消毒工程はバリデートすること。バリデーションは消毒剤が使用される方法が適切で有効であることを証明し，調製された溶液の使用状態での有効期限を裏付けるものであること。
4.35	グレードA及びグレードB区域で用いられる消毒剤及び洗剤は使用に先立って無菌であること。グレードC及びDで用いられる消毒剤も，CCSにおいて決定された場合は，状況により無菌であることを求められる。消毒剤及び洗剤が無菌製品製造業者により希釈／調製される場合，汚染を防止する方法で実施すること。それらについては微生物汚染の監視を行うこと。希釈した物は予め清浄化した容器に保存し（場合により滅菌すること），決められた期間に限定して保存すること。消毒剤及び洗剤が「既製品」として供給される場合，供給業者の適切な適格性評価が行われていることを条件に，試験成績書の結果または適合性証明書により受け入れることが出来る。
4.36	クリーンルーム及び関連する表面に対して燻蒸あるいは蒸気殺菌（例えば，蒸気相の過酸化水素）が用いられる場合，いかなる燻蒸剤及び拡散システムについてもその有効性について理解し，バリデートすること。

概要

4.33項では，以下6つを求めている。

① 文書化されたプログラムに従い，徹底的に清浄化して消毒すること。

② 表面の汚れを除去するため，事前の清掃を実施すること。

③清浄化プログラムは効果的に消毒剤の残留物を除去するものであること。

④消毒にあたっては，作用機序が異なる2種類以上の消毒剤を使用し，細菌及び真菌に対して効果的に使用できることを確認すること。

⑤消毒には，殺芽胞剤を定期的に使用すること。

⑥消毒プログラムの有効性を評価し，微生物叢のタイプの変化を検出するためにモニタリングを定期的に実施すること。

4.34項では，以下の3つを求めている。

①消毒工程はバリデートしておくこと。

②消毒剤が使用される方法が適切で有効であることを証明すること。

③調製された溶液の使用状態での有効期限を裏付けるものであること。

4.35項では，以下の4つを求めている。

①グレードA及びグレードB区域で用いられる消毒剤及び洗剤は，使用に先立って無菌であること。

②グレードC及びグレードDで用いられる消毒剤も，CCSにおいて決定された場合は無菌であること。

③希釈/調製される場合，汚染を防止する方法で実施すること。

④希釈した物はあらかじめ清浄化した容器に保存し（場合により滅菌すること），決められた期間内で保存すること。

4.36項では，主に以下のことを求めている。

①燻蒸剤をはじめとする気中への殺菌剤拡散システムについて，その有効性をしっかり理解し，バリデートすること。

解説

4.33 消毒プログラムと微生物モニタリングの重要性

　まず，無菌製品の製造環境において，微生物については厳しい管理が求められる。管理手法の一部に文書化された清浄化プログラムの構築が求められているが，これらには，消毒前の清掃，消毒の実施方法，実施のタイミング，実施の記録，また年間を通じてのレビューと継続的改善が可能になるような規定を盛り込んでおく必要がある。

　消毒を効果的に実施するためには，製造に起因する汚れ等を除去するための清掃を行わなくてはならない。汚れは製造プロセスによってさまざまなものが想定されるが，代表的なものとして原材料起因のタンパク質や油分，糖分などがあげられる。これらの汚れは消毒剤と反応し，消毒剤の効果を阻害する可能性があるほか，微生物の隠れ蓑として働いてしまう可能性がある。そのため，想定される汚れに対して効果を示す洗剤を選定し，清掃方法を定めておかなくてはならない。また清浄化プログラムには，消毒後の消毒剤を効果的に除去することも含んでおく必要がある。

　消毒剤については，作用機序が異なる2種類以上の消毒剤を使用することを

求めている。これは微生物の種が多岐にわたるものであり，低水準や中水準レベルの消毒剤1種類では抗菌スペクトルを網羅できず，消毒できない微生物が存在するためである。したがって，作用機序や抗菌スペクトルの異なる消毒剤（殺芽胞剤を含む）を定期的に使用することによって，効果的な消毒が可能となることに留意する。

　ここで認識として間違えてはならないのは，規定濃度で使用される消毒剤に対して，後天的に耐性や抵抗性を獲得する微生物は通常環境では存在することはなく，特定の消毒剤に耐性（抵抗性）をもつ微生物は，先天的に耐性を有している微生物がほとんどである。したがって，2種類以上の薬剤を使用することは，抗生物質や抗菌剤の多剤耐性菌の発生対策ではなく，1種類の消毒剤では網羅することができなかった微生物種に対して補う消毒法として活用していく必要がある。仮に殺芽胞剤である過酢酸製剤やグルタラールといった高水準消毒剤を高頻度に使用できる環境であれば，リスクベースの考え方に基づき，2種類以上の使用を強制するものでないことも留意しておいたほうがよい。

　消毒プログラムの評価については，環境モニタンリングの表面付着菌データを使い，傾向分析することにより妥当性の確認を行うことができる。消毒剤の効果が疑われるような場合には，検出される菌種について同定を行い，汚染原因を特定するための手がかりにすることを推奨している。

4.34 消毒工程のバリデーション

　消毒工程の妥当性の検証（バリデーション）は，微生物を制御するうえで非常に重要である。検証方法としては，製造環境におけるバイオバーデン調査により分離された微生物を用いて消毒剤の有効性確認を行う必要がある。これらの確認方法としては，特定の微生物に対して，使用時の濃度に調製した消毒剤を添加し効果を確認する懸濁法や，製造環境に使用されている各種材質に対して微生物を塗布し消毒剤の効果を確認する硬質表面キャリア法を用いることが一般的である。硬質表面キャリア法では，各種材質が消毒剤に及ぼす影響を実際の環境に近い形で確認できるほか，逆に消毒剤による材質表面の劣化（腐食，変色，変性など）についても確認できるメリットがある。

　以上が，消毒剤選定の妥当性確認となるが，そのほかにも消毒手順全体では，消毒方法（浸漬，清拭，燻蒸・蒸散等），製造プロセスにおける消毒のタイミング，消毒剤の回収・除去方法についても妥当性の確認が必要である。

　また，使用する消毒剤を希釈／調製している場合には，同様の評価法にて薬剤の有効期限も確認しておく必要がある。消毒剤の多くが希釈や調製を行うことにより，分解や化学反応による変性が起こりやすくなるほか，時間経過によって揮発し有効性を損なうものも存在している。そのため使用に際しては，効果を失うまでの時間に十分な余裕をもたせた有効期限を設定する必要がある。

4.35 使用する消毒剤及び洗剤についての注意点　　〈CCS〉

　無菌操作環境への持ち込みの観点から，消毒剤や洗剤であっても無菌化しておくことが重要である。特に消毒剤に対する思い込みの一つに，「消毒剤が微生物を増殖させない」，「消毒剤はすべて無菌である」というものがある。しかし，それは大きな間違いであることが知られている。特に使用に伴い希釈/調製されているようなものの場合，消毒剤の濃度，劣化，化学的特性などにより，特定の微生物を増殖させてしまうことがある。また，芽胞を形成する微生物に対しては死滅させることのできない消毒剤が多く存在するため，殺菌スペクトルを考慮して取り扱う必要がある。

　したがってグレードA及びグレードB区域で使用される消毒剤及び洗剤は，できる限り内容物として無菌を保証されているものを使用することを推奨する。グレードC及びグレードDで使用される消毒剤についても，グレードA及びグレードB区域の微生物汚染を防止するためには，CCS（汚染管理戦略）の観点で無菌化は必然的に求められるのかもしれない。

　前述しているように，消毒剤の化学的性質によって，微生物に対する有効性が異なっている。また，希釈や調製が行われる場合には，濃度や時間経過による消毒剤の効果を確認しておく必要がある。無菌操作区域内で使用される消毒剤の容器は，注ぎ足し使用を行わないことが原則である。希釈/調製された消毒剤を新規に容器（トリガー式スプレーなど）に詰めて使用する場合には，容器の事前の清浄化が必要になる。消毒剤として用いられる濃度のエタノールや第4級アンモニウム塩などの一部では，薬剤耐性菌の汚染も考えられるため，滅菌してから使用することを推奨したい。希釈/調製した消毒剤は原液に比べ汚染や劣化の可能性が高まることから，科学的根拠をもとに，決められた期間内で保管・使用することが重要である。

4.36 設備の燻蒸及び蒸気殺菌

　本項で示されている燻蒸及び蒸気殺菌とは，微生物を対象とした「除染」を表している。除染とは，微生物を「指定されたレベルまで減少させること」を目的としている。つまり，生存する微生物を定量的，もしくは定性的に減少させたことがわかる評価法を有している殺菌方法が「除染」となる。

　設備の燻蒸及び蒸気殺菌，つまり除染は4.33項（p.96）が求める消毒プログラムの一つである。

　燻蒸にはこれまでホルムアルデヒドが広く使用されてきたが，ヒトに対する発がん性が示されていることから，最近では使用を避ける傾向にある。現在では，過酸化水素の蒸気，過酢酸製剤（過酢酸，過酸化水素，酢酸の平衡製剤）によるミスト，二酸化塩素ガスなどが使用されるようになってきている。除染に使用される薬剤はそれぞれ化学的特性が大きく異なり，対象環境によって薬剤の選定

や，除染のバリデーションによって目的に合った再現性の高い方法を確立する
必要がある。

除染に使用される代表的な薬剤

　以下に，除染に使用される代表的な薬剤をあげ，その概要や留意事項を記す。

・ホルムアルデヒド

　　燻蒸により対象空間に拡散される。かつては高い有効性，拡散性，さらに
は経済性の高さから広く使用されてきた。残留によるヒトへの影響などがあ
ることも留意しておく必要がある。

・過酸化水素

　　過熱による蒸気相の過酸化水素は一定の有効性を保ちながら限られた空間
内で効果的に殺菌が可能となる。特にアイソレータでは広く使用されている。
注意すべき点としては，蒸気相の過酸化水素は化学的特性として不安定な一
面がある。そのため人が作業するような広い空間では除染強度にムラが生じ
やすくなる。また，気相からの水などへの吸収率も高いことから，培地など
を使用した製造環境に対しては慎重に検討する必要がある。

・過酢酸製剤

　　過酢酸，過酸化水素，酢酸が平衡に保たれた製剤であり，超微粒子（ultra
low volume；ULV）噴霧器を使用してミストとして拡散させる。また，結露
などを防止するために，終始湿度をコントロールする方式が一般的になりつ
つある。注意すべき点としては，薬剤が数μm〜十数μmのミストとして拡
散されるため，HEPAフィルターなどを通る空調系内の除染には適していな
いことも留意しなくてはならない。

・二酸化塩素

　　一般的には，亜塩素酸ナトリウムに特定の酸を添加／混合することによる化
学反応で二酸化塩素ガスが発生する。他の酸化系の除染剤と比べても比較的
安定したガスとして気中に拡散するため，HEPAフィルターをはじめ狭所や，
人が作業する広い空間など除染対象範囲が広いのが特徴である。注意すべき
点は，気中拡散性が高いがゆえに設備のわずかな隙間などから漏洩しやすい
点に留意しておく必要がある。

参考文献

1）　FDA：Guidance for Industry, Sterile Drug Products Produced by Aseptic Processing
　　- Current Good Manufacturing Practice, 2004
2）　ISPE Baseline Guide, Volume 3：Sterile Product Manufacturing Facilities 3rd Edition, 2018
3）　WHO TRS 1019 - Annex 2：WHO good manufacturing practices for heating, ventilation and
　　air-conditioning systems for non-sterile pharmaceutical products (part 2): interpretation
　　of guidelines, 2019
4）　ISPE Barrier Survey Team, Dorn L, Valerio P, ISPE Aseptic Conference, Bethesda, Maryland
　　USA, Mar. 3, 2020

5）FDA：Guidance for Industry, SterileDrug Products Produced by Aseptic Processing - Current Good Manufacturing Practice, Appendix 1: Aseptic Processing Isolators, 2004

6）Friedman RL, FDA Center for Drug Evaluation & Research Office of Compliance：The Aseptic Processing Guidance: Barriers and Isolators. ISPE Washington Conferences, June 5-8, 2006

7）Friedman RL, FDA Center for Drug Evaluation & Research Office of Compliance：CGMP Update: Sterile Drugs and Modernization. ISPE Washington Conferences, June 5-8, 2006

8）Restricted Access Barrier Systems (RABS) for Aseptic Processing, ISPE Definition, Aug. 16, 2005

9）Introduction to the ISPE Definition of Restricted Access Barrier Systems (RABS), Sep. 8, 2005

10）PHSS Technical Monograph No.15：Restricted Access Barrier Systems (RABS), 2011

11）グローブリークテスター：AGLTS（自動グローブリークテストシステム），Tema Sinergie社

12）グローブリークテスター：Smart Glove Tester，エアレックス社

13）森川馨・編著：事例研究3-3 アイソレーターグローブのピンホール試験の検出限界とピンホールのアイソレーター内部に及ぼす影響．無菌製剤製造のためのプロセスバリデーション，講談社，2006

14）Hopkins A：VHP (Vapour Hydrogen Peroxide) Fragility, Compliance matters, Good manufacturing practice, Apr. 20, 2018

15）PIC/S GMP Guide, Annex 1：Manufacture of Sterile Medicinal Products, 2009

16）PIC/S GMP Guide, Annex 15：Qualification and Validation, 2015

17）ICH Q9 (R1)：Quality Risk Management, 2023

18）「品質リスクマネジメントに関するガイドラインの改正について」の一部訂正について，厚生労働省医薬局医薬品審査管理課，厚生労働省医薬局監視指導・麻薬対策課 事務連絡，令和5年10月4日

19）ICH Q10：Pharmaceutical Quality System, 2008

20）医薬品品質システムに関するガイドラインについて，薬食審査発0219第1号・薬食監麻発0219第1号，平成22年2月19日

21）ICH Q11：Development and Manufacture of Drug Substances(Chemical Entities and Biotechnological/Biological Entities), 2012

22）原薬の開発と製造（化学薬品及びバイオテクノロジー応用医薬品/生物起源由来医薬品）ガイドラインについて，薬食審査発0710第9号，平成26年7月10日

23）ISO 14644-3：Cleanrooms and associated controlled environments, Part 3: Test methods, 2019

24）ISO 14644-1：Cleanrooms and associated controlled environments, Part 1: Classification of air cleanliness by particle concentration, 2015

25）JIS B 9920-1：クリーンルーム及び関連する制御環境－第1部：浮遊粒子数濃度による空気清浄度の分類，2019

26）「無菌操作法による無菌医薬品の製造に関する指針」の改訂について，厚生労働省医薬食品局監視指導・麻薬対策課 事務連絡，平成23年4月20日

5 設 備
Equipment

▶ 設備の設計と操作に関する一般的なガイダンス。

項目番号	和訳
5.1	設備設計の詳細を記述した文書が利用できること（必要に応じて工程及び計装の図も入れて）。これは初期の適格性評価パッケージの一部を構成すべきであり，常に最新のものとしておくこと。
5.2	開発初期段階に，設備のモニタリング要求を「ユーザー要求仕様書」において規定し，適格性評価の際に確認すること。工程及び設備でアラームが発報した事象について認識し，傾向評価を行うこと。警報事象の評価の頻度はその重篤度に基づく（重篤事象の警報は直ちに評価する）こと。
5.3	可能な限り，設備，接続機器類，及び付帯設備は，操作，維持管理，修理等をクリーンルーム外からできるよう設計し，設置すること。もし，メンテナンスをクリーンルーム内で行わなければならず，必要な清浄度及び/又は無菌操作可能な状態が維持できない場合は，作業区域へのアクセスを特定の人員に限定すること，明確に規定した作業プロトコール及びメンテナンス手順を作成することのような予防策を考慮すること。追加の清浄化，消毒，環境モニタリングについても考慮すること。設備の滅菌が必要な場合は，可能な限り，完全に組み立てが終了してから行うこと。
5.4	清浄化工程は，以下を可能とすべくバリデートすること： i. 使用する消毒剤の有効性に有害な影響を及ぼす残渣あるいは残骸を除去する。 ii. 工程中及び消毒前の製品の化学的，微生物学的，及び微粒子汚染を最小限とする。
5.5	無菌操作に関して，製品との直接及び間接接触がある部品は滅菌すること。直接接触部品は，充填針あるいはポンプのように製品が通過する部品である。間接接触部品は，製品とは接触しないが，他の滅菌された表面と接触する可能性があり，その無菌性が製品全体の無菌性に対して重要なもの（例えば，ゴム栓ボウル，及びガイド，そして滅菌された構成部品）。
5.6	滅菌機，空調システム（空気ろ過を含めて），水システム等の全ての設備は適格性評価，モニタリング，及び計画的メンテナンスの対象とすること。メンテナンスが終了したら，正常使用への復帰は承認を得ること。
5.7	製品の無菌性に対して重要な設備について計画外のメンテナンスを行う場合は，製品の無菌性に対する影響の可能性を評価して記録すること。
5.8	コンベアベルトは，そのベルトが連続的に滅菌（例えば，滅菌トンネル内で）されていない限りグレードA又はB区域とそれより低い空気清浄度の製造区域の境界を通過しないこと。

5.9	パーティクルカウンターは，サンプリングチューブを含めて適格性評価すること。チューブ径と曲がりの半径に関して，製造業者の推奨する仕様を考慮すること。チューブ長は妥当性を示さない限り，通常１mより長くないこと，そして曲がりの数は最小限とすること。グレード分類の目的のためには，サンプリングチューブの短い携帯型のパーティクルカウンターを用いること。一方向気流のシステムにおいて使用する場合は等速サンプルヘッドを使用すること。サンプルが代表するものであることを保証するため，それらは適切な方向に向け，重要部位にできる限り近くに配置すること。

概要

　本節の「設備」（Equipment）とは，空調設備などの建築機械設備，充填機，調製設備及び滅菌機などの製剤設備，そして製薬用水設備を示している。

　これらの設備に対する設計，運用及びメンテナンスの要件が記載されている。

　全般的な要件の項目と要点を絞った項目とに大きく分かれており，特に今回のPIC/S GMP ガイドライン Annex 1改訂で，要件が新たに追加されている以下の項目は，汚染管理戦略（CCS；contamination control strategy）の観点から重要なポイントと考える。

　【5.4】清浄化工程のバリデーションと項目

　【5.5】製品と直接的及び間接的に接触する部品の滅菌

　【5.9】パーティクルカウンターのサンプリングチューブ設計と使用上の注意点

解説

5.1　設備設計の文書化

　初期の適格性評価に使用した設備設計の仕様書及び関連図面類が常に最新版であることを維持し，その文書が利用できるようにしておくことは設備の運転操作上，ならびに設備のメンテナンスにおいて重要である。

　また，設備を改造等により変更する場合には，対象となる仕様書あるいは図面を適切に改訂管理する手順をもっておくことが必要となる。

5.2　設備のモニタリング設計

　ユーザ要求仕様書（URS；user requirements specification）は，設備のモニタリング設計のみならず，設備，施設，ユーティリティあるいはシステムについてユーザーで要求する事項を包括的にまとめた文書である。

　このURSはPIC/S GMPのAnnex 15 [1]で，「システムの意図した目的に適合する現実的な設計をつくるために必要で十分なオーナー，ユーザー，エンジニアリングの要求事項の一式」と定義されている。

　一般的には設計時適格性評価（DQ；design qualification）以降のクオリフィケーション活動における要求事項のトレーサビリティの確保もふまえて，対象

製品の要件，プロセスの要件，適用するGMP要件等，企業の品質方針について記載する事例が多い。

これは2007年7月に，ASTM（American Society for Testing and Materials；米国試験材料協会）より提示された「医薬品及びバイオ医薬品の製造システムと機器に対する仕様・設計及び検証に関する標準的なガイドライン：ASTM E2500」[2]の要求事項のインプット条件である，①製品に対する理解，②製造プロセスに対する理解，③規制要件，④企業の品質方針に基づくものである。

また，URSの作成はAnnex 15の3.2項にて，「設備，施設，ユーティリティまたはシステムの仕様はURS及び／又は機能仕様書に規定すべきである。品質の基本的な要素は，このステージで組み入れる必要があり，GMP上のいかなるリスクも許容できるレベルまで軽減する必要がある」とされており，URSにおける品質の基本的な要素に対するリスクアセスメントの実施が示唆されている。

そして，URSの要求事項はAnnex 15の3.3項にて，DQ時に「ユーザ要求規格の要求事項は，設計時の適格性において検証されなければならない」とされている。

なお，重篤度に基づき設備の警報事象の評価と頻度をあらかじめ規定することが求められており，装置，システムの開発の初期段階から，警報の要否と重篤度を製品品質の観点よりURSに盛り込み，設備設計及び検証を行うことが必要とされる。

5.3　設備のメンテナンスと修理等の作業性と作業手順

製造環境を維持する観点より，クリーンルーム内に汚染原因となりうる設備，接続機器類，及び付帯設備の設置や非製造時のクリーンルーム内での作業は可能な限り避けるべきである。そのため，クリーンルームに隣接するように機械室を配置する等のレイアウト計画を行い，製造作業で操作しない付帯設備を機械室に設置することが望ましい。しかしながら，付帯設備を完全に分離設置できない場合もある。やむを得ず設置する場合であっても，クリーンルームの清浄度又は無菌性が維持された製造環境を一度ブレイクしてメンテナンス作業を行う際には，クリーンルームをできるだけ汚染させないために作業人数の限定を行うことやブレイク時の更衣手順，資材・修理用ツールの搬出入手順などをあらかじめ取り決めて管理することが必要となる。

また，製造環境の復旧時には，要求されるクリーンルームのクラス分類に応じて適切な清浄化・消毒・除染・滅菌作業，ならびに環境立ち上げ後の環境モニタリングを実施し，必要に応じてAPS（aseptic process simulation；無菌プロセスシミュレーション）の実施も検討することが必要とされる。

5.4 清浄化工程のバリデーションと項目

　消毒前あるいは除染前に，次の製品への影響がないレベルで清掃／洗浄によっ
て除去しておくべき汚染物について，通常の製造後に残留する可能性があるもの
としては，以下が想定される。

①原料／中間品／製品

　秤量時の原料粉体の飛散，充填時の飛沫の飛散，薬液の送液配管内残留，
倒瓶・破瓶時の薬液のこぼれなど。

②塵埃

　さまざまな発生源が想定される。例えば，作業者の更衣，皮膚片，機器や
部品からの粒子発生など。

③微生物／エンドトキシン

④シリコン塗布を行っているゴム栓由来のシリコン残留

⑤環境測定として使用した付着菌測定用の培地残渣，もしくはエアサンプラー
培地の飛散

⑥消毒や除染するために使用した薬剤の残留

⑦定期的なアイソレータ庫内洗浄時の水の蒸発残留物の残渣

　ハザード対応アイソレータで庫内水洗対応の場合に限る。

　また，定期的又は非定常時に残留する可能性があるものとしては，以下が想
定される。

①人の指紋などの汚れ

　定期メンテナンス時にクリーンルームをブレイクした際の付着，もしくはブ
レイク後の不適切な管理による付着の残留。

②アイソレータ庫内で発生させるHEPAフィルター完全性試験用のPAO（ポリ
アルファオレフィン）粒子

　ハザード対応アイソレータの庫内排気口にHEPAフィルターを設置する場
合に限る。

③オイル分を使用した気流可視化装置の発生粒子

　一般的には精製水を超音波で発生させる装置を使用するが，スモークの発
生量が多い点から使用されることがある。

　製品すなわち薬液や粉体と対象面との接触レベルに基づき，重要工程との物
理的な近接性において，清浄化の重要性は異なる。製品との物理的な距離が近
いほうが，対象面に残留があった場合に，その汚染リスクが大きくなり，そのた
めに清掃や洗浄の重要性も高まるといえる。

　図5.1のアイソレータの事例において，清浄化のエリア区分例としては以下と
なる。

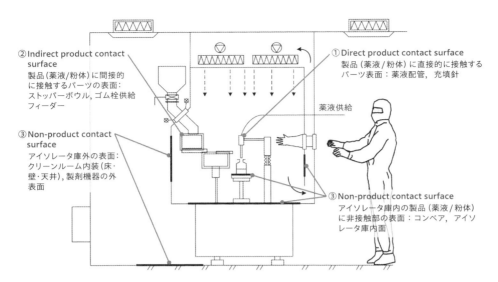

図 5.1 清浄化のエリア区分例（アイソレータ採用，周辺環境はグレードCの事例）

① Direct product contact surface
　製品（薬液／粉体）に直接的に接触するパーツ表面。薬液配管，充填針などが対象面となる。
② Indirect product contact surface
　製品（薬液／粉体）に間接的に接触するパーツ表面。ストッパーボウル，ゴム栓の供給フィーダーなどが対象面となる。
③ Non-product contact surface
　通常，製品と接触することのないパーツ表面。アイソレータ内のコンベアやアイソレータ外のクリーンルーム内装，製剤機器の外表面などが対象面となる。

　汚染管理戦略の策定として，清掃・消毒方法及び頻度の考慮事項を以下に示す。効果的な消毒／除染を行うための事前の清掃は，一連のプログラムとして構築・管理・運用することが重要となる。

〈清掃・消毒方法の考慮事項〉
- 製造を行っている製品の剤型，環境グレード
- 製造施設の構造や状況（開放系・閉鎖系など）
- 取り扱っている成分の性質（水性，油性，粉体など）
- 想定される残留物の量，場所
- 製造施設及び製造機器の材質との適合性
- 使用する洗浄剤・消毒剤の有効性や安定性
- 洗浄剤もしくは界面活性剤入り消毒剤の要否とリンスの要否
- 製品に対する安全性
- 作業者に対する安全性

- 清掃・消毒方法の再現性
- 作業の効率性
- コストの無駄を省いた経済的な設計
- 使用後の排水・排気の対応
- その他

〈清掃・消毒頻度の考慮事項〉
- 製造を行っている製品の剤型，環境グレード
- 製造機器の構造（閉鎖系or開放系）
- 取り扱っている成分の性質（水性，油性，粉体など）
- 残留物が蓄積する時間的な側面（目視検査に基づく）
- 空調能力（換気回数など）
- その他

5.5 製品と直接的及び間接的に接触する部品の滅菌

今回のAnnex 1の改訂においては，ゴム栓等の直接包材に接触するパーツフィーダーや搬送シュート等は，間接的製品接触パーツ（in-direct contact parts）として定義され，その無菌性が重要であると記載された。

製品接触パーツは，定置での滅菌対象として，CIP/SIP（cleaning /sterilization in place；定置洗浄/定置滅菌）等の技術が確立している。しかし，パーツフィーダーのような間接的製品接触パーツはCIP/SIPが困難であるため，オートクレーブで高圧蒸気滅菌したものをアイソレータやRABS内の装置に人手で組付け後，VHPのような殺芽胞剤で自動噴霧除染し，対象範囲について芽胞の6 log reductionを保証している事例が多い。

FDA無菌操作法ガイダンス（2004）[3]の「Appendix 1：無菌操作用アイソレーター」の「E. 充填ライン滅菌」の項には，「作業開始時から製品接触表面の無菌性を保持するため，無菌プロセスの系全体を滅菌するべきである。加えて，アイソレーター内で使用される付属供給物や無菌操作用装置は，蒸気滅菌（あるいは同等の方法）に耐えられることを前提に選定するべきである。加熱滅菌可能（例えばSIP）な材質は，そのような方法で滅菌されることが当然である。除染方法が，製品接触表面に生存可能な微生物がないようにするために使用される場合は，最低でも6 log reductionが，適切なバイオロジカルインジケーターを用いて実証されるべきである」との記載がある。

従来，間接的製品接触パーツの高圧蒸気滅菌後の搬送は，滅菌後に一方向気流ブース下でHEPAカートに載せ替えるか，滅菌バッグ等に入れるか，あるいは開放した状態でそのまま（場合によっては滅菌缶等によりゴム栓接触部を保護した状態で）グレードBやCの下を搬送していた。しかし，最終的に作業者による充填設備への組付け作業がある以上，操作手順の規定だけで作業者からの汚染リスクを完全に回避するのは難しい。滅菌バッグの場合は，バッグ内面や切

断面からの塵埃付着のリスクが伴う。

　本件は，微生物汚染，微粒子汚染のリスクアセスメントを実施すると，必ず問題となる項目である。**図5.2～5.4**にアイソレータシステムを事例として，滅菌後の間接的製品接触パーツの搬送及び取付け作業における汚染リスクを抽出する。これには滅菌済みパーツ保管中の再汚染リスクを最小限とすることと，保管期限をリスクに応じて設定することが必要となる。

　また，塵埃付着リスクを考えた場合，搬送中における浮遊微粒子や異物の付着，人手作業中の付着をいかにして防御するかという点が問題となり，プロテクションブースやHEPAカートの利用，滅菌バッグの採用によって，解決できる問題でないことがわかる。個々の作業におけるリスクを抽出し，適切な防御（リスクの低減）を行うなかで，特に人手作業についてはしっかりとSOP（standard operating procedures；標準作業手順書）化することが重要となる。

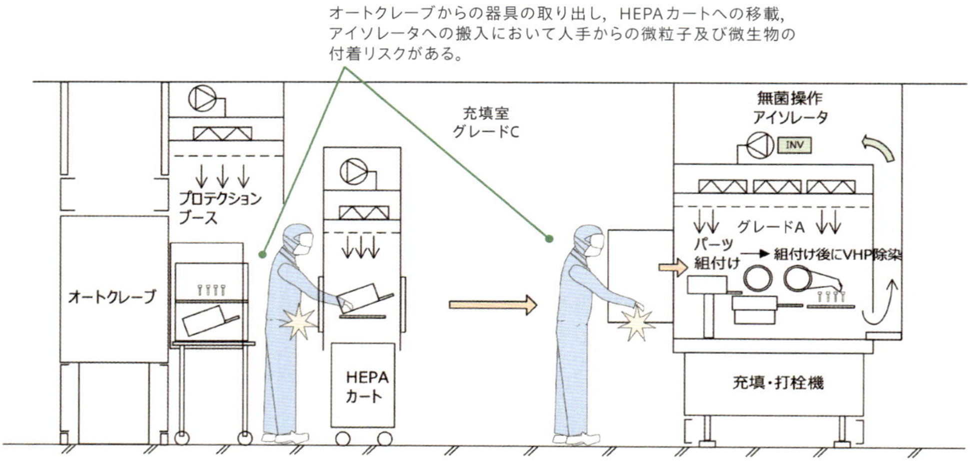

図5.2　HEPAカートによる間接的製品接触パーツの滅菌後の搬送

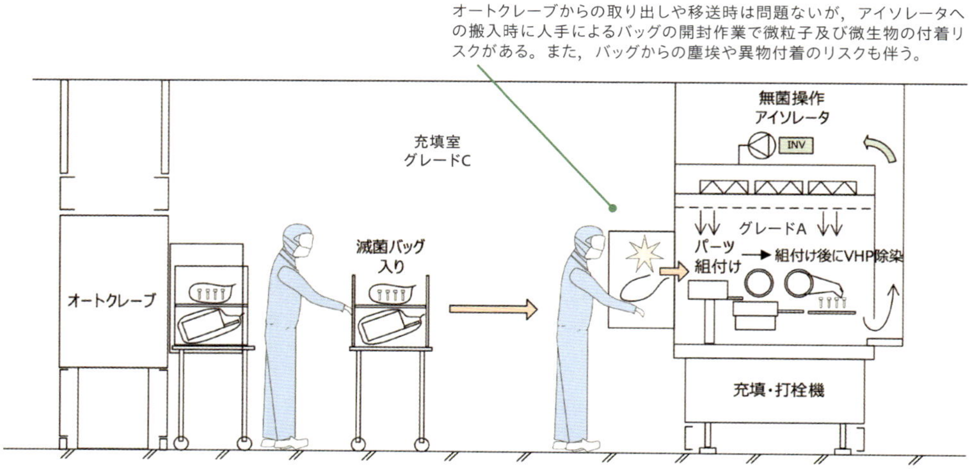

図5.3　滅菌バッグによる間接的製品接触パーツの滅菌後の搬送

パーツ搬送中における浮遊微粒子や異物の付着，人手作業中の汚染をいかにして防御するかという問題とともに，PIC/S内ではVHP（vapor hydrogen peroxide；蒸気化過酸化水素）を滅菌プロセスとはみなさず，間接的製品接触部を除染のみで滅菌相当と考えることに疑義を示す見方もある[4]。VHPを滅菌レベルとみなさないのであれば，間接的製品接触パーツの取り扱いは，オートクレーブ滅菌後の無菌状態の連続性を目指すしかない。

最近では，海外の充填ライン・アイソレータメーカーでは，ゴム栓フィーダーや打栓パーツをRTP（rapid transfer port）付きコンテナ内に入れた状態で高圧蒸気滅菌し，除染後のアイソレータ内に無菌的に導入した後にロボットで自

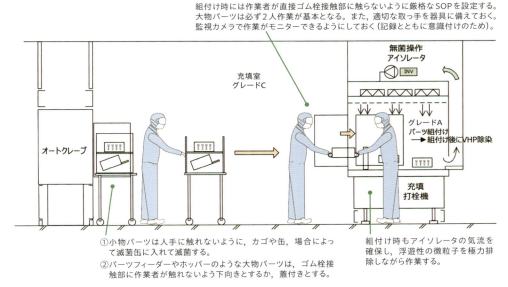

図5.4 SOPによる汚染防止を考慮した間接的製品接触パーツの滅菌後の搬送

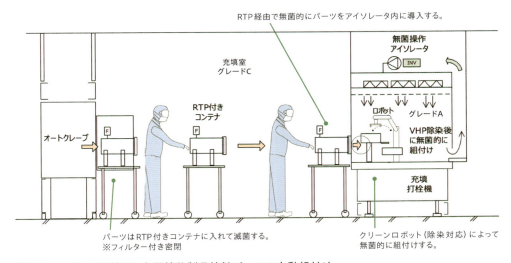

図5.5 ロボットを使用した間接的製品接触パーツの自動組付け

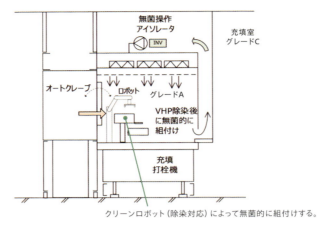

図5.6　オートクレーブからロボットによるパーツの取り出し

動組付け(無菌状態での組付け)するシステムを提案している(図5.5)[5]。

　現時点では小ロット対応(能力60〜80本/分)の装置であるが,滅菌後のパーツの無菌状態を保持しながら人手を介さずにロボットで組み付ける(間接的製品接触表面を触らない)という考え方は間接的製品接触パーツの滅菌状態の維持にはとても有効である。ただし,現状は低速ラインであるためにサイズの大きなパーツフィーダーが部品として存在しないことが課題となっている。高速ラインで実現するには,RTP付きコンテナに収納できるよう,従来のパーツフィーダーの代替化や分割化によるパーツの小型化等が大きな検討事項となる。

　従来,間接的製品接触パーツの組付けをグローブ操作で実施することがかなり困難な作業であった。その困難さゆえに間接的製品接触部に人手操作でグローブが接触するリスクは否定できない。人手操作を完全に廃し,ロボットで自動組付けする考え方は,間接的製品接触パーツの無菌的な取り扱いにおける一つの方向性として合理的である。

　オートクレーブをアイソレータに直接接続する方式も実績がある。その場合,従来はオートクレーブ機械室が作業動線を遮断することがレイアウト上の問題となっていたが,機械室を極小化したオートクレーブも開発されている(図5.6)[6]。

5.6　滅菌機及び空調設備,製薬用水設備等における運用管理上の実施項目

　滅菌機及び空調設備,製薬用水設備を含むすべての設備は,導入の初期段階において適格性評価の対象となるかについてアセスメントを行い,特定することが必要となる。

　PIC/S GMPのAnnex 15の原則において,「医薬品のライフサイクルを通じて品質リスクマネジメントのアプローチを適用すること。クオリフィケーション及びバリデーションの適用範囲と程度についての決定は,品質リスクマネジメントシステムの一部として,妥当性を示し,文書化された施設,設備,ユーティ

リティ及び工程のリスク評価に基づいて行わなければならない」とされている。この「クオリフィケーション及びバリデーションの適用範囲と程度」のリスクアセスメントは一般的に，ISPE Baseline Guide Vol. 5：Commissioning and Qualification（C&Qガイド）[7]の「システム分類」の手法が参考となる。

　また，5.2項（p.102）の設備のモニタリング設計の要件に従い，モニタリング設計とその運用が行われる。あらかじめ計画されたメンテナンスプログラムに従い，メンテナンスを行う。

　メンテナンス終了後，その装置を用いて製造を再開する前にはQA（quality assurance：品質保証）による承認を得ることが求められている。

5.7　計画外のメンテナンス時における注意点

　計画外のメンテナンスを実施する際には，製品の無菌性について重要な設備を特定することと，その製品の無菌性に対するメンテナンス作業の影響度評価を文書として残すことが求められる。

　通常，非定常のメンテナンス作業においてもあらかじめ想定される事象（部品の破損による交換作業など）については手順を規定しておくことが望ましいが，そこでも想定されない事象が発生した際には，対応処置の内容やタイミングについて，製品の無菌性保証の観点からリスクアセスメントを行う。実施にあたっては，QAの承認が必要である。

5.8　コンベアベルトの注意点

　滅菌トンネルは清浄度の高いエリアと低いエリアをベルトが通過するが，連続的にベルトが乾熱滅菌される機構となっている。

　それ以外の連続的に滅菌されないコンベアベルトについては，低い清浄度エリアに曝されたベルトが，より高い清浄度エリアを通過した際に環境を汚染させないようにグレード間を通過しないコンベアベルトの設計が行われる。一般的にはコンベアベルトの容器受け渡し部にターンテーブルまたはデッドプレートを設置する。

5.9　パーティクルカウンターのサンプリングチューブ設計と使用上の注意点

　FDA無菌操作法ガイダンス（2004）[3]では，「グレードA内の浮遊微粒子測定箇所については，充填部など製品の品質に対して影響を及ぼす可能性が高い箇所から1フィート（約30cm）以内で測定すること」が記載されている。今回のAnnex 1の改訂においては，チューブの直径及び曲げ半径については，製造者の推奨仕様を考慮し，チューブの長さは，正当な理由がない限り通常1m以下，曲げの数は最小限と，より具体的な要件となった。等速サンプリング，及び重

要箇所を代表するサンプル空気に可能な限り近づけて設置することが要件とされている。

通常，充填機のような自動機器はベース下に多くの機械装置を抱えており，充填及び閉塞の作業場所の直下にパーティクルカウンターのセンサーを設置するのは難しく，現実問題として，チューブ長さ1m以下という要件はかなり厳しい。実際に設置された条件でのチューブ長さ及び曲げ数と製造者の推奨仕様となる条件〔チューブ長1m以下，曲げ数最小（例えば，1〜2回）〕と比較して，その（特にチューブ内で沈降付着しやすい1〜5μm以上の粒子での）同等性をパーティクルカウンターの製造メーカーが証明するというサービスが提供され始めており，それを利用するのも一考である。

なお，2023年8月発行のISO/TR 14644-21[8]では，サンプリングチューブの仕様についてのディシジョンツリーが示されており，この仕様に満足しない場合にはアセスメントの実施が必要とされている。

近年は，微粒子（あるいは微生物）カウントと連動して室内に取り付けた監視カメラ（サンプリングプローブや環境測定用培地周辺をモニター）の動画をドライブレコーダーのように記録するシステムも検討されている。それにより，逸脱が起きた際に現場でどのような事象が起きていたのかを記録するとともに具体的な解析に利用することも有効である。

参考文献

1) PIC/S GMP Guide, Annex 15: Qualification and Validation, 2015
2) ASTM E2500-07：Standard Guide for Specification, Design, and Verification of Pharmaceutical and Biopharmaceutical Manufacturing Systems and Equipment
3) FDA：Guidance for Industry, Sterile Drug Products by Aseptic Processing – Current Good Manufacturing Practice, 2004
4) Hopkins A：VHP（Vapour Hydrogen Peroxide）Fragility, blog of the MHRA Inspectorate, Apr. 20, 2018
5) IMA社, INJECTAシステム ウェブページ〔https://ima.it/pharma/machine/injecta/-2（2024年5月現在）〕
6) Parrish M："Product Focus: Advancing aseptic processing", pharma manufacturing, July 12, 2019
7) ISPE Baseline Guide, Volume 5：Commissioning and Qualification, 2nd Edition, June 2019
8) ISO/TR 14644-21：Cleanrooms and associated controlled environments, Part 21: Airborne particle sampling techniques, 2023

6 ユーティリティ
Utilities

▶ 水，ガス，真空などのユーティリティの特別な要件に関するガイダンス。

項目番号	和訳
6.1	ユーティリティシステムに適用される管理の種類と範囲は，ユーティリティに関連する製品品質へのリスクに見合うものであること。影響は，CCSの一部として文書化されたリスク評価を通じて決定すること。
6.2	一般的に，リスクの高いユーティリティは以下である： i. 製品と直接接触するもの，例えば洗浄及びリンス用の水，滅菌用のガス及び蒸気 ii. 最終的に製品の一部となる原材料と接触するもの iii. 製品と接触する面に接触するもの iv. その他，製品に直接影響するもの
6.3	ユーティリティは，期待された通り機能することを保証するべく設計し，設置し，適格性を評価し，維持管理し，モニターすること。
6.4	リスクの高いニーティリティの重要パラメータ及び重要品質特性の結果については，システム能力が適切に維持されていることを保証するために定期的に傾向分析すること。
6.5	ユーティリティの据え付け記録をそのシステムのライフサイクルに亘って維持すること。そのような記録は，現状を反映した図面及び概略図，構造材料リスト及び装置仕様を含む。通常，重要な情報は以下のような特性を含む： i. 配管の流れ方向，傾斜，直径，及び長さ ii. タンク及び槽の詳細 iii. バルブ，フィルター，排水ノズル，サンプリングポイント及びユースポイント
6.6	配管，ダクト，及びその他のユーティリティは，クリーンルーム内には現れないようにすること。それが避けられない場合は，清掃が困難な凹み，封止されていない開口部や表面が無いように据付けられていること。装置類は配管の外表面の清浄化と消毒が可能であること。

概要

　　ユーティリティ設備は，汚染管理戦略（CCS；contamination control strategy）の一部として製品品質へのリスク評価を行ったうえで，管理する項目や頻度を決定する必要がある。製品品質への影響リスクの高いユーティリティの内容及びユーティリティ設備の設計，運転，維持管理や完成図書の保管・管理に関する説明を含む。リスク評価手法としてはISPE Baseline Guide, Vol. 5：Commissioning and Qualificationの「インパクト・アセスメント（影響評価）」[1]が参考になる。

特に，クリーンルーム内でのユーティリティ設備の設置について，清掃・消毒の容易さを優先した形状とする必要があるとの説明など，ユーティリティ設備に対する設備管理要件としては，過去にほかのレギュレーションではあまり詳しく記載されていなかった内容であるため，有用である。

解説

6.1 ユーティリティシステムの注意点　　　　　　　〈CCS〉

無菌製品の製造に必要なユーティリティ設備の管理について，最終製品の汚染防止を保証するために，品質リスクマネジメント（QRM：quality risk management）手法を適用し，リスクアセスメントを実施し，そのリスク評価結果に基づき，ユーティリティ設備の管理項目と水準，その頻度を決定する必要がある。品質への影響については，CCSの一部としてリスク評価により決定し，文書化される必要がある。

6.2 リスクの高いユーティリティ

品質に影響するリスクが高いユーティリティとして，一般的な考え方を示している。

i. 製品と直接接触するもの

製品と直接接触するユーティリティは，製品品質への影響リスクが高い。例えば，洗浄用及びリンス用の製薬用水，滅菌用のガス及び蒸気である。ここでの洗浄・リンス及び滅菌の対象は，製品の包装容器から製造時の製品の保管容器，製造に用いられる装置や器具を示す。洗浄用及びリンス用の水としては6.10項〔注射用水（WFI），p.117〕を，滅菌用蒸気は6.16項（ピュアスチーム発生装置，p.127）を参照のこと。滅菌用ガスについては，Annex 1には記載がないが，第十八改正日本薬局方（日局18）の参考情報 滅菌法及び滅菌指標体〈G4-10-162〉[2]の2. 滅菌法 2.2. ガス法に，「2.2.1. 酸化エチレン（EO）ガス滅菌法」及び「2.2.2. 過酸化水素による滅菌法」の記載があり，それぞれの管理項目，管理すべきユーティリティ及び制御装置が表に示されている（EOガス滅菌については，表8.8，p.217参照）。ただし，FDAの無菌操作法ガイダンス[3]を含む無菌操作法に関するガイドラインでは，無菌操作アイソレータ内の過酸化水素による表面除染は，滅菌と定義されていないことに留意すべきである。

ii. 最終的に製品の一部となる原材料と接触するもの

例えば，製品の一部となる原材料を加工・保管する容器・装置を洗浄やリンスする製薬用水があげられる。なお，製薬用水は，製品の一部となる原材料にも該当する。

iii. 製品と接触する接触面

製品と接触する接触面とは，製品の包装容器から製造時の製品保管容器，製

品と一緒に充塡封入されるガス，製造時に機器内に封入されるガスや，ろ過や移送に使用する加圧用のガス（空気・窒素）が該当する。

iv. その他の様態で製品に直接影響するもの

例えば，製造時の製品の加工や保管用の容器を間接的に加熱・冷却する冷熱源（温水，冷水など）が考えられる。これらの温度が管理温度範囲から逸脱した場合に，製品品質への影響が生じることとなる。また，ほかには，製造装置に用いられる圧縮空気も装置の適正な稼働状況に影響するため，製品品質に影響するリスクがある。さらに，真空に関しても，同様に意図した操作が成立せずに品質に影響を与える可能性があるため，これらに該当すると考えられる。

6.3 ユーティリティの運用方法

各々のユーティリティにおいて設定された仕様〔圧力，温度，導電率，全有機体炭素（TOC；total organic carbon），生菌数，露点，油分濃度，微粒子数，蒸気品質（過熱度，乾燥度，非凝縮性ガス濃度）等〕が，許容される範囲内で，確実に維持されるようにユーティリティ設備は設計され，設置され，運転される。

運転後も，設定仕様範囲のユーティリティを供給できるように維持管理され，また管理値として設定範囲内であることを，インライン計器もしくは定期サンプリングなどによりモニタリングする必要がある。

ユーティリティ設備の設計は，許容範囲に対して，適切な余裕をもった装置性能であるものを選定し，異常時のバックアップの要否，異常の検知についても考慮しておく必要がある。また，設定仕様であることを確認できるように，管理項目として管理値を設定し，モニタリング値の記録・保管をする必要がある。

6.4 リスクの高いユーティリティの傾向分析の実施

品質に影響するリスクが高いユーティリティの重要パラメータ及び重要品質特性（CQA；critical quality attribute）については，ユーティリティ設備の能力（製造能力及び供給能力，供給品質）が適切に維持されていることを保証するために，定期的に運転実績により傾向分析を行うことが重要である。傾向分析を行うことで，消耗品の交換や設備の保守点検の効率化を図ることができ，傾向分析の結果は予防保全の観点から設備メンテナンスプログラムの運用に活かすことができる。

6.5 ユーティリティの据え付け記録と重要事項

ユーティリティの据え付け記録〔IQ（installation qualification；据付時適格性評価）図書〕については，該当するユーティリティ設備を使用開始から使用完了までのライフサイクルを通じて，最新情報を反映し，維持管理する必要がある。

据え付け記録としては，装置図面，見取り図（配管アイソメトリック図，3Dモデル図面等），構造材料リスト及び設備仕様，適用規格などを含む図書一式となる。これらの図書は，改造や更新などがある場合には，常に最新の状態に管理される必要がある。通常，据え付け記録に含まれる重要な情報としては，以下のような項目を含む。

i. 配管の流れ方向，傾斜（勾配），口径及び長さ

　勾配については，傾斜の方向，角度が必要となる。勾配計で測定した実測値も記録しておくべきと考える。

ii. タンク及び槽の詳細仕様が記載された図面

　当該ユーティリティの供給等に使用される槽を示す。仕様の詳細には，材質に加え，バフ研磨や電解研磨，不動態化処理などの表面仕上げの有無や出荷時の洗浄記録も該当する場合がある。材料については，主要部材だけではなく，原材料・製品に接触する部分のパッキン類などを含めたすべての材料種別が明記され，材料証明があることが望ましい。

iii. 使用されるバルブ及びフィルター

　タイプ・仕様・材質，仕上げ，設置場所の情報が必要である。ダイヤフラム弁については，設置姿勢（液だまりのない設置姿勢）も重要となる。ドレーン，サンプリングポイント及びユースポイントについては，設置場所，形状，高さ，前後の配管勾配などの情報も必要となる。

6.6　ユーティリティの据え付け及び設置方針

　クリーンルーム内には，ユーティリティの設備や配管，ダクトの設置は最小限とする。例えば，ユーティリティ配管のヘッダー部分は，隣接する機械室などに設置し，クリーンルーム内を水平に横切るような配管は存在しないようにすることが望ましい（図6.1）。また，真空ポンプや熱冷媒に用いる温水ポンプなど，クリーンルーム内に設置する必然性のない機器は機械室などに設置するべきである。

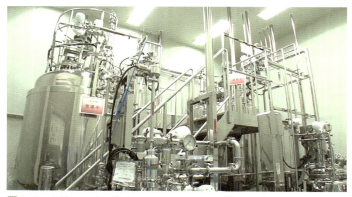

図6.1　クリーンルーム内のユーティリティ配管設置例
（ロート製薬株式会社 資料）

クリーンルーム内にどうしても設置が必要な配管・ダクトがある場合には，凹凸部のない形状とし，埃だまりとなるような開口部や高所の水平部分など，清掃が難しい表面部分がないように据付する必要がある。なお，配管の外表面は清浄化や消毒が可能な（耐薬品性を考慮した）材質であり，かつ，バフ研磨などを施し，平滑な表面仕上げなどとする必要がある。部屋の除染に使用される薬剤（過酸化水素や過酢酸等）によっては，劣化や腐食等の影響を受ける材料もあるため，事前に適合性を評価しておく必要がある。

製薬用水システム
Water systems

項目番号	和訳
6.7	水処理設備及び供給システムは，微生物汚染を防止し，適切な品質の水の信頼できる供給源であることを保証すべく設計，製作，据え付け，コミッショニング，適格性評価，モニタリング，維持管理を行うこと。微粒子，微生物による汚染 / 増殖及びエンドトキシン / 発熱性物質のリスクを最小化するための対策を取ること（例えば，配管に完全な排水が出来る傾斜をつけ，デッドレッグを避ける）。システムにフィルターが含まれる場合，これらのモニタリング及び維持管理に特別の注意を払うこと。製造した水は該当する薬局方の現行の薬局方の医薬品各条の規定に適合すること。
6.8	製薬用水システムは，季節変動の影響を考慮に入れて，適切な水準の物理的，化学的及び微生物学的管理を維持するために適格性評価すること。
6.9	水流は，微生物の付着とそれに続くバイオフィルムの形成のリスクを最小とするために，水供給システムのパイプ全体に亘って乱流を維持すること。流速は適格性評価の際に確立し，日常的にモニターすること。
6.10	注射用水（WFI）は適格性評価の過程で規定された規格に適合する水から製造して，微生物増殖のリスクを最小にする方法で（例えば，70度を超える温度で常時循環することにより）貯蔵し供給すること。WFIは，蒸留あるいは蒸留と同等の精製工程により製造すること。これには，電気脱イオン（EDI），限外濾過あるいはナノフィルトレーションのような他の適切な技術と組み合わせた逆浸透法を含む場合がある。
6.11	WFI貯蔵タンクに細菌捕捉用の疎水性のベントフィルターが取り付けられている場合は，そのフィルターが汚染源とならないこと，そしてそのフィルターの完全性を，据え付け前及び侵用後に実施すること。ベントフィルターの結露を防止するための管理を実施すること，例えば加熱により。
6.12	バイオフィルムの形成のリスクを最少とするために，予め決められたスケジュールに従い，又，微生物カウントが限度あるいは規格を越えた場合にその改善策として，製薬用水システムの滅菌，消毒又は再生を行うこと。製薬用水システムの化学薬品による消毒の場合はそれに続けてバリデートされた水洗 / 洗浄手順を実施すること。消毒 / 再生の後に水を分析すること。製薬用水システムを使用のために復帰する前に，化学試験の結果が承認されていること，そして微生物学的 / エンドトキシンの結果が規格内であることが検証され，そのシステムから製造された水を使用した医薬製品のバッチの証明 / 出荷可否判定を考慮する前に承認されること。

6.13	製薬用水システムの定期的, 継続的な化学及び微生物学的モニタリングを, その水が公定書の期待事項に継続して適合する事を保証するために, 実施すること。警報基準値は初期適格性評価データに基づき設定し, その後再適格性評価, 日常モニタリング, 及び調査で得られたデータを定期的に再評価すること。継続的モニタリングデータの照査を, システムの稼働性能での何らかの好ましくない傾向を特定するために実施すること。サンプリングプログラムは, CCSの要求事項を反映し, 全ての取水口及びユースポイントを含み, 代表的な水サンプルが定期的に分析するために得られることを保証するために規定された間隔を含むこと。サンプリング計画は適格性評価データに基づき, ワーストケースのサンプリングポイントであることの可能性を考慮し, その水が製造工程に使用される日は毎日少なくとも1つの代表サンプルが含まれることを保証すること。
6.14	警報基準値からの逸脱は記録し, 照査すること, そして, その逸脱が1回のみの(単発の)事象なのか, あるいはその結果が好ましくない傾向あるいはシステムの機能低下を示しているものなのか判断するための調査を含むこと。各々の措置基準値からの逸脱について, 考えられる根本原因, 及びその水を使用した結果として製品品質及び製造工程への潜在的な影響がないかを判断するために調査を行うこと。
6.15	WFIシステムは, 全有機炭素(TOC)や導電率などの連続的モニタリングシステムを含めること, これらは連続でないサンプリングに対してシステムの全般的な稼働性能についてより良い指標を与えるためである。センサーの位置はリスクに基づくこと。

概要

　本セクションを理解するうえで重要なポイントは, 欧州薬局方(Ph. Eur.: European Pharmacopoeia)の注射用水(WFI: water for injection)の製法が見直されたことである。

　2016年3月, EDQM(European Directorate for the Quality of Medicines & Healthcare: 欧州医薬品品質部門)がWFIの膜法製造を認めたプレスリリースを行った[4]。そのなかで, 2016年3月に開催された第154回 欧州薬局方委員会会期中に, Ph. Eur.の注射用水に関するモノグラフ(0169)の改正版を採用した。改正モノグラフでは, WFIの製法として適切な技術との組み合わせで蒸留法に匹敵する精製法として逆浸透(RO: reverse osmosis)膜の使用を認めているが, 蒸留法を非蒸留法(本項では「膜法」と称す)に切り替える前に規制当局への連絡を必要とした。蒸留法によって製造されるWFIと品質が同等であることに加え, 製造方法の堅牢性が求められている。

　2016年10月, WFIの改正モノグラフをPh. Eur. 9.1に掲載し, 施行日は2017年4月1日となった。

　前述の経緯により, 製薬用水に関する要件は, 改訂前のPIC/S GMPガイドライン Annex 1(2009年〜)[5]では, 「72. 水源, 水処理設備, 及び処理された水は化学的, 微生物学的, また, 該当する場合は, エンドトキシンの汚染について定期的にモニタリングしなければならない。モニタリングの結果, 及び何らかの処置を行った場合は記録をとらなければならない」の1項目であったが,

改訂版 Annex 1（2022年）[6]では9項目に増えている。

　Ph. Eur. の認可により，膜法による注射用水の製造が日米欧3薬局方で認められることとなったが，一部の国では変わらず，蒸留法による注射用水の製造しか認めていない国も存在するため，薬事申請の際は各国のレギュレーションを事前に確認いただきたい。

解説

6.7 水処理設備及び供給システムの概要

　微粒子，微生物の汚染リスク最小化の対策として，「配管に完全な排水が出来る傾斜をつけ，デッドレッグを避ける」と例示された。完全に排水できるような配管の勾配について，完全に排水できるような配管の勾配について，製薬用水に関するWHO GMPガイドライン Annex 3（2021年：以下，WHO GMP）[7]では，「システムは，推奨最小勾配1/100で排水性を促進するように設置する必要がある」としている。また，「無菌操作法による無菌医薬品の製造に関する指針」[8]の参考情報「A2.1.2 注射用水製造設備」では，「横引き配管には排水時及び滅菌時の水の滞留を防止できるように可能な限り1/100以上の勾配を設けること」としている。

　以前の製薬用水に関するWHO GMP ガイドライン Annex 2（2012年）[9]では，「配管のデッドレッグは，適切にデザインすることにより最小限とすること。目安として，パイプ内壁から大きな淀みが発生しそうな給水口バルブ中心線までの分岐管直系の3倍を大きく超えないこと」とあったが，WHO GMP（2021年）[7]では，「可能な場合は，ゼロデッドレッグのダイアフラムバルブの使用を含む衛生設計を確保し，ほかの場所でデッドレッグを最小限に抑える。デッドレッグの可能性がある範囲を測定して計算する必要がある」とある。また，ASME BPE（2022年）[10]では「L/D 2以下」の記載があり，デッドレッグゼロを謳う製品も出てきており，デッドレッグはゼロ時代に入りつつある。

　そのほか，ISPE Baseline Guide Vol. 4：Water and Steam[11]「8.7.1.6 Dead legs」では，管外壁から3D超を"dead leg"と定義しており，無菌操作法による無菌医薬品の製造に関する指針[8]（「可能であれば3倍以内が好ましい」との記載はあり）　や米国薬局方（USP）〈1231〉Water for Pharmaceutical Purposes[12]では，主管の中心線を起点とした従来の"6dルール"を踏襲している。これらの内容を**図6.2**に示す。

　一方で，配管勾配，デッドレッグに関する規制要件は，今回のAnnex 1のように，製薬用水システムが対象であり，生産設備のステンレス配管に関する明確な記載はあまり見かけない。サプライヤによってもデッドレッグの基準等の対応が難しい現状もあり，各社評価が分かれるところである。ASME BPE（2022年）[10]にも，デッドレッグの考え方がわずかではあるが記載されているので，興味のある方は参照いただきたい。

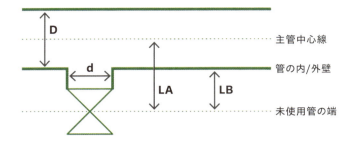

➡ デッドレッグ（LA or LB ≦ 6d → 3d → 2d → 1.5d）
LA：主管の中心線を起点とし，枝管の閉止弁までの距離（FDA，日本無菌操作法指針）
LB：主管の内／外壁を起点とし，枝管の閉止弁までの距離（WHO，ISPE，ASME）

図6.2　デッドレッグの定義と各規制要件/ガイドラインの差異

　配管勾配，デッドレッグは，微粒子，微生物による汚染／増殖及びエンドトキシン／発熱性物質の混入リスクを最小化するための対策である。対象システムに応じて，リスクベースによる評価を行い，設備投資コストが過大とならないような設計を行うことが重要となる〔例えば，調製設備のCIP/SIP（定置洗浄／定置滅菌）で，複数の段階的な工程を踏むことで，必ずしもデッドレッグの規定を適用する必要がない場合もある〕。

　「システム中にフィルターが含まれている場合は，それらのモニタリング及び維持管理に特別な注意を払うこと」とは，熱循環していない箇所に除菌用フィルターを設置すると，細菌などが捕捉され，増殖する可能性があるため，WHO GMP[7]では，「ろ過装置は，配管ループ内又はユースポイントでは使用しないこと」としているが，USP〈1231〉[12]では「微生物捕捉フィルターを配水システムに供給される水をろ過するために使用することができる。規制当局は，微生物捕捉フィルターが適切に検証され，適切に維持されていれば，配水システム内又はユースポイントでの使用を許可することに留意のこと」と，条件付きながら，配水システム内又はユースポイントでの使用を認めている。

6.8　製薬用水システムの適格性評価

　製薬用水システムを新設又は更新する際には，WHO GMP[7]の7.2項に記載されている3段階（フェーズ）アプローチを採用し，その適格性評価及びバリデーションを実施するケースが一般的である。

いくつかの適格性確認とバリデーションの原則を含む運用上の考慮事項
- 製薬用水システムは，適切に適格性確認及びバリデートされていること。適格性確認の範囲と程度は，リスク評価に基づいて決定すること。
- 試運転作業が行われるとき，これを文書化すること。試運転は適格性確認に代わるものではない。

- システムの信頼性と堅牢性，及びそのパフォーマンスを実証するために，検証には3段階のアプローチを使用し，さまざまな季節にわたる少なくとも1年間の運用をカバーする必要がある。原水（飲料水）に関する試験は，バリデーション計画に組み込まれており，日常モニタリングの一部として継続されていること。これらの結果は規格を満たしていること。
- 新規導入製薬用水システムの一般的なフェーズ1〜3のアプローチを以下に説明する。既存のシステムに変更を加える場合は，フェーズと各フェーズの長さ，及びサンプリングポイントとサンプリングの頻度は，文書化されたリスク評価に基づくこと。

フェーズ1
　　フェーズ1は，少なくとも2週間の期間をカバーする必要がある。この段階での製薬用水は，製品の製造に使用しないこと。

フェーズ2
　　フェーズ2は，フェーズ1を無事終了後，少なくともさらに2週間をかけて試験を実施する必要がある。フェーズ2は，フェーズ1で確立した手順に従い，要求される水質の製造と供給に「一貫性」があることを確認することが目的である。

フェーズ3
　　フェーズ3はフェーズ2の後に続けて実施し，フェーズ3の期間は少なくとも12カ月をカバーするようにする必要がある。サンプリング箇所，サンプリング頻度，及び試験は，フェーズ1及びフェーズ2で確立された手順とデータに基づき，通常運転時計画では削減される場合がある。

6.9 製薬用水システムにおける水流の注意点

　WHO GMP[7]には，「レイノルズ数が4,000を超えることで，乱流を維持する水の連続循環の維持」とある。レイノルズ数が2,300までを層流，2,300〜4,000の間は層流から乱流への遷移領域，レイノルズ数が4,000を超えると乱流と定義される。レイノルズ数4,000を流速に換算すると約0.1［m/s］以下（条件によって異なる）となり，あくまでも乱流となる目安と捉え，実際の配管径や循環配管の長さに応じた流速を確保する必要がある。

　ISPE Baseline Guide, Vol. 4：Water and Steam Systems[11]では，「より高いレイノルズ数（10,000〜20,000），又はより大きい乱流はバイオフィルム形成を最小にする」との記載がある。

　レイノルズ数の大きさによる水流のイメージを**図6.3**，**図6.4**に示す。

　代表長さをL［m］，代表流速をV［m/s］，流体の密度をρ［kg/m^3］，流体の粘性係数をμ［Pa·s］，動粘性係数をν［m^2/s］とすると，レイノルズ数Reは次の式によって求められる。

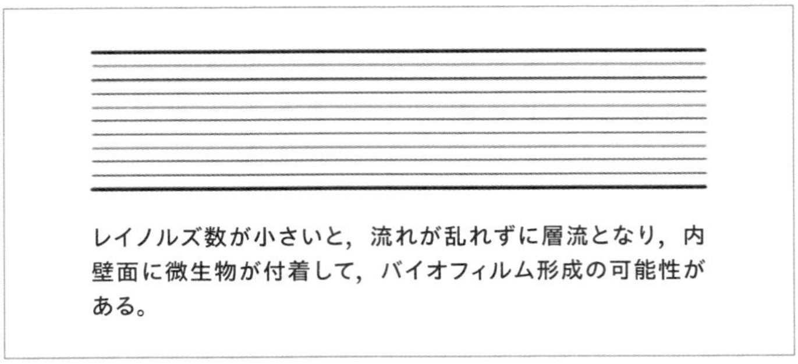

図6.3　レイノルズ数が小さい場合の流れ（層流）のイメージ

図6.4　レイノルズ数が大きい場合の流れ（乱流）のイメージ

$$Re = \frac{V \cdot L}{\nu} = \frac{\rho \cdot V \cdot L}{\mu} = \frac{\text{運動量/時間}}{\text{粘性応力・面積}} = \frac{\text{慣性力}}{\text{粘性力}}$$

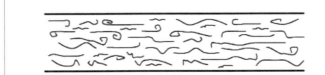

6.10 注射用水（WFI）の製造と技術要件

「微生物の増殖リスクを最小限に抑える方法で保管及び供給すること（例えば，70℃を超える温度で一定の循環を行うなど）」という記載により，WFIは70℃以上の熱循環システムでの供給が求められている。また，日局18 参考情報「製薬用水の品質管理〈GZ-2-181〉」[13]では，「超ろ過法により製造した「注射用水」をシステム内に一時的に保存する場合には，通例，80℃以上の高温で熱循環させることにより微生物の増殖を阻止する」とある。USPは，USP〈1231〉の改正にあたり，2017年4月，“Frequently Asked Questions: Water for pharmaceutical and analytical purposes”を発行した[14]。その質問21にあるとおり，改正されたUSP〈1231〉では，熱消毒における推奨温度を変更しており，以前の“少なくとも80℃”という推奨温度を65～80℃まで下げている。日米欧3薬局方対応の製造ラインの場合，どの薬局方の温度を対象とするかは，各社の判断に委ねられる。

図6.5に蒸留法，**図6.6**に膜法での典型的なWFI製造システムを示す。両者の前処理段階はほぼ同じである。蒸留法の場合は，蒸留器で蒸留した後，高温のWFIが生成されるため，そのまま高温循環が可能であったが，膜法の場合は，

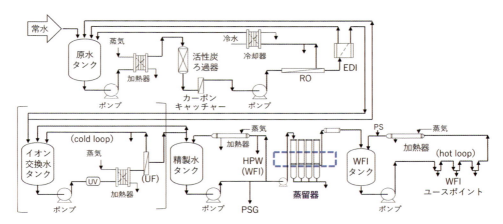

HPW (highly purified water；高精製水), PS (pure steam；純蒸気), RO (reverse osmosis；逆浸透膜), UF (ultra filter；限外ろ過膜), EDI (electrodeionization；連続式電気脱イオン装置), PSG (pure steam generator；ピュアスチーム発生装置)

図6.5　注射用水製造・供給設備構成例(蒸留法)

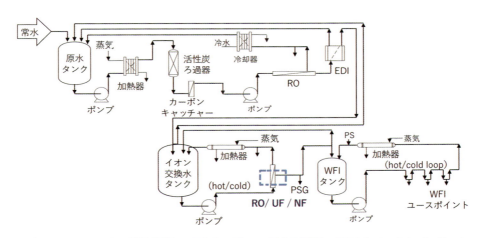

RO (reverse osmosis；逆浸透膜), UF (ultra filter；限外ろ過膜), EDI (electrodeionization；連続式電気脱イオン装置), PSG (pure steam generator；ピュアスチーム発生装置)

図6.6　注射用水製造・供給設備構成例(膜法)

　　微生物の増殖リスクを最小限に抑えるために高温循環を行う際，熱交換器等で昇温させる必要がある。昨今の省エネルギー化への取り組みを考慮し，高温循環の範囲を最小とする設計が求められる。
　膜法の際には，最終精製段階に限外ろ過(UF；ultra-filtration)膜を配置するのが一般的である。UF膜は加熱消毒が可能で，エンドトキシンも除去できる。膜の破損リスクを考慮し，UF膜を2段にするかどうかは，各社の判断に委ねられる。

分離対象物と適用される分離膜の種類

大きさ	0.1nm	1nm	10nm	0.1μm	1μm	10μm
分子量目安		300　**6,000**	150,000			

分離対象物：低分子・イオン／陰・陽イオン／コロイド／エンドトキシン／ウイルス／高分子・微粒子／細菌／酵母

分離膜種類：RO膜領域／NF膜領域／UF膜領域／MF膜領域

図6.7　各種膜の除去可能物質

WFIの製造において，ナノろ過は一般的でない。各種膜による除去可能物質能力を図6.7に示す。

6.11　注射用水（WFI）貯槽のベントフィルターに関する管理方法

　WFI貯水タンクには，タンク内圧を維持するために疎水性の微生物捕捉用ベントフィルターが装着されている。ファーメンターなどに装着されているベントフィルターは無菌性を維持するためのものであり，使用ごとに完全性試験が求められる。一方，WFI貯水タンクに装着するベントフィルターは無菌性維持が目的ではないが，設置前と使用後にフィルターの完全性試験を求めている。「使用後」とは「交換前」と言い換えることができる。交換前に行ったベントフィルターの完全性試験が不適になった場合，それまでに使用したWFIの不溶微粒子数やバイオバーデン数等の品質試験結果を精査し，製品に対する影響評価が必

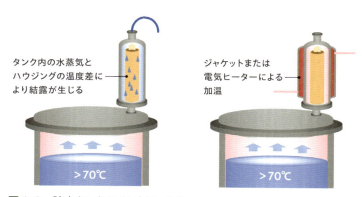

図6.8　貯水タンクのベントフィルター

要である。完全性試験不適のケースを想定して，あらかじめCCSに応じた対応方法を定めておくことが重要である。

ベントフィルターの結露による閉塞防止には，電気ヒーターによる加熱が一般的である（**図6.8**）。

6.12 製薬用水システムの微生物管理方法

製薬用水システムでは，バイオフィルム形成のリスクを最小とするための殺菌・滅菌・消毒方法として，以下に示す方法が一般的である。製薬用水システムの製造段階により，これらの方法を使い分ける。

導入時に，殺菌・滅菌・消毒効果（例えば，熱水やクリーンスチームの温度，及び，殺菌・滅菌・消毒後の水質モニタリング）を検証するとともに，化学薬品を用いる場合は，殺菌・滅菌・消毒後に残留がないことの検証が必要になる。

- UV照射による殺菌・消毒
- 熱水（指針温度＞70℃）を用いた殺菌・消毒
- 超高温水又はクリーンスチームを用いた滅菌・消毒
- オゾン，その他，化学薬品（NaOH等）を用いた定期的な化学的消毒
  この場合，再稼働する前に，化学薬品が完全に除去されたことの確認が必要となる。オゾンは，紫外線照射により効率的に除去することができる。

6.13 製薬用水システムの化学的及び微生物学的モニタリング
〈CCS〉

6.14 警報基準値と措置基準値の逸脱と調査

製薬用水システムが良好な管理下にあり，要求される品質の製薬用水が連続的に製造できていることを保証するために，適切な頻度でモニタリングを行う必要がある。サンプリング箇所は，製薬用水システムの稼働状況が反映されるようなポイントを選択する。サンプリングの頻度は，製薬用水システムのバリデーションデータに基づいて適切に定める。

日局18 参考情報 製薬用水の品質管理〈GZ-2-181〉[13]の「4.3. 警報基準値（アラートレベル）と処置基準値（アクションレベル）」において，アラート／アクションレベルは以下のように定義されている。

アラート／アクションレベルの設定は，6.8項で前述したように，バリデーションを行う際に季節変動の影響も含め評価することが重要である。ポイントは，"アクションレベルの超過＝製品廃棄"とは必ずしもならないということである。

警報基準値（アラートレベル）の定義

製薬用水システムの運転中，設定された警報基準値を超えるモニタリングデータが得られたときは，プロセスがその正常な運転状態から逸脱するおそれがあることを示している。警報基準値は，要注意の警告を与えるものであり，その値を超えたとしても，是正措置は必ずしも必要としない。なお，警報基準値の設定は，過去の傾向分析による実測値の「平均値＋2σ」又は「処置基準値の70%(生菌数は50%)」のうち，通例，低いほうの値を採用する。

処置基準値（アクションレベル）の定義

製薬用水システムの運転中，設定された処置基準値を超えるモニタリングデータが得られたときは，プロセスがその正常な運転範囲内から逸脱したことを示している。この場合，製薬用水システムの運転管理者は，システムを正常な運転範囲内へ復帰させるための是正措置を講じなければならない。
警報基準値及び処置基準値は，プロセス及び製品の品質規格の範囲内で，技術的観点及び要求される製品の品質などを総合的に考慮して設定する。したがって，警報基準値及び処置基準値を超えても，必ずしも製品の品質が損なわれるものではない。

（第十八改正日本薬局方 参考情報 製薬用水の品質管理〈GZ-2-181〉，
厚生労働省告示第220号，令和3年6月7日より改変）

6.15 注射用水（WFI）システムの連続モニタリング（TOCと導電率等）

本改訂で明確な要件として記載が追加された。ただし，あくまでも"モニタリング"システムであり，インライン測定に関しては言及されていない。

日本では，日局18第一追補 参考情報 製薬用水の品質管理〈GZ-2-181〉[13]「4.5. 理化学的モニタリング」の，4.5.1.項に導電率，4.5.2.項にTOCの記載がある。

導電率測定については，インラインでの測定に関して，「4.5.1. 導電率を指標とするモニタリング」に以下のように記載されている。

4.5.1. 導電率を指標とするモニタリング

（1）オンライン又はインラインでの測定（抜粋）
　（i）温度非補償方式により試料水の温度及び導電率を測定する。
　（ii）表3[注]から，測定された温度における許容導電率を求める。測定された温度が表3[注]に記載されている温度の間にある場合は，測定された温度よりも低いほうの温度における値を許容導電率とする。
　（iii）測定された導電率が，許容導電率以下であれば，導電率試験適合とする。許容導電率を超える場合は，オフラインでの測定を行う。

注：本書の表6.1

（第十八改正日本薬局方第一追補 参考情報 製薬用水の品質管理〈GZ-2-181〉，
厚生労働省告示第355号，令和4年12月12日）

TOC測定については，日局では一般試験法「2.59 有機体炭素試験法」[15]を定めており，通例，これに適合する装置を用いてTOCの測定を行うが，高純度の水（イオン性の有機物や分子中に窒素，イオウ，リン又はハロゲン原子を含む有機物が含まれていない純度の高い水）を原水として用いる場合に限り，USPの

表6.1　インライン測定時の異なる測定温度における許容導電率※

温度(℃)	許容導電率(μS・cm⁻¹)	温度(℃)	許容導電率(μS・cm⁻¹)
0	0.6		
5	0.8	55	2.1
10	0.9	60	2.2
15	1.0	65	2.4
20	1.1	70	2.5
25	1.3	75	2.7
30	1.4	80	2.7
35	1.5	85	2.7
40	1.7	90	2.7
45	1.8	95	2.9
50	1.9	100	3.1

※ 温度非補償方式での導電率測定に対してのみ適用する。

(第十八改正日本薬局方第一追補 参考情報 製薬用水の品質管理〈GZ-2-181〉，表3，
厚生労働省告示第355号，令和4年12月12日)

General Chapter〈643〉Total Organic Carbon 又は，Ph. Eur. の Methods of Analysis 2.2.44. Total Organic Carbon in Water for Pharmaceutical Use に定める装置適合性試験に適合する装置を製薬用水システムのTOCモニタリングに用いることができるとの記載がある。

直接滅菌剤として使用される蒸気
Steam used as a direct sterilizing agent

項目番号	和訳
6.16	ピュアスチーム（クリーンスチーム）発生装置への供給水は適切に精製されたものであること。ピュアスチーム発生装置は，製造された蒸気が規定された化学物質及びエンドトキシンのレベルを保証すべく設計され，適格性評価され，稼働されること。
6.17	直接滅菌剤として用いる蒸気は適切な品質のものであり，製品あるいは設備の汚染を発生させる濃度の添加物を含まないこと。原材料あるいは製品接触面（例えばオートクレーブへのポーラスロード（蒸気浸透性負荷）/硬質被滅菌物の載荷）の直接滅菌に用いられるピュアスチームを供給するピュアスチーム発生器に関しては，蒸気の凝縮水は該当する薬局方の現行のWFI各条に適合すること（蒸気の凝縮水では微生物試験は必須ではない）。分析のために代表となるピュアスチームサンプルが定常的に得られることを保証する，適切なサンプリングスケジュールを設定すること。滅菌に使用するピュアスチームの品質の他の面については，バリデートされたパラメータに対して定期的に評価すること。これらのパラメータについては（別途，妥当性を示さない限り）以下を含むこと：非凝縮性気体，乾燥度（乾き度），過熱度。

概要

　無菌製品の製造施設では，設備や配管，一次包材，器具などの滅菌作業には，ピュアスチーム（クリーンスチーム）を用いることが求められている。

　ピュアスチームは，ピュアスチーム発生装置（蒸留器）を用いて製造されるが，求められる品質に関しては，ピュアスチーム自体だけではなく，ピュアスチームを製造するために用いる供給水も一定の基準を満たすことが求められている。

　品質基準に関しては，前回同様にエンドトキシンの管理について求められており，それを保証するための設計，適格性評価，製造を適切に行うことが求められている。

解説

6.16　ピュアスチーム発生装置

　ピュアスチームに使用される供給水は，一般的には，RO膜及び連続式電気脱イオン装置（EDI；electrodeionization）にて処理された精製水以上のグレードものを使用する必要がある。エンドトキシン管理を厳重に行う場合は，精製水装置の後段にUFユニットを設置し，UF膜にてエンドトキシンを除去した供給水をピュアスチーム発生装置に供給することもあるが，欧米の製薬会社ではUF膜が用いられるケースは少ない。UF膜を用いることにより，フィルターコスト，濃縮液排水によるランニングコストがかかるため，UF膜の採否に関しては，リスクアセスメントの結果とイニシャル・ランニングコストを考慮して決定することを推奨する。

　無菌製品の製造においては，可能な限り上流工程からのリスク低減を図る必要があるため，求められる品質を確保するためには，使用する原水の水質に基づき，前段の前処理設備（軟水器，活性炭ろ過など）から段階的に，ROユニット，EDIユニット，ピュアスチーム発生装置を設計し，適切な精製水がピュアスチーム発生装置に供給できることを適格性評価により確認する。

　ピュアスチーム発生装置に関しても，規定された化学物質及びエンドトキシンのレベルを保証すべく，接液部材質・仕上げや自己滅菌機能などの仕様を適切に設定し，その仕様を満足していることを，設計時適格性評価（DQ；design qualification），据付時適格性評価（IQ；installation qualification），運転時適格性評価（OQ；operational qualification），性能適格性評価（PQ；performance qualification）にて検証していく必要がある。

6.17　直接滅菌剤として用いられる蒸気の品質と評価

　オートクレーブや調製設備，充填設備の定置滅菌（SIP；sterilization in place）に使用される蒸気（ピュアスチーム）の凝縮水は，WFIと同様な品質を維持する必要がある。凝縮水は，サンプリングコンデンサーを用いてピュアスチー

ムを冷却することでサンプリングを行う。サンプリングポイントに関しては，ピュアスチーム発生器の出口や各ユースポイントなどリスクアセスメントの結果に基づいて適切に設定する。

　蒸気の品質に関しては，凝縮水に求められる品質のほか，非凝縮性ガス，乾燥度，過熱度の評価も必要となり，リスクアセスメントの結果に基づいた適切なサンプリング頻度で前述の品質項目が基準値（非凝縮性ガス：3.5%以下，乾燥度：0.95以上，過熱度：25℃以下）を満足していることを確認する必要がある。参考情報となるが，日局18 参考情報〈G4-10-162〉の「2. 滅菌法」[2]にも湿式滅菌法に関する管理項目が記載されているので，必要に応じて参照いただきたい。

　そのほかのパラメータとしては，滅菌温度に影響を与える供給圧力が対象となる。供給圧力に関しては，各設備の仕様によって求められる圧力が異なるため，求められる最大圧力でピュアスチーム発生器より供給し，各設備に減圧弁を設け，必要圧力に調整するシステムを導入する。供給圧力はクリティカルパラメータとなるため，圧力計を用いて常時モニタリングを行い，常に一定の圧力が確保されていることを監視することを推奨する。

　また，供給圧力によっては圧力容器の対象となるため，設計段階で規制当局に確認する必要がある。

ガス及び真空システム
Gases and vacuum systems

項目番号	和訳
6.18	製品/一次容器の表面に直接接触する気体は適切な化学的，微粒子及び微生物学的に適切な品質であること。オイル及び水分含有率を含めた全ての関連するパラメータは，ガスの用途やタイプ，ガス発生システムの設計，そして該当する場合，関連する薬局方の現行版の各条，あるいは製品品質要求事項に適合への考慮して設定すること。
6.19	無菌操作に用ゝられるガスは使用する場所で滅菌フィルター（公称孔径が最大0.22μmのもの）を通してろ過されること。フィルターがバッチベースで使用される場合（例えば，無菌充填される製品の気相部の置換に使用されるガスのろ過）あるいは製品タンクのベントフィルターとして使用される場合，そのフィルターの完全性試験を実施し，その結果をバッチ証明/出荷プロセスの一部として照査すること。最終ろ過滅菌フィルターに後続して位置している配管あるいはチューブは滅菌すること。工程でガスが使用される場合，ガスの微生物モニタリングをユースポイントで定期的に実施すること。
6.20	真空あるいは加圧システムからの逆流が製品へのリスクの可能性を呈する場合，真空あるいは加圧システムが停止した場合に逆流を防止するメカニズムがあること。

130　第3節　PIC/S GMP Annex 1 解説

概　要

　本セクションでは，無菌操作に用いられる窒素や圧縮空気は直接製品に接触するリスクが高いため，その品質が明確に定義され，無菌性を確保するために必ず最大孔径0.22μmの無菌フィルターを用いてろ過してから無菌環境へ供給することが記載されている。

　また，真空や加圧システムについては，システムの故障により，無菌環境の外部から微生物管理が行われていないガスが侵入し，無菌ブレイクとなるリスクがあるため，リスクアセスメントを実施して故障時に対応できる機構を設けることを求めている。

解　説

6.18　製品／1次容器の表面に直接接触する気体の注意点

　製品及び乾熱滅菌機などで滅菌された1次容器の無菌性を確保するために，製品や滅菌済み1次容器等の接プロセス部に直接接触するガスは，厳重に管理する必要がある。

　具体的な品質管理項目は，微粒子・露点温度・油分含有量・生菌数となる。

　圧縮空気に関する微粒子・露点温度・油分含有量の品質に関しては，圧縮空気の品質基準ISO 8573-1：2010（JIS B 8392-1：2012）[16), 17)] に規定があり（表6.2），微粒子・油分含有量に関しては，等級1を満たす設備・システムとするのが一般的である。具体的な対策としては，微粒子は無菌フィルターによるろ過システム，油分含有量に関してはオイルフリーコンプレッサ，オイルミストセパレータ，禁油製品（配管・バルブ・計器）の採用があげられる。

　露点温度に関しては，使用する環境の圧力下でも凝縮しない条件を設定する必要がある。特に，低温環境が求められる凍結乾燥機に使用するエアに関する露点温度は，十分に注意が必要である。

　生菌数に関しては，圧縮空気が供給される（曝露される）環境に応じた微生物管理を行う必要がある。

　各ガスの品質に関しては，適格性確認にてユースポイントでのサンプリング測定を実施し，期待される品質を満足していることを確認する必要がある。

6.19　無菌操作に用いられるガスの注意点

　無菌操作に用いられる圧縮空気や窒素などのガスは無菌性を確保するために，無菌操作環境に供給される前に滅菌グレードのフィルター（公称ポアサイズ0.22μm以下）にて微粒子・微生物を除去する必要がある。

　無菌フィルターの最大孔径が0.22μmであることを保証するために，使用する前にバブルポイント試験などの完全性試験を行う必要がある。また，フィルターを交換する場合にも，使用済みのフィルターの完全性試験を実施して，当

表6.2 ISO 8573-1:2010（JIS B 8392-1:2012）の等級表

等級	粒子				湿度と水分		オイル
	粒子径 d(μm)に対応した 1㎥あたりの最大粒子数			質量濃度 Cp	圧力露点	水分濃度 Cw	オイル総濃度
	0.1 < d ≦ 0.5	0.5 < d ≦ 1.0	1.0 < d ≦ 5.0	(mg/㎥)	(℃)	(g/㎥)	(mg/㎥)
0	等級1より厳しい条件で，使用者または納入業者が指定する						
1	≦ 20000	≦ 400	≦ 10	—	≦ − 70	—	≦ 0.01
2	≦ 400000	≦ 6000	≦ 100	—	≦ − 40	—	≦ 0.1
3	—	≦ 90000	≦ 1000	—	≦ − 20	—	≦ 1
4	—	—	≦ 10000	—	≦ + 3	—	≦ 5
5	—	—	≦ 100000	—	≦ + 7	—	—
6	—	—	—	0 < Cp ≦ 5	≦ + 10	—	—
7	—	—	—	5 < Cp ≦ 10	—	Cw ≦ 0.5	—
8	—	—	—	—	—	0.5 < Cw ≦ 5	—
9	—	—	—	—	—	5 < Cw ≦ 10	—
x	—	—	—	Cp > 10	—	Cw > 10	> 5

(JIS B 8392-1，表1，2012)

該フィルターを使用した期間においてフィルターの性能（最大孔径0.22μm）が維持され，無菌操作環境に影響を及ぼしていないことを保証することが求められている。完全性試験のデータは，紙又は電子データとして保存し，出荷記録に添付する必要がある。

　無菌フィルターの2次側配管に関しては，無菌環境の維持が要求されるため，無菌ブレイク状態となった場合は，無菌フィルター・配管・チューブに対してピュアスチームを用いたSIPを行う。SIP後は，配管等の内部に異物や微生物が混入しないように，無菌フィルターを通したガスを用いて内部を陽圧状態に保持する機構を備えた設計とする必要がある。また，SIP後の最大ホールディングタイムに関しては，リスクアセスメントの一環として検証する必要がある。

　無菌操作に用いられるガスは，その品質が維持されていることを保証するために，定期的にサンプリングを行う必要がある。サンプリングポイントは，リスクアセスメントに基づいて各ユースポイントなどに設置し，無菌環境を損なわない方法でサンプリングを行えるようにする。また，無菌操作に用いるガスは，高純度のもの（例えば，高純度窒素ガス）を使用することを推奨する。

6.20 真空あるいは加圧システムからの逆流への対応

　無菌環境内において，窒素置換などで使用される真空システムや，陽圧保持などで使用される加圧システムが，異常動作または設備停止した際に無菌環境に影響を及ぼすことを避けるために，外部の無菌性が確保されていないガスの逆流が発生しない設計にする必要がある。

このリスクへの対応としては，システムの異常を検知するシステムを導入し，異常を検知した際に，バルブやダンパーを閉止することで外部からの逆流を防止できるようにする。また，リークテスト等で検知が難しい微細なリークも汚染源となる可能性があるため，バルブにリークが発生しても直接的な汚染につながらないように，バルブ構成を検討することも必要となる。

加熱, 冷却, 及び油圧システム
Heating and cooling and hydraulic systems

項目番号	和訳
6.21	油圧，加熱及び冷却システムに伴う設備の主要機器は，可能な場合充填室の外部に配置すること。これらシステムの流体に伴ういかなる漏洩及び／又は汚染も封じ込めるため適切に管理すること。
6.22	これらのシステムからの，製品へのリスクを呈するいかなる漏洩も検出可能であること（例えば，漏洩検知システム）。

概要

無菌環境やその周辺環境では，適切に処理されたクリーンユーティリティのみを用いることで製品品質へのリスクを低減させているが，製品温度の維持や凍結乾燥機などの駆動に，蒸気や冷水，油圧オイルなどダーティなユーティリティを用いなければならない場合がある。

本セクションでは，ダーティなユーティリティを用いた場合に，製品品質への影響を最小限とするために，最大のリスク要因であるシステムからの漏洩の防止方法や漏洩発生時の検知方法についての要求事項が記載されている。

解説

6.21 油圧，加熱及び冷却システムに伴う主要な設備の設置及び管理場所

凍結乾燥機などに使用する油圧システムや，製品温度の維持などに使用する加熱及び冷却システムに用いられるオイル・一般蒸気・チラーで冷却された冷水・クーリングタワーで冷却された冷却水などは，フィルターなどを介した微粒子や微生物管理は行われていない。そのため，万が一，システムから前述のユーティリティが漏洩した場合に，周辺環境や製品，滅菌済み1次容器を汚染するリスクがある。したがって，漏洩によるリスクを低減させるために，無菌製品製造における重要工程である無菌充填プロセスが含まれる充填室外部に，当該システムを設置する設計が推奨される。

システムからの漏洩リスクを低減するために，フランジなどの接合箇所が最

小限となる設計を推奨する。

6.22 上記システムからの漏洩への対応，指示システム導入の推奨

6.21項で記載したように，油圧，加熱及び冷却システムからの漏洩箇所は，極力充填室外部に設置する設計が望まれる。しかし，設計上，充填室内部に漏洩のリスクがある箇所を設けざるを得ない場合には，当該箇所に漏洩検知センサーを設置し，漏洩時に即座にシステムを停止して漏洩範囲を最小限に抑えること，そして作業者がすぐに状況を認識できる機能を設ける。さらに，これらのシステムを文書化し，教育訓練等で周知徹底を図り，迅速な対応がとれる体制の構築が必要である。

参考文献

1) ISPE Baseline Guide, Volume 5: Commissioning & Qualification, 2nd edition, 2019
2) 第十八改正日本薬局方 参考情報 滅菌法及び滅菌指標体〈G4-10-162〉，厚生労働省告示第220号，令和3年6月7日
3) FDA：Guidance for Industry, Sterile Drug Products Produced by Aseptic Processing −Current Good Manufacturing Practice, 2004
4) EDQM：European Pharmacopoeia Commission adopts revised monograph on Water for Injections allowing production by non-distillation technologies, Mar. 18, 2016
5) PIC/S GMP Guide, Annex 1: Manufacture of Sterile Medicinal Products, 2009
6) PIC/S GMP Guide, Annex 1: Manufacture of Sterile Medicinal Products, 2022
7) WHO TRS No. 1033, Annex 3: Good manufacturing practices: water for pharmaceutical use, 2021
8) 「無菌操作法による無菌医薬品の製造に関する指針」の改訂について，厚生労働省医薬食品局監視指導・麻薬対策課 事務連絡，平成23年4月20日
9) WHO TRS No. 970, Annex 2: Good manufacturing practices: water for pharmaceutical use, 2012
10) ASME BPE-2022 Bioprocessing Equipment, 2022
11) ISPE Baseline Guide, Volume 4: Water and Steam, 3rd edition, 2019
12) USP〈1231〉Water For Pharmaceutical Purposes, 2021
13) 第十八改正日本薬局方 参考情報 製薬用水の品質管理〈GZ-2-172〉，厚生労働省告示第220号，令和3年6月7日，第十八改正日本薬局方第一追補 参考情報 製薬用水の品質管理〈GZ-2-181〉，厚生労働省告示第355号，令和4年12月12日
14) USP：Frequently Asked Questions: Water for pharmaceutical and analytical purposes, 2017
15) 第十八改正日本薬局方 一般試験法 2.59 有機体炭素試験法，厚生労働省告示第220号，令和3年6月7日
16) ISO 8573-1：Compressed air, Part 1: Contaminants and purity classes, 2010
17) JIS B 8392-1：圧縮空気−第1部：汚染物質及び清浄等級，2012

7 人 員
Personnel

▶ 特定の教育訓練，知識及び技能の要件に関するガイダンス。また，職員の資格についても示している。

項目番号	和訳
7.1	製造業者は，無菌製品の製造と取り扱いに適用されるGMPの遵守を保証するために，適切に適格性が評価され，教育訓練されて，無菌製品の製造及び試験及びその製造所の製造業務で用いられている何らかの特定の製造技術の経験がある，適切な人員が充分にいることを保証すること。
7.2	クリーンルーム内の人員数は必要最小限とすること。クリーンルーム内の作業員の最大数は，無菌性保証を損なわないために，初期適格性評価及びAPSのような活動の際に決定し，文書化し，考慮すること。
7.3	清浄化，メンテナンス，モニタリングを含めてクリーンルームに入室する全ての人員は定期的な教育訓練，更衣の適格性評価，及び無菌製品の正しい製造に関する技術分野での評価を受けること。この教育訓練は，クリーンルームでの業務，汚染管理，無菌操作技術及び無菌製品の保護に特定して焦点を当てた（グレードBクリーンルームに入室，及び/又はグレードAに介入する作業者に関して）微生物学，衛生学の基本要素，及び，無菌性が損なわれた製品が患者に及ぼす潜在的な安全性上の影響を含むこと。教育訓練のレベルはその人員の職務と働く区域の重要度に基づくこと。
7.4	グレードA及びグレードB区域での作業に携わる人員は無菌操作のための更衣及び無菌操作時の行動について訓練を受けること。無菌操作のための更衣手順の遵守を評価して確認し，最低年1回定期的に再評価すること，そして目視と微生物学的評価（手袋をした指，前腕，胸及びフード（マスク/額）などのモニタリング部位を用いる。期待限度値については9.30項を参照。）を共に含むこと。無菌操作を行うか又は行われているグレードA及びグレードB区域への監督者無しでの入室は，適切に適格性評価された人員で，更衣の評価に合格し，合格であったAPSに参加した人員に限定すること。
7.5	適格性評価されていない人員は稼働中のグレードBクリーンルームあるいはグレードAに入らないこと。例外的に必要な場合，製造業者は適格性評価されていない人員をグレードB及びA区域に連れてゆく手順を示した文書を作成すること。製造業者の承認された者が適格性評価されていない人員の行動を監督し，その行動の当該区域の清浄度への影響を評価すること。これらの人員の入室はPQSに従って評価し記録すること。

7.6 継続的評価及び／又は人員のモニタリングプログラムで得られた好ましくない傾向の検出及び／又は不合格となったAPSへの参加を含めた状況に基づいて，その人員のクリーンルーム内での就業あるいは監督無しの入室を不適格とするシステムを備えること。一度入室不適格とされた人員については，その後の無菌操作への参加を許可するためには再教育訓練と再度の適格性評価が完了することを必要とすること。グレードBクリーンルームへの入室あるいはグレードAへの介入を行う作業員に関しては，この再適格性評価には合格となったAPSに参加したことを考慮すること。

7.7 高水準の人員の衛生及び清浄度管理が，微生物汚染の更なる拡散や持ち込みについてのリスクの増大を防止するために必須である。無菌製品の製造に携わる人員には，何らかの特定の健康状態や疾病により異常な数又は種類の汚染物質の拡散の原因となる可能性がある疾病を報告し，クリーンルームには入室しないよう指示すること。過度の微生物学的ハザードをもたらす可能性のある人員の健康状態及び取るべき対応については，指名された責任者が規定し，手順書に記載すること。

7.8 現行の製造工程で用いられているものを除いて，ヒト又は動物組織の加工や微生物の培養，または品質に悪影響を与える可能性のある作業（例えば，微生物汚染）に従事した人員は，明確に規定された効果的な除染及び入室手順を遵守し，記録を行わない限り清浄区域に入室しないこと。

7.9 腕時計，化粧品，装身具，その他の携帯電話等及び他の不要な個人所有の物を清浄区域へ持ち込んではならない。クリーンルームで使用される電子機器，例えば，クリーンルーム専用に製造業者から支給された携帯電話及びタブレットは，使用する場所のグレードに相応した清浄化と消毒が可能なように適切に設計されたものであれば許容できる。そのような機器の使用と消毒はCCSに含まれていること。

7.10 クリーンルーム入室のための更衣及び手洗いは，クリーンルーム用作業衣の汚染や汚染物質の清浄区域への持ち込みを最小化するように設計された手順書に従うこと。

7.11 作業衣とその品質は工程及び当該作業区域のグレードに適したものであること。作業衣は製品を汚染から保護する方法で着衣すること。選定した作業衣のタイプが，製品から作業者を保護する必要がある場合は，汚染からの製品の保護を損なわないこと。作業衣は更衣の直前及び直後に清浄度と完全性について目視チェックをすること。作業衣の完全性は退出した際にもチェックすること。滅菌された作業衣及び眼のカバーについては，それらが滅菌工程で処理されており，規定された保存期間内で，包装が使用前に完全であることを確認するための目視検査を行ったことを保証するために特別な注意を払うこと。再使用可能な作業衣（眼カバーを含めて）は損傷が見つかった場合及び適格性評価において決定された規定の頻度で交換すること。作業衣の適格性評価は，目視検査のみでは検出できない可能性がある損傷を含めて，必要な何らかの作業衣試験の要求事項を考慮すること。

7.12 作業衣は，作業者の動きによる発塵が抑えられるものを選定すること。

7.13 清浄度の各グレードで必要な典型的な作業衣の内容を以下に示す：

i. グレードB（グレードAへの入室/介入を含めて）：滅菌したスーツの着用前にその下に用いるために専用の適切な作業衣を着用すること（7.14項参照）。滅菌衣を着用中は，適切に滅菌された，パウダーフリーのゴム製あるいはプラスチック製の手袋を着用すること。無菌の頭巾は全ての毛髪（顔面の毛髪も含めて）を包み込み，作業衣の他の部分と分離されている場合は無菌のスーツの首の中に裾をしまい込むこと。全ての顔面の皮膚を覆い隠し，水滴及び微粒子の発散を防止するため，無菌のマスク及び無菌の眼カバー（例えばゴーグル）を着用すること。適切に滅菌された作業靴（例えばオーバーブーツ）を着用すること。ズボンの裾は作業靴の中に仕舞い込むこと。作業衣の袖は，上着着用中に着用していた手袋の上に着用した2セット目の手袋の中に仕舞い込むこと。保護衣は繊維あるいは微粒子の発塵を最小限とし，身体から発散する微粒子を留めておくものであること。作業衣の微粒子発散及び微粒子保持効率は，作業衣の適格性評価の際に評価すること。作業衣は，作業者が着用の際に作業衣の外表面に触れずに着用出来，床に触れさせないように着用できるよう折りたたみ包装すること。

ii. グレードC：頭髪，あごひげ，口ひげを覆うこと。つなぎ，あるいはツーピースの作業衣で，手首が絞られていて，ハイネックのもの，適切に消毒した靴あるいはオーバーシューズを着用すること。それらは繊維及び粒子の発散を最小とすること。

iii. グレードD：頭髪，あごひげ，口ひげを覆うこと。一般的な保護衣，適切に消毒を行った靴あるいはオーバーシューズを着用すること。清浄区域外からの汚染を避けるための適切な対策をとること。

iv. グレードC及びDの区域で，CCSにより規定されている汚染リスクがあると考えられる作業を実施している際は手袋，マスクを着用する必要があるだろう。

7.14 クリーンルーム用の更衣は作業衣の清浄度が維持される事を保証する適切な清浄度のグレードの更衣室で行うこと。ソックスを含めて屋外用の衣服（個人の下着を除いて）は，グレードB及びC区域に直接接続している更衣室に持ち込まないこと。腕及び足の全長を覆う，つなぎあるいはツーピースの施設用ズボン付きスーツ及びくるぶし以下を覆う施設用ソックスを，グレードB及びC用の更衣室に入る前に着用すること。施設用のスーツ及びソックスは更衣区域あるいは更衣の過程に汚染リスクをもたらさないこと。

7.15 グレードBあるいはAの区域に入るいずれの作業者も，入室毎に適切なサイズの清浄な滅菌済の保護衣（眼のカバーとマスクを含む）を着用すること。作業シフト中に滅菌された作業衣を交換するまで着用して良い最大の時間を作業衣の適格性評価の一部として規定すること。

7.16 手袋は作業中，定期的に消毒すること。作業衣及び手袋は損傷を受けた場合及び何らかの製品汚染のリスクがある場合は直ちに交換すること。

7.17 再使用可能な清浄区域用作業衣は製造作業から適切に隔離された洗濯施設において，繰り返し洗濯しても衣類が損傷及び/又は繊維あるいは微粒子で汚染されないことを保証した適格性評価された工程を用いて清浄化すること。用いる洗濯施設は汚染あるいは交差汚染のリスクを持ち込まないこと。衣類の不適切な取り扱い及び使用は繊維を損傷し微粒子発散のリスクを増す。洗濯後，包装前までに作業衣類は目視で損傷及び外観の清浄度を検査すること。作業衣管理のプロセスを作業衣の適格性評価の一部として評価し，洗濯と滅菌のサイクルの最大回数を含め，決定すること。

7.18 特に無菌操作を行っている際は，清浄区域での製造工程に対して重要でない行動は最小限とすること。過度な動きによる過剰な微粒子と微生物の放出を防止するため，人員の動きは，ゆっくりと，抑制し，整然と行うこと。無菌操作を行う作業者は，質のより低い空気を重要区域に持ち込むような気流の変化を避けるために，常に無菌操作技術を遵守すること。重要区域に隣接する区域での動きを制限し，一方向気流（ファーストエア）の流路を妨げるのを避けること。気流可視化試験の照査を教育訓練プログラムの一部と考えること。

概要

人は，微生物，エンドトキシン，不溶性微粒子・異物の汚染リスク源となるため，無菌製品に係る製品の作業所においては，人の介在による汚染のリスクを可能な限りなくし，それによって，人に起因する汚染，不適合となる品質の発生を排除することが重要である。したがって，無菌製品の製造に従事する職員には，その業務を行うために必要な考え方，及び実際の作業内容に関する手順について繰り返し教育訓練を行うことにより，そのモラル及び技能を維持することが重要である（図7.1）[1),2)]。さらに，人の介在による微生物汚染を低減する設備を運用する場合には，職員に対してその装置の特性，装置操作，維持・点検管理に関する教育訓練を実施することも重要となる。

このように，無菌製品の製造に際しては，一般的なGMPに関する知識に上乗せして，従事する無菌製品の製造に必要な専門的な知識を修得し，かつ実際の作業において適切に作業を遂行できる能力を有すること，すなわち人員の知識や技能の適格性を確認する必要がある。また，無菌製品の製造には，高い集中力を維持することが求められるため，作業内容及び作業時間に応じ，交替人員も含めた十分な人員数を確保することが求められる。

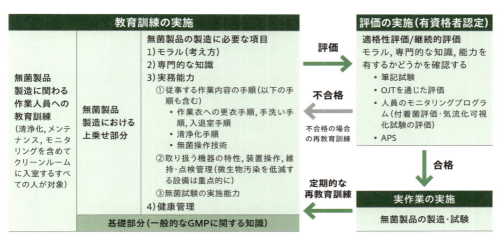

図7.1　無菌製品の製造に従事する職員の教育訓練

（「最終滅菌法による無菌医薬品の製造に関する指針」の改訂について，厚生労働省医薬食品局監視指導・麻薬対策課事務連絡，平成24年11月9日，及び「無菌操作法による無菌医薬品の製造に関する指針」の改訂について，厚生労働省医薬食品局監視指導・麻薬対策課 事務連絡，平成23年4月20日を参考に作成）

第3節 **PIC/S GMP Annex 1 解説**

> 解 説 ....

7.1 無菌製品製造に関わる適切な職員の概要

(1) 無菌製品の製造に従事する人員に求められる知識・技能

　一般的なGMPに関する知識に上乗せして，従事する無菌製品の製造に必要な専門的な知識を修得し，かつ実際の作業において適切に作業を遂行できる能力を有すること，すなわち人員の知識や技能の適格性を確認する必要がある。

　無菌製品の製造に従事する職員は，その業務を行うために必要な考え方，及び実際の作業内容に関する手順について繰り返し教育訓練を受け，そのモラル及び技能を維持する有資格者である必要がある。

　無菌製品の製造には，高い集中力を維持することが求められるため，作業内容及び作業時間に応じ，交替人員も含めた十分な人員数を確保することが求められる。

(2) 無菌製品の製造に必要な専門的な知識とは

　「無菌操作法による無菌医薬品の製造に関する指針」(事務連絡，平成23年4月20日)[2] では，無菌医薬品の製造に関する教育訓練には少なくとも以下の事項が含まれることを求めている。

4.1 職員の教育訓練
3) ①衛生面
　　　無菌医薬品に係る製品の作業所において作業に従事する者は，入室時において化粧をしていないこと。また，作業衣，作業用のはき物，手袋，作業帽及び作業マスク(以下「作業衣等」という。)を破損させるおそれのある装身具(例えば突起がある指輪，イヤリング，時計等)を身に付けていないこと。
②無菌操作技術面
　　・無菌操作区域において作業に従事する者は，不必要な動作及び重要な表面との直接の接触を避けること。
　　・粒子を発生させたり，気流を乱すおそれの可能性のある不必要な動作及び会話を避けること。
　　・開放容器又は露出している製品若しくは資材(ゴム栓等)にあたる気流の上流を遮断すること，横切ること等の動作は避けること。
　　・重要区域において，無菌の製品又は資材の表面にあたる気流を遮断しないこと。
　　・着用した手袋については，頻繁に消毒する等により，清浄に保つこと。
③微生物学の基本的知識・技能
　　・微生物の種類，性質，検出法等に関すること。
　　・微生物の増殖及び死滅並びにエンドトキシン産生に関すること。
　　・使用する滅菌法の基本的知識・技能に関すること。
　　・使用する環境モニタリング方法に関すること。
④更衣手順
　　・無菌操作区域への入退室時における手洗い，手指消毒，脱衣，着衣等の一連の更衣に関する教育訓練を実施すること。また，監督者はそれらの規定が遵守されていることを定期的に確認すること。
　　・無菌操作区域に持ち込まれる汚染を最小限にとどめるための適切な更衣手順について教育訓練を実施すること。

- 更衣手順に関する教育訓練の実効性について，粒子測定及び微生物学的方法により確認するものとすること。微生物汚染に関する検査をした後の衣服は，滅菌しない限り無菌操作区域内では着用しないこと。
- 更衣に関する教育訓練の確認結果を当該職員に知らせること。
- 無菌操作区域の製造休止時に無菌状態を解除し，設備等の点検又は保全のために入室する場合においても，その服装と手順について教育訓練を行うこと。その教育訓練には持込機材の取扱いを含むこと。当該教育訓練を受けていない者（設備業者を含む。）が入室する場合においては，教育を受けた者が入室時に立会い，更衣及び持込機材の取扱いについて説明を行うこと。

⑤当該職員が関わる無菌医薬品に係る製品の製造技術

⑥設備及び製造環境の清浄及び消毒
- 使用する洗浄剤及び消毒剤の適用対象に関すること。
- 使用する洗浄剤及び消毒剤の使用濃度，調製方法及び有効期間に関すること。
- 使用する洗浄剤及び消毒剤の留意事項に関すること。

⑦汚染された無菌製品を投与された場合において引き起こされる危険性に関すること。

（「無菌操作法による無菌医薬品の製造に関する指針」の改訂について，厚生労働省医薬食品局
監視指導・麻薬対策課 事務連絡，平成23年4月20日）

　無菌製品製造の従事者に求められる知識・技術・行動等のポイントを，上記に従って，**表7.1**に示す。

7.2　クリーンルームで従事する職員数の制限

（1）適格性評価及びAPSなどの活動の際に人員数を決定
　想定されるワーストケース（作業内容及び人員数等）において実施したクリーンルームの清浄度測定及びAPS（aseptic process simulation；無菌プロセスシミュレーション）の結果が無菌性保証に足り得ることを根拠として，作業員の最大数とすることが一般的である。

（2）汚染源たる人
　人の口腔及び皮膚等には微生物が存在することから，クリーンルーム内に入室する者は適切な作業衣，手袋，マスク及びゴーグル等を必ず着用するが，このような対策を講じていても，ヒト由来微生物が最大の汚染要因となっている。
　したがって，クリーンルーム内への入室者の人員数を最小限に留めることにより，微生物汚染のリスクを低減することが重要である。
　また，クリーンルームは清浄なエアーの気流によって清浄度を維持する設計であるが，入室者が気流の障害物となり得ることと，さらには気流がヒト由来微生物の飛散，拡散を引き起こし得ることも知っておくことが大切である。

表7.1　無菌製品製造の従事者に求められる専門的な知識

分類	項目	内容
①衛生面	微生物の汚染源	• 人（最大の汚染源） • 設備 • 工程 • 製薬用水，原材料 • 環境
	衛生管理	• 健康状態の確認
②無菌操作技術面	クリーンルームでの行動	• 避けるべき動作 • 気流の確保 • 手指の消毒 • クリーンルームでの作業
	無菌操作技術	• 生産活動 • 無菌操作 • サンプリング • ラミナーフロー下での作業 • 消毒方法 • 滅菌後の保持時間 • 重要区域への介入
③微生物学の基本的知識	微生物学の基本的知識	• 種類，性質，生育の場所，生菌数等 • 増殖，死滅，エンドトキシン産出 • 使用する滅菌法の基本的知識 • 使用する環境監視測定方法
	滅菌法及び消毒法	• 最終滅菌法 • ろ過法 • 消毒法 • 滅菌法
	無菌製品の製造環境管理体制	• 清浄度区分 • 環境モニタリングプログラム（微粒子，微生物） • サンプリング（方法，頻度，ポイント），評価方法，限度値，限度値を超えた場合の措置，結果の考察と出荷判断 • 微生物汚染の傾向
④更衣手順	更衣	• 更衣要件 • 更衣後の管理 • 入退室時の手洗い，手指消毒，脱衣，着衣 • 無菌操作区域に持ち込まれる汚染を最小限にとどめるための適切な更衣手順 • 着衣の洗浄，滅菌手順 • 実地訓練
⑤当該職員が関わる無菌製品に係る製品の製造技術	無菌製品の特性	• 投与経路 • 品質特性（無菌性，非発熱性，異物を含まないこと） • 容器 • 剤形（水性液剤，凍結乾燥製剤，油性製剤） • 自社の製品の特性 • 無菌製品製造に要求されるGMP
	製品標準操作手順書	• 製造条件，作業手順
	製造に携わる無菌製品の製造技術	• 品質特性 • 滅菌法 • 重要工程
⑥設備及び製造環境の清浄及び消毒	設備及び製造環境の清浄化及び消毒	• 洗浄剤，消毒剤，殺芽胞剤 • 使用する洗浄剤及び消毒剤の適用対象 • 使用する洗浄剤及び消毒剤の使用濃度，調製方法及び有効期間 • 使用する洗浄剤及び消毒剤の留意事項
⑦汚染された無菌製品を投与された場合において引き起こされる危険性に関すること	非無菌の医薬品が患者の安全性に及ぼす危害	• 微生物汚染 • 発熱性物質 • 事例紹介
⑧その他	微生物汚染の防止	• 設計管理（HVAC，HEPAフィルター，ラミナーフロー，製薬用水システム，クリーンルームの配置，差圧，温度，湿度，床・壁・天井の表面の材質，エアロック） • 設備（設計，洗浄，除染） • 物流動線（原材料，廃棄物），人の動線 • 製品製造フロー（無菌化工程） • バリデーション（HVAC，HEPAフィルター，製薬用水システム，製造工程，洗浄・滅菌工程）

7.3 クリーンルームに入室する職員の教育と適格性評価

　クリーンルーム内への汚染を防止し維持するためには，更衣の手順，作業の手順，モニタリングの手順を習得し実行できる能力は必要である。

　定期教育は，各作業員が手順の変更の有無を確認し，理解している知識が正しいものであることを確認するために有効である。

　さらに，作業員の更衣や作業の適格性評価を定期的に実施することも，能力を確保していることを客観的に保証するうえで必要である。

　クリーンルームに入室し，無菌操作法による無菌製品の製造に従事するすべての職員にAPSに参加した者でなければならない[2]。

　万が一，汚染させた製品を患者が使用した結果を理解しておくことは，製造に関わる者が適切な判断を行う際に必要であり，製造業者はそれが最も優先すべき判断要素であることを職員に根付かせるために教育が必要である。

7.4 グレードA及びB区域での職員の教育訓練と適格性評価

目視と微生物学的評価

　目視評価は，更衣後に作業衣が正しく着用されていることを確認するだけでなく，正しい更衣手順で行われていることを確認することである。また，微生物学的評価は，更衣後の作業衣（手袋含む）表面付着菌等の評価を行うことである。

7.5 適格性が評価されていない者がグレードA及びB区域に入室する際の取扱い

（1）適格性が評価されていない職員等

　適格性が評価されていない人員の例は，メンテナンス業者，査察官などが該当する。

　また，更衣手順については，「無菌操作法による無菌医薬品の製造に関する指針」[2]の4.1 3）「④更衣手順」に記載があるとおり，教育訓練等を行う。

（2）適格性が評価されていない職員等の入室手順

- 入退室に必要な手順や注意事項をとりまとめた文書を用いた教育を実施し，それを記録すること。
- 更衣室への入室から退出に至るまで有資格者が必ず行動を共にすること。
- クリーンルーム内の最大人員設定数を超えないこと。
- 清浄度への影響を評価すること。

> **4.1　職員の教育訓練**
>
> 3)　④更衣手順
> - 無菌操作区域の製造休止時に無菌状態を解除し，設備等の点検又は保全のために入室する場合においても，その服装と手順について教育訓練を行うこと。その教育訓練には持込機材の取扱いを含むこと。当該教育訓練を受けていない者（設備業者を含む。）が入室する場合においては，教育を受けた者が入室時に立会い，更衣及び持込機材の取扱いについて説明を行うこと。

（「無菌操作法による無菌医薬品の製造に関する指針」の改訂について，
厚生労働省医薬食品局監視指導・麻薬対策課 事務連絡，平成23年4月20日）

7.6　継続的評価及び/又は人員のモニタリングプログラムで不適格となった職員への再教育

監督なしの入室を不適格にするシステム

　継続的評価及び/又は人員のモニタリングプログラムで不適格となった職員など，クリーンルームへの入室者としての適格性が確認できていない者については，監督者が付き添わない場合には入室を認めず，監督者が付き添う場合にのみ入室を認めるシステムをあらかじめ定めておくこと。継続的評価及び人員のモニタリングプログラムにおいて好ましくない傾向を示す人員については，不適切な行動をとる可能性があるので，監督者が同行し，適切な是正や指導を行い，監督なしで入室できるよう再教育訓練と再度の適格性評価が完了することが求められる。

> **4.1　職員の教育訓練**
>
> 9)　無菌操作区域への入室資格を得ていない者の無菌操作区域への入室は原則として禁止すること。機器の故障等によりやむなく入室の必要が生じたときは，当該無菌操作区域の監督者の承認を受けることとし，無菌操作区域への入室中においては入室資格を持つ職員が付添うこと。

（「無菌操作法による無菌医薬品の製造に関する指針」の改訂について，
厚生労働省医薬食品局監視指導・麻薬対策課 事務連絡，平成23年4月20日）

7.7　無菌製品製造に携わる職員の健康等への注意点

　無菌操作作業者及び無菌操作区域に入出する職員が，皮膚損傷や風邪や下痢等の症状を有している場合，製品の微生物汚染の可能性を増大させるため，重要作業区域での作業に従事してはならない。

　職員の健康管理は，作業者の自己申告と監督者の状態確認によって行われることが一般的であるが，その記録は他の製造記録とともに保存しなければならない。また，このような方法で確認できない疾患等が無菌作業に影響を及ぼす可能性を減少させるために，初期，及び定期的な健康診断を実施しなければならない[3]。

> **4.2　職員の健康管理**
> 1）職員は発熱，皮膚損傷，風邪，下痢等無菌作業に影響を及ぼすおそれのある身体症状を上司に報告すること。
> 2）報告を受けた上司は，無菌作業に影響を及ぼす身体症状を報告した職員に対しては，無菌操作区域に入ることを許可してはならない。

（「無菌操作法による無菌医薬品の製造に関する指針」の改訂について，
厚生労働省医薬食品局監視指導・麻薬対策課 事務連絡，平成23年4月20日）

（1）特定の健康状態又は疾病

　健康状態の確認では，感染性のある疾病について，以下に示すような症状の有無等を確認すること。

- 皮膚又は毛髪の感染症
- 外傷による化膿症状
- 動物等による裂傷
- 下痢症状
- 原因不明の発熱
- 風邪・呼吸器系の症状
- その他の感染症

（2）人員の健康状態の定義

　身体的な症状がなくても以下に該当する場合は申告させ，責任者の判断を仰ぐ。

- 海外渡航履歴の確認（過去1〜2週間前の渡航先を確認し，感染リスクを考慮する）。
- 同居する家族や近親者に風邪（インフルエンザ，マイコプラズマ感染症，おたふくかぜなど），麻疹，その他感染症患者がおり，接触履歴がある。

　日々の健康状態の確認は自己申告となるため，手順書には可能な限り具体的に記載したほうが，判断が明確になる。以下に，例をあげる。

- 発熱とは，何℃以上か。
- インフルエンザ罹患後は，何日後から出勤してよいか。
- 前日に家族がインフルエンザに罹患した場合，出勤してよいか。
- 渡航先はどこであれば問題ないのか。渡航先については，感染症のリスクの低い国を選定しておき，その基準に基づいて判断する方法が有用である。

7.8　清浄区域に影響のある業務を実施した職員への規定

　製品の品質に対して，悪影響を及ぼす汚染源を取り扱った作業者が清浄区域の作業に関わる場合，作業前に清浄区域を汚染させない処置をする必要がある。その処置は，その汚染の内容に応じたものがあらかじめ準備されているこ

とが必要である。

清浄区域への入退出には，入出場所（エリア／部屋），期間，作業内容等を記録すること。この記録は，製品に問題が発生した場合，その原因調査を行ううえで有用である。

7.9 職員個人の所有物の持ち込み規制　　　　　　　　　　〈CCS〉

個人の所有物に対しては，汚染レベルに応じた消毒方法について検証することが困難である。

検証されていない消毒方法による物品の清浄区域への持ち込みは，その区域に対する汚染リスクを高めることになる。

7.10 クリーンルーム入室のための更衣及び手洗い

更衣は，体表面及び外部からの汚染リスクを低減するために必要である。また更衣作業時には，体表面やインナーウェア並びに作業衣の床などの接触などによる汚染リスクが存在する。そのため，汚染リスクを低減した更衣方法を定めて手順化し，職員には，教育訓練を通じて，手順に従った更衣が適切に守られるようにすること。

作業衣のサイズは，体に合ったものを着用すること。手順に規定された動きをスムーズに行うために必要な要件であると思われる。また，特に，小さいサイズを着用すると作業衣の破損のリスクが高くなると考えられる。着用前には目視にて，ほころびや破損がないことを確認すること。

グレードが低いエリアで着用していた作業衣を，高いエリアの更衣室に持ち込まないこと。

7.11 作業衣とその品質と適格性評価

作業衣の品質について，また更衣の直前及び直後，さらに退出後の清浄度と完全性のチェックについて，Annex 1の記載を参考にして確認すること。

7.12 作業衣の選定

作業衣は，それが原因で清浄区域への汚染等を引き起こさないものを選定する。選定の際に特に考慮することは，発塵性の低いものであるかどうかである。また微生物管理の観点では，体表面からの微生物の放出を抑えるために，空気の行き来が少ないものが望まれる。そこで，袖口やファスナー部等についても留意する必要がある。

7.13 清浄度の各グレードにおける作業衣 〈CCS〉

更衣の適格性評価

　グレードB（グレードAへの入室／介入を含めて）の更衣の適格性評価において，更衣の微粒子発散と微粒子保持効率（身体から発する微粒子を作業衣内に留めておく性能）を評することが明記された。

　各種の微生物は，空中を浮遊する場合，微細な塵埃に付着して浮遊するといわれており，布地自体から発塵しにくく，身体から発する微粒子を通過させない性能をもった，いわゆる無塵衣が求められている。

　作業衣等については，その交換頻度（原則として入室の度に交換すること），滅菌の方法及び条件等の管理基準を設定し，管理すること。

　人の表面（皮膚，毛髪等）は，汚染されているものと認識する必要がある。それを踏まえて更衣手順の設定や，作業衣，靴などを選定しなければならない。

　7.13項iv（p.136）に「CCSにより規定されている汚染リスクがあると考えられる作業」とあるが，これは，CCSにて行うプロセスリスクマネジメントに基づき，各作業工程から汚染リスクのある作業を特定したうえで，各グレードの作業室において要求される作業衣等の要件を規定していく。各作業工程に従事する職員等については，2.5項（p.41）の「CCSにて考慮すべき要素」にあげられている「人員」として，手袋，マスクを着用する必要性も検討されることになると考えられる。

　ECA Task Forceにて作成されているCCSガイドライン[4]の「B.3.2. Gowning Requirements」には，モデル文書として，各グレードの作業室において要求される作業衣等の要件を規定する例があげられているので，参考にするとよい。

7.14 クリーンルームにおける更衣と作業衣

　Annex 1の記載を参考にして適切な更衣が行えるよう，着用手順の教育訓練を行う。

7.15 グレードA及びB区域での作業衣着用の最大使用時間の適格性評価

　Annex 1の記載を参考にして運用する。

7.16 手袋の消毒と作業衣等の交換

　手袋は設備などに触れることにより，微生物が付着する可能性があるとともに，触れることで感染を拡散させる可能性が潜在する。そこで適時アルコールなどで手袋の消毒を実施すること[3]。

作業中は定期的にあるいは必要に応じて，消毒用アルコールで手袋を消毒する。残留性のあるような消毒剤は，可能な限り避けることが望ましい[3]。

手袋は，手の動作等により徐々に収縮性などが低下し，破れなどの破損リスクが高くなる。破損が発生すると微生物汚染や異物混入の原因になるため，劣化が認められる前に交換について規定する必要がある。そして消毒や交換の規定は，作業者による主観的な判断ではなく，作業時間などわかりやすいタイミングで規定することが推奨される。

作業中に作業衣の破れやほつれに気付いた場合は，直ちに退室して更衣をやり直す必要がある。手袋の破れに気付いた場合は，十分な注意を払う必要がある。手袋を二重に着用している場合は外側のみを取り去って，その上から新たな手袋を着用することはリスクが低いと考える。特に手袋については，清浄に保つことに留意しなければならない[3]。

7.17 作業衣の再使用に関わる適格性評価と洗濯・滅菌回数の管理

洗濯，滅菌回数の上限を定めることが明記された。回数の上限を管理するためには，洗濯・滅菌回数の把握が必要となる。

無菌操作区域で使用する作業衣は，滅菌処理が施されるために非無菌操作区域の作業衣と比較して劣化が早まる。また，無菌操作区域は微粒子についても厳しい管理対象となっており，作業衣の洗浄方法にも留意する必要がある[3]。

衣類の定期的な管理として目視などによる確認と，タンブリング試験機などを用いて衣類からの発塵量を適宜チェックすることも有効である。衣類からの発塵は医薬産業のみならず，半導体産業でも注意が払われているものであり，クリーニング業者や衣服メーカーなどに清浄性や発塵性・耐久性の情報などを依頼することも重要な管理手段である[3]。

7.18 無菌操作の際の作業員の動き

（1）気流可視化試験の照査は教育訓練プログラムの一部
クリーンルーム内の動作で気流がどのように変化するかを可視化したビデオ等の資料が，人員（作業者）の教育に有用であることが示されている。

（2）一方向気流（ファーストエア）の流路を妨げるリスク
一方向気流の設計は，打栓前のバイアルなど製造エリア内の環境において開放状態にある製品やゴム栓などを，環境中の微生物の混入から保護するために用いられる。グレードA内で一方向気流が乱れると，製品の無菌性に影響を及ぼすリスクが生じる可能性があるため，一方向気流を作業者が遮る動きをしてはならない。

表7.2 作業者の運動により発生する0.3µm以上の粒子数（毎分）

立ち姿，又は座姿で無動作	100,000個
手，前腕，首，及び肩を動かす	500,000個
手，腕，胴体，首，頭を動かす 下肢も動かす（足踏み）	1,000,000個
立ち姿から座姿の往復	2,500,000個
歩行　毎時3.2km	5,000,000個
歩行　毎時5.6km	7,500,000個
歩行　毎時8.0km	10,000,000個

(Technology Utilization SP-5074 Clean Room Technology, 1969)

（3）人員の動きはゆっくりと

　グレードA内で急に動くことにより，容認できない乱流を発生させる可能性がある。このような動きにより，意図したクリーンルームの設計及び管理パラメータを超えた問題を引き起こしかねず，一方向気流を乱さないように，ゆっくりかつ注意深く動くという原則がどこでも守られるべきである。

　急な動きをすると，作業衣と体の間にある空間部の空気が微生物とともに室内に放出される。この現象は，ポンピングあるいはプッシングと呼ばれる現象であり，袖口や首元から微生物を含んだ空気が室内に放出されるものである。ファスナー部や縫目は，布地部分と比較して微生物が通過しやすいといわれている。クリーンルーム内の行動についてはなるべく具体的に行動を規定し，監督者が十分に管理することが必要である。しかし，それ以上に職員各自が意識して行動することが，クリーンルーム内や無菌の作業衣の汚染を防止する有効な手段である[3]。表7.2に作業者の運動により発生する0.3µm以上の粒子数を示す[5]。

参考文献

1) 「最終滅菌法による無菌医薬品の製造に関する指針」の改訂について，厚生労働省医薬食品局監視指導・麻薬対策課 事務連絡，平成24年11月9日
2) 「無菌操作法による無菌医薬品の製造に関する指針」の改訂について，厚生労働省医薬食品局監視指導・麻薬対策課 事務連絡，平成23年4月20日
3) 齋藤泉・監修，室井正志，佐々木次雄・編集：無菌製造法による製造指針と品質管理 第2版，じほう，2012
4) ECA Foundation：How to Develop and Document a Contamination Control Strategy, Version 2.0, 2022
5) Technology Utilization SP-5074 Clean Room Technology, 1969

8 製造及び特定の技術
Production and Specific Technologies

▶ 無菌医薬品の製造プロセスの技術及びGMPの管理要件に関するガイダンスを含む。特定の技術要件が適用される凍結乾燥技術，BFS，FFSなどの技術に関するガイダンスも提供されている。

「8. 製造及び特定の技術」では，製品の無菌性保証を確保するためのGMPと汚染管理戦略（CCS：contamination control strategy）に関して，最終滅菌法，無菌操作法，無菌操作法によるプロセス処理後の最終加熱処理（post-aseptic processing terminal heat treatment）のそれぞれによる製品の滅菌，設備及び包装の構成部品の滅菌，充填と閉塞などの製造工程と容器施栓システムの完全性と検査工程への要求事項が示されている。

無菌製品の製造においては患者へのリスクを最小限にするために，信頼できる無菌性保証水準（SAL：sterility assurance level）を維持することが必要であり，最終滅菌法で一般に受け入れられるSALは，10^{-6}微生物生存確率以下，すなわち，滅菌された成形品又は剤形中に生存する微生物の存在確率が100万分の1以下である。SALは，非滅菌ユニットの確率（PNSU：probability of non sterile unit）として捉えることもできる。

本節を通して，その確率に影響する可能性のあるリスク要因についてCCSの視点が提供されている。

無菌性の保証は，適切な滅菌法の選択と滅菌サイクルの使用と適切な処置，

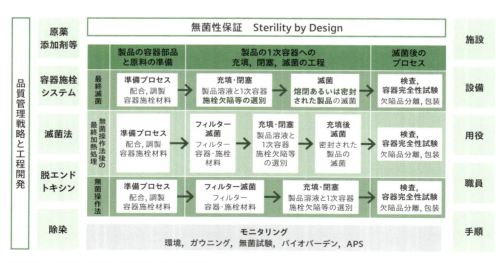

図8.1　無菌性保証とCCSを構成する要素
（USP〈1211〉Sterilization and Sterility Assurance of Compendial Articles, 2024及びTidswell EC, et al：Sterility Assurance-Current and Future State, PDA J Pharm Sci Technol, Epub Sep. 16, 2021を参考に作成）

そして適切な現行の適正製造規範の遵守によって確立される。**図8.1**の概念図[1),2)]に示すように，環境，設備，部品，原料・材料，工程の管理，及び職員の訓練と力量管理のそれぞれから必要な要素が特定され，Quality by Design（QbD）アプローチによる製品品質の管理戦略と滅菌プロセス（sterility by design）の開発のもとにCCSが構築される。

最終滅菌法による製品 (8.1～8.6)
Terminally sterilized products

項目番号	和訳
8.1	容器部品，原料の準備は，微生物，エンドトキシン/発熱性物質，及び微粒子による汚染のリスクを限定し，それにより製品を滅菌に適したものとするため，少なくともグレードDのクリーンルームで実施すること。製品の微生物汚染リスクが高いか又は通常ではない状態にある場合（例えば，製品が微生物増殖を活発に助長する，その製品が充填前に長期間保持される，あるいはその製品の加工が大部分クローズドで行われたものではない）調製は少なくともグレードCの環境で実施すること。軟膏，クリーム，懸濁液及びエマルジョンの調製は，最終滅菌前は少なくともグレードCの環境で実施すること。最終滅菌された動物用医薬品に関する個別のガイダンスはPIC/S GMPガイドライン アネックス4で見られる。
8.2	1次包装容器及び構成部品は，微粒子，エンドトキシン/発熱性物質及びバイオバーデンによる汚染が適切に制御されることを保証するバリデートされた工程を用いて洗浄すること。
8.3	最終滅菌のための製品の充填は，少なくともグレードCの環境で実施すること。
8.4	CCSにより製品が，製品に対する通常と異なる環境からの汚染リスクを特定した場合，例えば，充填作業が遅い，容器の口が広い，あるいは封止前に必然的に何秒間か以上暴露が必要な場合，製品は少なくともグレードCの周辺環境のグレードAで充填すること。
8.5	薬液の製造は，可能な場合，最終製品容器に充填する前にバイオバーデンレベルと微粒子を低減するために微生捕捉フィルターを用いたろ過工程を含むこと，そして，調製と充填の間に最大許容時間があること。
8.6	種々のグレードで実施すべき作業の例が**表3**に示されている。

表3　最終滅菌製剤の操作とその加工操作を行うグレードの例

グレードA	常に通常と異なるリスクがある製品充填
グレードC	通常と異なるリスクがある場合の薬液調製。製品充填。
グレードD	その後の後続する充填のための溶液及び構成部品の準備調製

概要

8.1項〜8.6項では，最終滅菌方法に関する原料・容器及び製造環境に関するCCSに関する視点を提供している。一般に，最終滅菌法は，加熱，湿熱，電離放射線照射の原理に基づく，微生物に対して致死的な方法であり，定量的なプロセス管理と検証が可能である。そのため，最終滅菌の工程パラメータは，滅菌前の製品の最大バイオバーデンを一定レベル以下にコントロールすることを前提とし，製品に許容される最大エネルギー量による無菌性保証水準の達成と同時に，エネルギーの大きさに依存した製品の分解，変性を最小限にする品質の設計と検証が求められる。

製品の品質管理戦略開発に沿って設計された製品構成要素（原料，賦形剤，容器施栓系）と，無菌製品特有の重要品質特性（無菌性，エンドトキシン／発熱性物質，微粒子）について，重要な工程管理ポイントを設定する必要がある。

製品の無菌性を維持するための容器施栓システムの設計要素とcGMP（current good manufacturing practice）の容器施栓システムの供給者（製造業者）の評価と管理の視点については，例えば，FDA医薬品・バイオロジクスの容器・容器施栓システムのガイダンス[3]が提供している。

解説

8.1 最終滅菌法による製品の容器部品と原料の準備における作業区域

製品中の滅菌及びエンドトキシンに対するリスクを軽減するために，製造工程中の微生物学的管理は不可欠である。最終滅菌される溶液製品は，通常，**表8.1**のような主要工程で製造されるが，それぞれに微生物汚染リスクを有する。

これらの微生物汚染リスクが適切に軽減，管理されている限り，グレードDの環境は，最終滅菌法による製品の配合に適したものと考えることができる。

表8.1 最終滅菌工程と微生物汚染リスク

工程	目的と主要な操作	微生物汚染リスク
準備	指定された成分・組成の配合WFI[*1]中の均一な溶解・調製[*2]	WFI及びその他の原料等成分を介した工程への微生物の侵入
		配合及び準備／調製システムへの微生物の侵入
	1次容器・施栓材料の洗浄，滅菌	容器施栓システムに存在する微生物による製品への微生物の侵入
充填閉塞	1次包装容器への溶液の充填及び熔閉あるいは施栓とキャッピングによる密封	滅菌後の容器，施栓材料の移送中の微生物の侵入
		調製システムからの移送と充填中の製品への微生物の侵入
		配合から最終滅菌までの間の製剤溶液中での微生物の増殖
滅菌	最終滅菌による無菌性保証（PNSU≦10^{-6}）の達成	滅菌までに侵入した微生物によるエンドトキシンの増加

＊1 注射用水（WFI；water for injection）
＊2 必要に応じて調製された溶液の微粒子除去及びバイオバーデン軽減を目的にろ過（孔径0.45μmあるいは0.22μmのフィルター）工程を設置する場合がある。

しかし，製品特有の成分，組成によっては，配合・調製された溶液は，微生物の増殖を助長あるいは抑制する可能性があり，また，容器，原料の準備作業の手順などに起因する微生物汚染リスクも，一様ではない。成分（components）及び材料（materials）の規格に基づく調達，受け入れと保管，準備/調製（preparation）プロセスを通じた汚染リスクを特定し，滅菌後の無菌性保証（PNSU $\leq 10^{-6}$）を確実にするために必要な滅菌前の準備プロセスの作業区域（グレード）を決定することが求められる。

区域（グレード）の設定にあたり，製品開発，製造所への技術移管とバリデーションを通じて得られる，以下のような知識・情報を考慮したリスク評価を行うべきである。それらをもとに，既存の複数の製品に関するCCSと異なるリスク要因を特定した場合，「通常と異なるリスク」として考慮する。

① 滅菌前の原料，賦形剤，容器施栓材料，その他製品に直接接触する可能性のある材料（原材料等）が有するバイオバーデンの微生物学的属性，及び原材料等の製造工程（生物由来原料等に相当する場合，特にその材料特有の製造方法におけるバイオバーデンの変動リスクとなる工程を含む）と変動傾向

② 製品を構成する素材固有の抗菌特性，調製された溶液の微生物の発育阻止あるいは増殖促進にかかる特性評価

③ 原料，賦形剤，容器施栓システム等のバイオバーデン，エンドトキシン/発熱性物質，微粒子，異物の調査と変動リスクの監視

④ 原料，賦形剤の水分活性及び製造所保管施設内の環境条件による微生物増加の影響などの潜在的リスクの推定

⑤ 調製施設あるいは区域の環境条件（環境モニタリング項目）の変動傾向の評価

⑥ 製品を構成する溶液の調製，容器の洗浄（微粒子，脱パイロジェン）と乾燥，滅菌のそれぞれに使用する機器の設計と既存工程パラメータの有効性

⑦ 除菌，除染，その他の微生物処理の方法の必要性と適用の可否（原材料等の品質への影響）と，必要な場合その手順と検証

さらに，①〜⑦に関連する要因，あるいは影響度が大きいと推定される「製品特性」，「製造施設」，「設備等の構成」と「管理状態」からリスクを抽出し，必要なリスク削減の施策を考慮する。以下の3例は，8.1項の記述「製品の微生物汚染リスクが高い（high）か又は通常ではない状態（unusual）にある場合」に相当する端的な例として考えられる。

例1 微生物の増殖を助長する可能性がある溶液で，原材料等のバイオバーデンに起因し，配合直後のレベルも高く，調製から充填工程の時間，最終滅菌開始との間の経過時間を制限する必要のある製品

例2 配合・溶液調製システムがオープンかつ溶解に一定の時間を要する溶液組成

例3 微生物の増殖を助長する可能性がある溶液の製造で，原料を積極的に添加する場合に環境に開放される。調製後の溶液伝達システム（調製・混合タンク ➡ フィルター ➡ 充填配管）は，バッチ形式である。

なお，無菌製品の充填前の長期保存とは，原則として24時間以上の保存であり，微生物，エンドトキシンの評価を含む保存安定性データに基づく保存条件と最大許容保存時間の設定が必要とされる[4]。

調製から充填までの工程における微生物制御の全体的な状態は，最終滅菌された溶液製品の無菌性，エンドトキシン量で評価されるため，特にバイオバーデン（微生物の種類と数量）に関する微生物学的試験は，工程あるいは操作単位を特定し，継続的もしくは連続的な実施を考慮するべきである。サンプリングポイントとタイミングは，製品品質，溶液特性の評価の必要性とバイオバーデンの重要管理ポイントを考慮し，作業者ならびにサンプリング操作からの影響を最小化するように設定する。その結果から，グレードDあるいはグレードCの区域で準備，調製作業を行うことの妥当性を確認する。

軟膏，クリーム，懸濁液及びエマルジョンの調製については，最終滅菌前はグレードCの環境が求められている[5]が，これらの最終滅菌のいずれの場合も，構成成分の分解，変質を最小限とする滅菌前のバイオバーデンレベルの設計が必要とされ，工程中の微生物汚染リスクを増大させないためと理解される。

8.2 1次包装容器及び構成部品の洗浄

（1）容器施栓システム

容器施栓システム〔1次包装容器と構成部材（施栓材料）〕は，調製された溶液が充填，密封され，最終滅菌プロセスに供されるため，製品の無菌性保証に適うように微粒子，エンドトキシン及びバイオバーデンによる汚染を最小限にする必要がある。1次包装容器と施栓材料は，製品の形態と品質規格に基づく寸法と精度，及び機能仕様に関する特定の重要な品質属性〔吸着性，表面粘着性，透湿性などガス透過性にかかる特性，吸湿性，浸出物（extractables）及び抽出物（leachables）等〕に適合しなければならない。加えて，GMP及びCCSの前提として，少なくとも1次包装容器と施栓材料の供給業者あるいは製造業者との適切な品質保証の取り決めが必要である。これには，微粒子，エンドトキシン及びバイオバーデンに関するリスク評価及び実測データに基づく管理規格を反映すべきである。特に，洗浄済み（ready to sterilize），滅菌済み（ready to use）の1次容器と施栓材料の組み合わせを採用する場合は，これらの原料管理から成形，洗浄，滅菌，包装，出荷までの清浄度管理と，必要に応じてプロセスバリデーションの実施状況を評価することも考慮する。

（2）材質・形状等による洗浄・滅菌プロセスの留意点

無菌製品の1次容器の材質，形状及び生産スケールにもよるが，通例，ガラス製容器の場合は，洗浄による微粒子と異物等の除去後，バッチ式あるいはトンネル式乾熱滅菌機による脱パイロジェン処理が行われ，グレードC環境下での充填と閉塞まで連続的なプロセスが採用される。プラスチック，ゴム製の施

栓材料の場合は，特有の表面状態の静電気，粘着性等に起因する微粒子，異物の付着が問題になる可能性があることから，通例，施栓材料の洗浄と滅菌プロセスに投入する際の許容限度を考慮し，これらの製造業者等との間で受け入れ規格を取り交わす。

多くの製品がガラス製バイアルとゴム栓の組み合わせで容器施栓システムを構成しているが，ゴム栓は清浄度管理された包装で受け入れ，洗浄による微粒子とエンドトキシンの減少化に加え湿熱滅菌を行った後，グレードCの環境に影響しない設備あるいは容器に入れて，充填区域に移送する。プラスチック製容器，施栓材料の場合，微粒子とエンドトキシンの減衰は洗浄で行い，滅菌は湿熱滅菌あるいはγ線照射にて行う場合も少なくない。多くの場合，ready to useとして滅菌後に充填区域の清浄度への影響を最小限とする包装形態で受け入れ，充填工程に供される。いずれの場合も，充填区域のグレード管理に適した形態と最終滅菌された溶液製品の微粒子，エンドトキシン限度への寄与率を考慮した1次容器，施栓材料の洗浄・滅菌後のバイオバーデン，エンドトキシン，微粒子の許容限度が設定される。

（3）洗浄工程

洗浄工程は，微粒子とエンドトキシン減衰の処理，最終製品の品質規格への適合性を維持するための重要な工程の一部となる。8.2項の「バリデートされた工程を用いた洗浄」は，洗浄装置あるいは洗浄から滅菌までの一連設備の洗浄ユニットの適格性検証と，洗浄サイクルのバリデーション及び日常管理評価のデータにより構成される。

①洗浄設備と用役の適格性

1次容器と施栓の材質と形状に応じて，洗浄と脱エンドトキシンに適した設備とプロセス条件は異なる。洗浄工程で使用するユーティリティ〔圧空，精製水と注射用水（WFI；water for injection）等〕の条件（温度，流速等）及び洗浄とリンスのサイクルなどについて，洗浄の対象ごとに洗浄サイクルの適格性と除去効果を検証する。ワーストケースと残留許容限度に関する個別評価と複数の洗浄対象のグループ化に関するリスクアセスメントに基づき，共通の洗浄工程条件の設定が可能になる側面がある。

②洗浄によるエンドトキシン除去[6),7),8)]

プラスチック製1次容器と施栓材料（ゴム栓，ストッパーやシリンジプランジャーなど）のエンドトキシンの洗浄除去を意図した場合，3 logの減少を達成できる条件であることを，エンドトキシンチャレンジテストを通じて確認する。容器の個別の形状，材質とサイズを考慮してエンドトキシンの塗布方法，洗浄後の回収方法及び定量方法を設定するほか，エンドトキシンの除去効果を得るためにアルカリ溶液，洗浄剤，加温WFIなどを使用する場合は，これらの条件も組み合わせた適格性検証を行い，管理要件と監視点を設定するほか，残留評価も行う。

③ガラス製バイアルやアンプル等の脱パイロジェン[6)-10)]

　　洗浄後に乾熱滅菌機による脱パイロジェン工程を設定する場合が多いが，同様に，洗浄後容器へのチャレンジテストによるエンドトキシン3 logの減少を評価する適格性検証を行う。チャレンジテストに使用するエンドトキシンあるいはエンドトキシンインジケータの取り扱い，定量法など手順化を考慮する必要があり，これは②でも同様である。

④微粒子と異物の除去を目的とする洗浄

　　微粒子と異物の除去を目的とする場合，例えば，50〜100μmの標準粒子などを使用した微粒子チャレンジと，ガラスあるいはプラスチック製等の容器施栓製造プロセス由来の異物粒子チャレンジテストにより，洗浄後の容器施栓ユニットが，薬局方に規定された製品ユニットの不溶性微粒子と異物目視検査の基準に適合することを検証する。

⑤化学物質による汚染の洗浄

　　化学物質による汚染のリスクを考慮し，除去効果を評価する場合は，汚染物質と発生箇所及び汚染量のワーストケースの推定を行う。残留のハザードとして想定する汚染物質の溶解性や固着性など，洗浄に影響する因子を考慮したうえで，チャレンジテストにおける模擬物質として妥当と評価できるときは，塩化ナトリウム，活性炭，リボフラビン等のモデル化合物を塗布乾燥した容器及び施栓材料を洗浄し，その除去能を検証するなどの方法をとることができる場合がある。

⑥洗浄後の工程管理

　　洗浄後のバイオバーデンの増加を抑制するための乾燥方法，次工程への移送に適した形態と保持時間の設定を行い，充填までの微生物汚染リスクが最小限に管理されていることを実証することも必要である。

（4）リスク評価

　組織において，以下の知識が体系的文書として保持されている場合，新たに採用される容器施栓システムへの既存CCSの適用に関するリスク評価を効果的に行うことができると考えられる。

- 複数の製品の容器施栓システムの形状，寸法と精度等に関する実績（供給者評価を含む）
- 製品ごとの容器施栓システムにより確保される特定の重要品質特性と，組織が取り扱う製品間の共通性と差異の度合い評価
- 定常生産において使用された容器施栓材料のロット間変動等の評価に基づく初期バリデーション（チャレンジテスト結果を含む）の有効性維持の評価。例えば，洗浄前後の微粒子，エンドトキシン量を比較したコントロールチャート等，又は定期照査が利用できると考えられる。
- 変更管理の機会に応じて，バリデーションの検証結果の有効性維持について，変更による影響のリスクアセスメントと許容できるリスクの大きさが維

持されていること，もしくはリスクを最小化するために採用された措置に関する説明の記録が保持されている。

- 使用されている製品の容器施栓システムと，新たに採用される容器施栓システムの差異の評価に基づく，既存チャレンジテストの適用性評価を行う。その結果，通常と異なるリスクの要因が特定されたとき，洗浄，脱エンドトキシンの再バリデーションの要否について意思決定することも可能と考えられる。なお，通常の生産時のチャレンジテストの実施は，装置，設備，工程の区域環境への汚染物質となりかねないため，十分な注意が必要である。

8.3 最終滅菌のための製品の充填環境

製品の溶液特性として，微生物増殖を助長する可能性がなく，かつ，8.1項の解説(p.150)で示した微生物汚染のリスクが最小限に管理される場合，グレードDで配合，調製した溶液はグレードCに移送され，洗浄，脱エンドトキシン，滅菌工程を経た1次容器に充填される。充填工程中の製品にとって環境からの微生物汚染が最大のリスクをもたらすと考えるとき，個々の容器への充填から速やかに連続的に施栓を完了するプロセスを有する製品の場合，グレードCの環境は，最終滅菌される製品の管理として適していると考えられている。

8.4 CCSによる充填容器リスクが示された場合について 〈CCS〉

無菌製品の患者への投与量は，指定された成分，組成による溶液特性(表面張力，流体としての粘弾特性，粘度，泡立ち，酸化分解等)に基づく有効性・安全性及び保存安定性に関わる濃度設定として品質設計される。そして，充填量の正確性と精度及びユニット間の均一性の確保に加え，泡立ちや容器壁面への付着を最小限にするなど品質の側面から，

①1容器あたりの充填量が多い
②容器の口径が広い
③1容器あたりの充填速度が遅い
④他の製品と異なる充填針の構造(吐出口形状，口径，位置等)を利用
⑤複数の充填ステーションで，容器内のガス置換と溶液充填をプログラム化
などの，単一あるいは複数の組み合わせで充填工程が設計される。

また，充填プロセスとして，単一の容器に充填した後に直列のラインで移送し，封止する，あるいは充填後はゴム製等施栓による密閉状態の容器として集積し，その後アルミキャップ等で密封ステーションに移送するなどの形式が選択される。これらの場合，グレードC環境下での充填から閉塞までの工程において，特に，1次容器内に充填された溶液面積及び容器そのものの表面積をもとに，工程時間を通じた曝露時間と，許容浮遊微粒子と微生物数及び環境管理の実績データに基づいてリスクを評価する。環境から製品又は容器に微生物が侵

入するリスクは限定的であるが，最終滅菌工程パラメータは，工程ごとのバイオバーデンの許容設定，かつそれに関連する製品の物理化学的及び生物学的致死性の定量的設計に基づき設定され検証されたものである。そのため，製品の許容バイオバーデン全体への寄与と影響を考慮する。その結果，グレードC環境での充填に関して，緩和すべきリスク要因が特定されたときに，より高度なバイオバーデン管理と微生物汚染防止の方法の一つとして，「製品は最低グレードCの周辺環境のグレードAで充填すること」との指針が提供されている。

8.5 最終製品容器に充填する前のろ過工程

　製品特有の溶液特性，特に微生物増殖助長の可能性を鑑みて，配合・調製工程における原材料等が有するバイオバーデンの変動，準備調製工程のグレードD区域の環境の予期せぬ逸脱等が，最終滅菌後の製品の品質適合性ならびに出荷判定に大きな影響を与える可能性がある。その場合，微生物保持フィルター（0.45μm又は0.2μm）の使用を，微生物学的及び微粒子リスクを軽減するための重要管理点として設定すべきである。以下の視点に基づく工程設計と製造管理文書化を考慮し，CCSの根拠あるいは管理要件の知識として維持する。8.80項〜8.86項（p.219〜227）の指針も参考に，必要な事項を管理ポイントとして定めること。
　①フィルター素材と製品溶液の適合性評価
　②微粒子とバイオバーデンのワーストケースに基づくろ過面積等の設計，ろ過後バイオバーデンと微粒子の許容基準値の設定
　③工程内のフィルター設置箇所等を含む設備の考慮点
　④製造バッチごとのろ過後バイオバーデンと微粒子の許容限度への適合性評価と傾向分析
　⑤微生物保持フィルターの上流とろ過後の溶液（リザーバータンクに捕集される場合）あるいは最終滅菌工程直前の充填済み容器に対する微生物学的検査
　⑥積極的なフィルター完全性試験プログラムの立案と実施
　特に，ろ過前後の微生物学的検査におけるバイオバーデン調査結果として，総微生物カウント数が低いレベルで推移していること，耐湿熱性芽胞菌のカウント数のトレンドデータを示すことができるとき，滅菌サイクル設計と実際の工程条件の妥当性と堅牢性を示すことにつながる。

8.6 最終滅菌製剤の操作及び加工操作を実施すべきグレード例

　表3（p.149）に最終滅菌製剤の製造に関わる操作とその加工操作を行う区域のグレードが示されているが，8.1項〜8.5項で考察したように，それぞれの操作に適したグレードは，製品の設計品質，原材料と容器施栓システムの微生物，エンドトキシン/発熱性物質，微粒子の管理レベルと管理方法の設定及び実際

の製造工程におけるリスクの特定と，最小化の対策の評価に基づき設定されるべきである。

充填区域に移送される1次容器と施栓材料，及び充填工程で製品と接触する設備表面とパーツ類（器具・工具，サンプリング用容器等）のすべてを滅菌，あるいは汚染の伝播を最小化する除染，消毒，及び再汚染を防止する移送形態をつくる操作を設定し，充填区域に移送，設置する必要がある。

無菌操作及び加工 (8.7〜8.19)
Aseptic preparation and processing

項目番号	和訳
8.7	無菌工程は明確に規定すること。無菌工程に伴うリスク，及びそれに伴うどのような要求事項についても，特定し，評価し，適切に管理すること。製造所のCCSはこれらの管理，モニタリング要求事項及びそれらの有効性の照査に関する許容基準を明確に規定すること。これらのリスクを管理するための方法と手順を記載し実施すること。受け入れた残留リスクについては正式に文書化すること。
8.8	微生物，エンドトキシン／発熱性物質，及び微粒子による汚染を最小限とするための注意事項を，無菌環境の準備の際，全ての加工段階（バルク製品の滅菌前後の段階を含めて）において，そして，製品が最終容器中で密封されるまで，その製造所のCCSに従って実施すること。クリーンルームにおいては，微粒子及び繊維を発生する可能性がある物の存在は最小限とすること。
8.9	可能な場合，グレードAへの重大な介入の必要性を減少させ，汚染のリスクを最小限とするために，RABS，アイソレータあるいは他のシステムのような設備の使用を考慮すること。ヒトの直接の重大介入を排除するためにロボット技術及び工程自動化も考慮できる（例えば，トンネル滅菌機，凍結乾燥機への自動投入，定置滅菌）。

8.10 種々の環境グレードで実施すべき作業の例を**表4**に示す。

表4　無菌調製及び加工作業に関する作業とグレードの例

グレードA	・充填設備の無菌組み立て ・最終ろ過滅菌フィルターの後の部位での無菌条件下での接続（滅菌された製品が接触する面が暴露される場合）。これらの接続部は可能な限りSIPで滅菌すること。 ・無菌的薬液調製及び混合 ・無菌のバルク製品，容器及び栓の補給 ・保護無しの（例えば，包装無しの）滅菌物の滅菌機からの取り出し及び冷却 ・包装がない状態での無菌の1次容器構成部品の無菌充填ラインでの待機と搬送 ・無菌充填，アンプル等の容器の封止，バイアル打栓，開放又は半打栓したバイアルの搬送 ・凍結乾燥機への搭載
グレードB	・グレードAへの周辺のサポート（アイソレータでない場合） ・設備，構成部品，付属品をグレードAへ入れるための，周辺環境からの保護下での搬入あるいは待機
グレードC	・サンプリング及び秤量を含めて，ろ過用の薬液の調製

8.10	グレードD

- ・設備の清浄化
- ・清浄化後の部品，設備及び付属部品の取り扱い
- ・洗浄した設備，部品，付属品の，HEPAフィルターでろ過された気流下での滅菌前の組み立て
- ・封止され，滅菌されたシングルユースシステムの，組み込み式の無菌接続具を用いた組み立て

8.11 最終製剤がろ過できない無菌製品については，以下を考慮すること：

i. 製品及び容器部品に接触する設備は全て使用前に滅菌すること。

ii. 全ての原料あるいは中間製品は滅菌し，無菌的に添加すること。

iii. バルク溶液あるいは中間製品を滅菌すること。

8.12 製品と直接あるいは間接に接触する，滅菌済みの設備，構成部品，及び付属品の包装からの取り出し，組み立て及び調製は，無菌工程として扱い，グレードBのバックグラウンドのグレードAで実施すること。充填ラインの準備作業及び無菌製品の充填は無菌工程として扱い，グレードBのバックグラウンドのグレードAで実施すること。アイソレータが使用される場合は，バックグラウンドは4.20項に従うこと。

8.13 製品及び容器部品が環境に暴露され，製品がその後ろ過（滅菌グレードのフィルターを通して）あるいは最終滅菌されない場合は，軟膏，クリーム，懸濁液及びエマルジョン等の無菌製品の調製及び充填はグレードBのバックグラウンドのグレードAで実施すること。アイソレータあるいはRABSが使用される場合は，バックグラウンドは4.20項に従うこと。

8.14 その後定置滅菌されるかあるいは直接の環境からの汚染の可能性を最小限とする組込み式の無菌接続具を用いて実施されるのでなければ，無菌接続はグレードBのバックグラウンドのグレードAで実施すること。組み込み式の無菌接続具は汚染のリスクを低減すべく設計されていること。

アイソレータが使用される場合は，バックグラウンドは4.20項に従うこと。無菌接続は，適切に評価し，その有効性を検証すること。組込み式の無菌接続器具の要求事項については8.129項及び8.130項を参照すること。

8.15 無菌操作（組込み式でない無菌接続器具を含めて）は，予め組み立てて滅菌した設備等による工学的設計を用いることにより最小限とすること。製品接触の配管及び設備は，可能な限り予め組み立てて定置滅菌すること。

8.16 製造中に発生する可能性がある，必須介入操作と是正のための介入操作の両者について，許容され，適格性評価された介入の，承認されたリストがあること（9.34項参照）。介入は，環境，行程及び製品の汚染のリスクを効果的に最小とすべく注意深く設計すること。介入を設計するプロセスは気流，重要表面，及び製品へのいかなる影響についても考慮することを含むこと。介入時に作業員の侵入をできる限り最小とすべく工学的解決法を用いること。操作のための無菌の道具の適切な使用を含めて無菌技術に常に注意を払うこと。工程に組み込まれた介入と是正のための介入のタイプを列記した手順と，それらの実施方法を示した手順は，常にアップデートしておくこと，そしてまず第一にリスク管理及びAPSを通じて評価されること。許可されていない介入は例外的状況でのみ，その介入に伴うリスクについてしかるべき考慮をし，品質部門による承認を得て用いること。実施した介入の詳細はリスク評価を受け，記録し，製造業者の医薬品品質システムのもとで完全に調査すること。適格性評価されていない介入はいずれも品質部門により徹底的に調査し，バッチの処置の決定の際に考慮すること。

8.17	介入と停止はバッチレコードに記録すること。毎回のライン停止あるいは介入をバッチレコードに，その時間，事象の持続時間，及び関与した作業員を含めて，充分に記録すること（9.34項参照）。

8.18	無菌調製及び加工の各段階の時間は最小限とし，以下を含めて，規定されてバリデートされた最大時間内に限定すること：
	i. 設備，構成部品，及び容器の清浄化と乾燥，そして乾燥と滅菌の間の保持時間
	ii. 滅菌された設備，部品，及び容器の使用する前及び充填／組み立ての際の保持時間
	iii. RABS及びアイソレータのような除染された環境の，使用前の保持時間
	iv. 薬液調製開始とその滅菌あるいは微生物捕捉フィルター（該当する場合）によるろ過との間の時間，そして無菌充填工程の終了までの時間。各製品についてその組成と所定の保存法を考慮に入れた最大の許容時間があること
	v. 滅菌された製品の充填前の保持時間
	vi. 無菌操作時間
	vii. 充填時間

8.19	無菌作業（APSを含めて）は，クリーンルームでの作業員の挙動を含めて作業員が正しい作業を行っている事を検証し，不適切な作業を実施していることを検出した場合に指摘するべく，無菌操作に特定の専門性を持つ人員により定期的に監視されること。

概要

　8.7項～8.19項では無菌操作法によるプロセスのCCS検討の視点として，無菌操作工程の特定，管理すべき操作手順の特定，作業者の介入，工程作業時間について詳述している。

　無菌操作による工程を規程し，リスクを特定し，評価し，適切に管理し，各々の製造所のCCSにこれらの管理項目の許容基準，モニタリングの要求事項，有効性のレビュー方法を明確に定義する。

　無菌操作法を用いて製造する場合，それぞれの工程に求められるグレードが示されている（4.建物, p.54）。滅菌後の製品，1次容器，設備，器具はすべてグレードAで取り扱い，グレードAでは，微生物，微粒子及びエンドトキシン／発熱性物質からの汚染リスクを最小限とするための技術を検討すべきである。

　特に，ろ過滅菌できない製品，滅菌済の器具，ライン接続，ならびにろ過滅菌及び最終滅菌できない軟膏剤等に対する要件が具体的に述べられている。

解説

　無菌操作製品は最終滅菌製品と比較して汚染リスクが高いことを前提とした管理方法が述べられている。

8.7 無菌操作プロセスの特定　　　　　　　　　　　　　　〈CCS〉

　製造所，製品ごとに無菌操作プロセスは異なり，製品の特性及び製造プロセスを十分に理解したうえで，汚染源として微粒子，微生物及びエンドトキシン／発熱性物質に対する汚染管理戦略を2.5項（p.41）に従い定める。

　製品ごとに無菌工程を明確に定め，そのリスク及び要求事項を特定し，評価し，管理方法を定める。製造所のCCSには，以下の①～③を定める。

　①リスク及び要求事項を管理するための基準

　②モニタリング方法や基準

　③①，②の有効性を評価するためにPQSに基づき頻度を定めてレビューし，必要な場合，改善すること。CCS検討の過程で受け入れた残存リスクは，文書化して共有する。

8.8 汚染管理実施　　　　　　　　　　　　　　　　　　　〈CCS〉

　CCSでは，微生物，エンドトキシン／発熱性物質，及び微粒子を管理すべき対象として，これらの汚染を最小限にするために，製品及び原材料が無菌化された後，密封されるまでの無菌工程のみならず，無菌工程の前工程，滅菌前の原材料の取扱い等も検討して，注意事項等を定める。

8.9 人の介在を最小限とするシステムの導入

　グレードAでは人の介在が最大の汚染源と考えられており，人の介在を極力防ぐ方法が推奨されている。

　グレードAに求められる設備の要件は，本ガイドライン「4. 建物」（p.54）を参照。

　人の介在を防ぐ方法として，アクセス制限バリアシステム（RABS；restricted access barrier systems），アイソレータのほかに，ロボット技術及び工程自動化の事例として，トンネル滅菌機，凍結乾燥機への自動投入，定置滅菌が紹介されている。アイソレータとロボットを組み合わせた技術を用いた無菌充填や凍結乾燥機への搬入が取り入れられつつある。

8.10 無菌調製及び加工作業に関する作業とグレードの例

　グレードA～Dの環境グレードごとに実施すべき工程や操作が，**表4**（p.157）に例示されている。

8.11 最終製剤としてろ過滅菌できない製品

　最終製剤としてろ過滅菌できない注射剤には懸濁液剤，乳濁液剤，粉末注射剤，BCGワクチン，痘瘡ワクチン，麻疹ワクチン，高分子ヒアルロン酸等がある。

　あらかじめ滅菌済の原薬，添加剤，又は中間体を無菌的に調製し，無菌の器具，設備を用いて充填するなど，各々の製品の特性に応じた段階で滅菌する。滅菌後の無菌工程が多いほど，汚染リスクが高くなる。

8.12 滅菌済の器具の準備・組み立て，無菌接続等の取り扱い

　滅菌以降は，滅菌済の設備，器具の準備，資材の準備，薬液の調製，充填等は，すべてグレードBをバックグラウンドとしたグレードAの環境で無菌工程として取り扱う。

8.13 軟膏，クリーム，懸濁液，乳液

　最終滅菌やろ過滅菌ができない無菌の軟膏，クリーム，懸濁液，乳液の調製，充填は，グレードBをバックグラウンドとしたグレードAの環境で行い，無菌工程として取り扱う。

8.14 無菌的な接続

　①接続後の定置滅菌＜②組込み式の無菌接続器具を用いた接続＜③滅菌後の器具の無菌接続の順で汚染リスクは高くなることから，第一選択肢としては接続後の定置滅菌を採用すべきである。一方で，組込み式の無菌接続器具を用い，無菌的に接続できるよう設計したクローズドシステムの使用も有効である。

　無菌接続は，滅菌した器具・部品を，グレードBをバックグラウンドとしたグレードAに無菌的に搬入し，無菌操作にて行う。すなわち，器具・部品の滅菌，グレードAへの搬入，接続等の複数の操作の組み合わせによるものであり，汚染リスクが高い。

8.15 無菌的な操作

　無菌接続は汚染リスクが高いことから，可能な限り器具・部品同士を接続して滅菌したものを接続するなど，無菌操作が最小限とするよう設計する。

　これらの操作は定期的再バリデーションとして，器具・部品を接続した状態で滅菌する場合の滅菌性能を評価し，無菌接続を無菌プロセスシミュレーション（APS；aseptic process simulation）に組み込んで評価する。

　定置滅菌の要件は，8.63項（p.201）を参照。

クローズドシステムの要件は，8.127項〜8.130項（p.262〜265）を参照。

8.16 インターベンション（人の介在）

人による介入操作が最大の汚染源と考えてられており，充填液量の確認や環境モニタリング等の工程中に定期的に行われる操作のための介入，倒瓶や破瓶等の修正のための介入がある。人による介入操作が最小限となるよう，充填液量の自動測定装置の採用，適切な器具の使用や倒瓶・破瓶が発生しないような製造条件の検討を優先すべきである。

やむなく介入操作を採用する場合には，あらかじめ想定されるすべての介入操作につき，汚染リスクを最小限とすべく，気流，重要表面，及び製品への影響を考慮して設計し，具体的な操作手順を定め，リスト化し，作業者に具体的な手順ならびに，どのような作業を行うと汚染リスクが大きくなるかを共有する。また，工程停止を伴うものは，工程停止時間や充填ライン上にあった製品の措置ならびに，それぞれの介入操作及び工程停止の最大回数を定める。

あらかじめ定められた介入操作すべてにつき，常にアップデートし，毎回のAPSに最大回数を組み入れて評価する。

あらかじめ定められていない介入操作が発生した場合には，「逸脱」として品質部門に報告したうえで，品質部門は当該介入操作の汚染リスクを十分に評価したうえで，徹底的に調査したうえで出荷の可否を判断する。

8.17 インターベンション及び停止の記録

介入操作を行った場合，ならびに工程を停止した場合には，理由，停止時間，再開のためにとった措置，充填ライン上にあった製品の取り扱い，発生した介入作業，作業者等を詳細に記録する。

8.18 時間制限

設備，部品，容器につき，洗浄〜乾燥，乾燥〜滅菌の間，それぞれの保持時間を定める。特に，洗浄した後，濡れた状態が長くなるほど微生物の汚染リスクが高くなる。また，乾燥〜滅菌の保存状態により微粒子の再汚染が懸念されるため，保存される環境に応じた保持時間を設定する。

洗浄後の設備，部品等はHEPAフィルター付きのラミナーブース内で乾燥，保管することにより汚染防止の効果が期待される。

滅菌後の設備，部品等はグレードAで，保管時間を定めて保管する。定置滅菌したタンクやラインは，無菌の空気等で陽圧を保持して保管する。最大保管時間を定め，陽圧を保持できていることをモニタリングする。

除染後のRABS，アイソレータは，周りの環境に対して陽圧にして保管する。

最大保管時間を定め，陽圧を保持できていることをモニタリングする。

薬液調製開始から滅菌終了まで，又はろ過滅菌から充填工程終了までの時間は，微生物汚染，微粒子汚染等の汚染リスクを考慮するとともに，作業環境での製品そのものの安定性を考慮して保管時間を定める。

保管時間の設定は，科学的な根拠に基づきバリデートされたものであること。

8.19 無菌作業の定期的な観察と検証

無菌作業を行う従業員の適格性評価は，少なくとも1年に最低1回のAPSへの参加のみならず，グレードA/B作業者の微生物モニタリングのトレンド評価，専門的な監督者による日常の立ち居振る舞い及び無菌操作を観察することにより評価する。

作業者の微生物モニタリングは，9.25項（職員のモニタリングとリスク評価，p.290）～9.27項（製造部門の職員によるモニタリング実施における注意事項，p.290）を参照。

日常の無菌操作を観察するためには，4.17項（グレードA及びBの区域外からの作業観察・監視，p.57）のとおり，グレードA/Bは，区域外から窓越し又はリモートカメラを用いて観察できるような設計とする。

これらの検証により不適格と判断された作業員は，再教育のうえ，再度の適格性評価により適格と認められた者のみが無菌作業を行うことができる。

無菌製品の施栓 （8.20～8.33）
Finishing of sterile products

項目番号	和訳
8.20	開口状態の1次包装容器は，4.20項に記載されているようにその技術に関して適切なバックグラウンドを持つグレードA条件下に保つこと。作業者からの物理的隔離下（例えば，一方向気流のカート）に維持すること。半打栓されたバイアルあるいはプレフィルドシリンジに関しては（8.126項を参照）。
8.21	最終容器は適切にバリデートされた方法で封止すること。
8.22	最終容器が溶閉される場合，例えば，ブローフィルシール（BFS），フォームフィルシール（FFS），小容量及び大容量輸液（SVP及びLVP）バッグ，ガラスあるいはプラスチックのアンプルの場合，封止の完全性に影響する重要パラメータ及び変動要因を評価，決定し，作業中に効果的に管理し，モニターすること。溶閉されるガラスアンプル，BFS容器及び小容量容器（≦100mL）は，バリデートされた方法を用いて100％完全性試験を受けること。溶閉される大容量容器（>100mL）に関しては，科学的に妥当性が示され，現行の工程の一貫性を示しているデータと，高水準の工程管理に基づき，減数したサンプリングも許容される。目視検査は許容できる完全性試験法とは見なされないことに留意すること。

8.23	溶閉以外のシステムを用いた製品については，サンプルを採取し，バリデートされた方法を用いて完全性をチェックすること。試験の頻度は用いている容器栓システムについての知識及び経験に基づくこと。科学的に妥当性が示されたサンプリング計画を用いること。サンプルサイズは供給業者の管理，構成部品の規格，及び工程知識等の情報に基づくこと。
8.24	真空下で封止された容器については，事前に決めたバッチ証明/出荷可否判定前の適切な期間の後，及び有効期間の中で，真空の維持に関して試験すること。
8.25	容器栓システムの完全性のバリデーションは，容器の完全性に好ましくない影響を及ぼす可能性があるなんらかの輸送又は出荷要件（例えば，減圧あるいは極端な温度）を考慮して実施すること。
8.26	バイアルキャップ巻締に用いる設備が多量の微粒子を発生し得る場合，適切な排気装置を設置した物理的に隔離された場所に設置する等の微粒子汚染防止対策を取ること。
8.27	無菌充填されたバイアル製品のキャップ巻締めは，滅菌されたキャップを用いた無菌操作として，又は無菌の重要区域外での清浄工程として行う事が出来る。後者のアプローチが採用された場合は，バイアルが無菌操作区域を離れるポイントまでバイアルをグレードA条件にて保護し，その後打栓されたバイアルをキャップ巻締めするまでグレードAのエアー供給により保護すること。グレードAのエアー供給に対する支援のバックグラウンド環境は少なくともグレードDの要求条件に適合すること。キャップ巻締が手動で実施される場合は，適切に設計されたアイソレータ中か，グレードBのバックグラウンドのグレードA中のいずれかで実施すること。
8.28	無菌的に充填された無菌製品のキャップ巻締がグレードAのエアー供給保護下にクリーン操作として実施される場合は，ゴム栓が欠損しているかあるいは変位しているようなバイアルはキャップ巻締の前に排除すること。適切に適格性評価された，自動化された線の高さ位置の検知方法を設定すること。
8.29	キャップ巻締場所での人の介入が必要な場合，バイアルとの直接の接触を避け，汚染を最小限とするために適切な技術的及び組織的対策を用いること。RABS及びアイソレータは必要な条件を保証するために有用であろう。
8.30	注射剤の充填済容器の全数について個別に，異物汚染又はその他の不良について検査すること。不良の分類や重篤度については適格性評価の過程で，リスク及びこれまでの知識に基づいて決めること。これに限定されるわけではないが考慮すべき要因としては，その不良の患者への影響の可能性や，投与経路を含む。様々な不良の種類をカテゴリー分類してバッチの工程能力を解析すること。その工程の通常の不良品数に比較して（日常及び傾向データに基づいて）通常と異なる不良数レベルであるバッチについては調査すること。全ての既知の不良の分類をまとめた不良品見本集を作成して保持すること。不良品見本集は，生産や品質保証の人員の教育訓練に用いること。適合品の容器のその後のサンプリング及び検査で重大な不良が検出されるような事がないこと。その後に重大欠陥が特定された場合は，当初の検査工程に問題があった可能性を示しているため，調査を開始すべき事項とすること。

8.31	検査を目視で実施する場合は，適切で管理された照度と背景の条件下で行うこと。検査速度は適切に管理し，適格性が評価されていること。検査を行う作業者は，最低年一度は目視検査の適格性評価（日常着用している場合はその矯正用レンズを着用して）を受けるものとする。この適格性評価は，その製造業者の不良品見本セットからの適切なサンプルを用いて，ワーストケースのシナリオ（例えば，検査時間，コンベアシステムで製品を検査員に搬送する場合は検査ライン速度，容器のサイズ，疲労度）を考慮して行うものとし，視力のチェックも考慮すること。作業者の注意散漫を最小限とし，検査からの休憩を，適切な長さで頻繁に取ること。
8.32	自動化された検査方法を用いる場合は，既知の不良（製品の品質，安全性に影響するような）を検出することに関してバリデートされたものであり，マニュアル検査と同等以上であること。検査設備の性能について，バッチの開始時及びバッチ作業中に一定の間隔で代表的な不良品サンプルを用いてチャレンジ試験すること。
8.33	検査の結果は記録し，不良の種類及び数について傾向分析すること。様々な不良の種類毎の不良品率も統計学的原則に基づき傾向分析すること。好ましくない傾向が観察された場合，調査の一部として市場に在る製品への影響を評価すること。

概要

　8.20項～8.33項には，無菌製品の充填後から施栓までの，環境グレードや，製品化にあたっての封止方法・設備や，検査方法の適格性評価，人員の教育訓練，リスクアセスメント等，無菌環境における製品の品質・安全性を確実に維持・管理するためのガイダンスが示されている。

解説

8.20 開放状態の1次包装容器の環境グレード

　グレードAで充填された後，施栓されない開口状態が維持されている1次容器に対する最大のリスクは，グレードA区域へのバックグランド区域の空気の流入，介入操作による気流の乱れの発生，及びこれらの組み合わせである（**図8.2**）[11]。そのため，充填工程でアイソレータあるいはRABSを使用する場合，4.20項（アイソレータ及びRABSの設置環境，p.73）に示されたそれぞれのタイプの要件に沿ったグレードA環境の維持の検証が必要となる。

　特に，充填，閉塞までに集積ステーション，移送ルート及び充填量チェック箇所がある場合，充填と閉塞及びそれら対象となる区域の境界を決め，非作業時（at rest）と定常の工程操作を模した作業時（in operation）でのスモークによる気流評価を行う。アイソレータ，RABSに設定されたアクセスポイントとグローブ等を使用した介入操作の手順を厳密に規定する。介入操作デモンストレーションにおいて，スモークテスト等を利用した気流の乱れの評価を実施するとともに，定常時の気流評価との比較に基づきリスクアセスメントする。

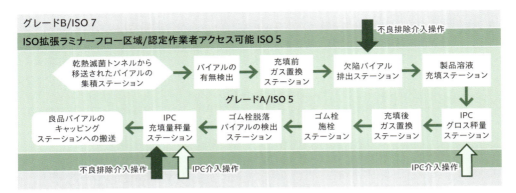

図8.2 アクセス制限のある開放型バリアシステムにおける無菌充填工程の流れの例
IPC；in-process control

(Baseman H, et al：Interventions Risk Evaluation and Management in Aseptic Manufacturing, PDA J Pharm Sci Technol, 76：485-496, May 25, 2022を参考に作成)

8.21 最終容器の封止

　充填された1次容器の閉塞により獲得される密封状態は，微生物の侵入と微粒子，異物を含む物質の混入を防止し，出荷後の流通における保存安定性の維持と汚染防止に必要な製品の性能である。個々の1次容器すべてを密封状態の製品にするために，適切に，バリデートされた方法で閉塞・封止することは必須であり，容器施栓システムの完全性を説明する前提になる。

8.22 最終容器が溶閉（密封）される場合

(1) 最終容器の溶閉機構

　最終容器が溶閉される場合として，ブローフィルシール (BFS；blow-fill-seal)，フォームフィルシール (FFS；form-fill-seal)，小容量輸液 (SVP；small volume parenterals) 及び大容量輸液 (LVP；large volume parenterals) バッグ，ガラスあるいはプラスチックのアンプルが例示されているが，封止の完全性に影響する重要パラメータ及び変動要因は，それぞれのプロセス技術に基づく装置・設備に特有な側面がある。かつ，製品の設計品質に応じた重要管理ポイントの特定と作業手順に基づくモニタリング方法は，その適格性の検証とバリデーションが必要である。

　いずれの技術，設備においても，個々の製品ユニットの1次容器への充填から熔閉までが連続的に進行するプロセスとして捉え，1次容器搬送と集積あるいは容器成形，熔閉後の外観検査と選別などの付加的な機構が組み合わされる。充填機構と熔閉機構における充填前の空容器から集積に至るまでの容器搬送機構の機械的に正確な同期稼働と操作パラメータが，熔閉後の密封状態の品質と性能，すなわち無菌性保証に影響する。

　引用されているFFS，BFS，SVP及びLVPバッグの基本的な技術要件は，

8.96項〜8.104項（FFS, p.238〜239），8.105項〜8.120項（BFS, p.242〜244）に示されており，8.62項（p.201）には滅菌の熱による容器への影響について記載されている。

（2）容器施栓システムに必要な管理戦略

CCSの要素となる容器施栓システムの管理戦略は，以下の視点で構築されるべきである。これらは，熔閉に限らない封止による容器施栓システムにおいても，必要な視点である。

- 容器施栓システムの適切な設計とシステム構成材料のサプライヤーの認定と管理
- 容器，施栓材料の材質特性変動と寸法精度に関する管理戦略の確立
- 容器完全性に関わる製造工程パラメータの特定と製造工程の稼働特性の検証
- 製造過程における適切な工程内管理（IPC；in-process control）あるいはモニタリングの設定
- 各完成製品容器の目視検査で，破損，プランジャーの欠陥，シールの欠陥など，容器完全性に関連する目に見える欠陥を良好に検出できること。欠陥が顕在化したときの形態分類が考慮できること
- 製品の特性と容器施栓システムの設計要素に対応した最大許容漏れ空気量及び微生物汚染の原因となるピンホール孔径を考慮した，定量的漏れ試験方法の選択とバリデーション

（3）ガラス製アンプルの熔閉の事例

ここでは，ガラス製アンプルの熔閉を例に，製品の品質設計に関わる視点とプロセス設計，パラメータ管理及びモニタリングについて例示する（**表8.2**，**図8.3**[12), 13)]）。

①設備の適格性

製品の溶液特性と充填量〔投与量と採取容量（extractable volume）〕に基づくアンプル容量とアンプルネック長さを設計する。後者は，溶液成分の熱安定性・酸化分解のリスクを考慮し，熔閉後のヘッドスペースを一定にするためである。また，光分解などを考慮したガラスの色，あるいは遮光2次包装などを容器設計時に考慮する。

②充填熔閉工程の管理に関する留意点

充填刜塞工程において，製品の不良発生要因となる管理ポイントを考慮し，工程内監視あるいは評価項目を設定することが望ましい（**表8.3**）。設備の設定パラメータ及び稼働状態での変動として捉えることができる管理ポイントは，設備メンテナンスの対象にもなると考えられる。

③熔閉後のアンプルの最終滅菌

多くの場合，最終滅菌工程では湿熱滅菌処理される。滅菌処理後に，長時

表8.2 製品特性と設備パラメータ設定に関する留意点の例

製品特性に関する留意点	設備パラメータ	モニタリング項目
溶液特性 (粘度,原薬・添加剤濃度 起因の泡立ち等)	・ポンプ機構 ・充填針の構造 ・充填速度 ・アンプル搬送,停止位置と充填針昇降及び吐出の機械的同期	・充填量精度 ・充填ストローク速度 ・充填吐出圧 ・充填時間
充填量 (投与量,採取容量)		
最終滅菌後の成分の 酸化分解・変性のリスク	・パージガス針の昇降距離 ・パージガス置換量 ・搬送速度	・熔閉後ヘッドスペース容量 ・溶液の溶存酸素 ・ヘッドスペース酸素
シールの完全性 製品の外観 ・熔閉部の形状と高さ ・形状の均質性 ・熔閉部のガラス壁圧 (シール部ガラス強度)	・熔閉高さ ・ガスと酸素流量	・バーナー位置 ・ガスと酸素流量 ・燃焼炎の大きさ調整
	・回転数 (tip seal式)	・熔閉部の形状が半円球状となるように調整
	・予熱バーナー高さ ・予熱炎の位置と大きさ ・シールバーナー燃焼炎の大きさと位置 ・摘み上げ高さ位置と速さの調整 (pull seal式)	・一定範囲の高さ,熔閉部中央にポイントシールができるように調整

(a) pull seal式
pull seal式は,大量バッチサイズの製造に適している。

(b) tip seal式
tip seal式は,小バッチサイズ製造に適している。

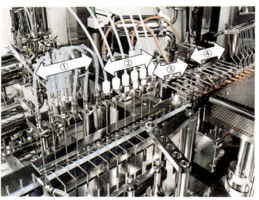

アンプル6本/グループでステーションを移行。
①充填,②ガス置換,③アンプルネック部の予熱,④熔閉。

図8.3 アンプル充填熔閉機の例

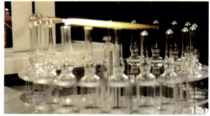

アンプルを回転させながら熔閉。

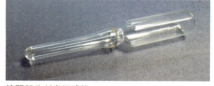

熔閉部分が半円球状。

((a) 澁谷工業株式会社,(b) Bioscience社 資料)

間の高温曝露を避けるために,滅菌チャンバー内蒸気の減圧排出と,冷水噴霧などによる冷却工程を設定する場合が少なくない。冷却媒体の導入条件にもよるが,熔閉時のガラスの歪みあるいはピンホールが存在するとき,温度・応力緩和により製品ユニットの破壊,あるいは冷却媒体の浸入が生じることがある。このような事象を応用して,色素やトレーサー等を調合した水溶液

表8.3　充填閉塞工程管理ポイントとリスク要因

管理ポイント	リスク要因	不良発生事象
乾熱滅菌後の損傷空アンプルの除去作業	乾熱処理後のガラスクラック，破損アンプルガラス片の飛散[*1]	シール不良，ガラス微粒子の混入
アンプル位置と充填針昇降のタイミング	充填針下降時のアンプル破損，ガラス片の飛散，飛び込み	ガラス微粒子の混入
充填針先端での析出物	熔閉部への付着と熱変性，シール形状欠陥	異物，分解物増加，シール不良
IPC：充填量（液面高さ）[*2]	変動による実重量（容量）不足	製品の不均一さ
熔閉後の外観，アンプル高さ，ネック頭頂部の形状とシールポイント位置	工程内変動によるポイントシール欠陥，ガラス強度の低下	シール不良，保管あるいは製品移動中の破損

[*1] 破損時の微細ガラス片の飛散，他のアンプルへの飛び込みは，潜在的な患者へのリスクとして残る可能性がある。
[*2] アンプルの加工寸法精度（胴径，底面からアンプル肩部の高さ）と充填量と液面高さに十分な相関が確認できる場合に，監視ツールとして利用できる場合がある。

を冷却媒体として使用することにより，定性的容器完全性を評価できる場合もある。破壊された本数は熔閉の潜在的不良数として扱う。通例，ピンホールを介して浸入した色素濃度に基づく検出の堅牢性を確保するには限界があるため，緩い定性的漏れ試験として扱う。色素浸入が認められ破壊されずに残ったアンプルについて熔閉部の形状不良ユニットの分類等に利用できると考えられる。

　最終滅菌工程の後，目視で破損，形状異常のユニットを選別した後，100％容器完全性試験法を行い，合格した個々の容器を出荷可能な製品として扱う。定量的漏れ試験法に基づく100％容器完全性試験が行われる場合，そこで検出される不良数と前述の熔閉部の形状不良ユニットの分類や一次不良数を合わせて管理することで，工程管理要件の妥当性評価に利用できる。

④100％容器完全性試験

　最終滅菌された製品が，絶縁性の大きいガラス製アンプルに電気伝導性の溶液が充填されたものである場合，高電圧リーク試験法（ピンホール試験法）は，100％容器完全性試験として適した試験法と考えられる。熔閉される製品への適用における考慮点は，以下のとおりである。

a）ガラス製容器のアンプル製品への高電圧リーク試験法（ピンホール試験法）の適用

- 電気伝導性を有する製品に非破壊試験として適用可能。
- 溶液の電気伝導率と容器の絶縁性に関係し，容器内ヘッドスペース空気量に対する印加電圧を増大させたときに，ピンホールに起因する放電に伴う発生電流をシグナルとして検知することを原理とするため，適用性が大きい。
- 不良検出された製品ユニットの，その熔閉部とアンプル首部のブレークリングあるいはポイント部の外観観察を行い，その形状不良等を分類する。
- 不良品の識別，隔離保管及び利用法を規定し，試験装置の検出感度と精度の定期評価に利用することを考慮する。

- 不良ユニットの誤った再混入を防止することも必須である。
- 製品側の欠陥を起点とする印加電圧による熔閉部の破壊が，環境及び作業者へのリスク要因となる可能性があるため注意が必要。
- 製品の導電性と容器素材の絶縁性及び形態に加え，試験装置と検出シグナルの計算処理システムの組み合わせごとに適切な適格性検証とバリデーションが必要。

b）プラスチック製容器への高電圧リーク試験法（ピンホール試験法）の適用

- 電気伝導性の溶液をプラスチック製容器に充填，熔閉した製剤にも適用できる。
- 製品の導電性と容器素材及び試験装置システムの組み合わせごとに適切な適格性検証とバリデーションが，ガラス製容器製品と同様に必要。
- BFS技術により，アンプル様の形状で成形された容器に充填した後，直ちに熱熔着して開口部を封止した製品に適用可能。
- FFS技術により，高分子フィルムの熱圧着シールと溶液通過用ノズルポートの融着の組み合わせによるバック容器形成と充填，封止されるものにも適用できる場合がある。

c）その他の試験法に関する考慮点

- インラインの非破壊検査として，ヘリウム漏れ試験，ヘッドスペースガス・レーザー分析法等が望ましいと考えられる。
- 容器の材質と形状，1容器あたりの漏れ検出に必要な試験時間と生産スケールに応じた総所要時間，空気漏れ量とピンホール孔径の検出限界など，無菌性保証と製品規格への妥当性を鑑みた選定が必要である。

d）溶閉される大容量容器（＞100 mL）のサンプリング

　　溶閉される大容量容器（＞100 mL）の製品は，バッグ製品，栓を熱溶着したバイアルあるいはボトル様の形態を有するものが想定されるが，合理的なプロセス管理の観点から，個々の製品容器サイズと重量及び容器単位あたりの試験時間等を鑑みて，非破壊，インラインの100％容器完全性試験法の適用が困難な場合がある。その場合，以下の点を考慮した包装設計を行い，知識として管理する。

- 容器施栓システムの設計段階で，包装容器の材質，加工方法，最終形態に基づき，製品の品質に影響を与える最大許容漏れ限度を考察する。
- 容器成形と封止工程における熱圧着シール，熱融着等の工程パラメータによるシール強度及びシール均質性の評価に加え，工程パラメータの変動等によるシール不良発生のリスクを抽出。
- 工程内の重要管理点とモニタリングの対象を決定し，設計妥当性評価を目的とした試作品製造を行う。この過程で実際の生産に利用する漏れ試験方法を選択し，オフライン試験法として適用し空気漏れ量を評価する。容器の複数のシール部分について破壊検査となるシール強度試験等を行う。
- オフライン試験法となる容器完全性試験と容器のシール性能に関する破壊

試験の結果から得られる知識に基づき，シールプロセスにおける不良発生のリスクポイントを考慮し，ロット全体を代表とするサンプリングポイントと数量を決定する。

- サンプリング数量は，プロセス特性評価と容器開発段階で得られたデータとともに，例えば，一般に，ISO 2859-1[14]，ANSI/ASQ Z1.4[15]などを参考に受入品質レベル（AQL；acceptance quality level）と限界品質レベル（LQL；limiting quality level）を設定する。

⑤サンプリングサイズに関する視点

ISO 2859-1，ANSI/ASQ Z1.4の規格において，効果的なリスクベースのサンプリング計画は，品質が良いロットの受入確率が高く，品質が悪いロットの受入確率が低くなるとのコンセプトから，ロットサイズが大きくなると，より厳しいAQLで許容できる欠陥数に応じてサンプリングサイズも大きくなる[14],[15]。

しかし，8.22項の「高水準の工程管理に基づき，省略サンプリングも許容される」との記述からは，必ずしもこれらの規格に従うことは要求されていないと解釈できる。

- 包装設計とシール工程パラメータの設定根拠の知識が堅牢であること。
- 容器完全性への関連パラメータについて，シール工程を含む製造過程全体で適切に工程内管理（IPC）される検証済みの製造工程であること。
- 目視検査で視認できる破損，付属ポートノズル等の欠陥，シールの欠陥などの容器完全性に関連する欠陥を良好に検出できる。
- リーク試験等で空気漏れが検出されたユニットの状態と数量について，容器完全性に関連する検査不良ユニットの分類と数量を含む製造実績データをもとに，信頼性のある説明ができる。

以上のような場合に限り，サンプリング数を減じることが可能になると考えられる。このとき，例えば，ISO 2859-1：ゼロ・アクセプタンス・サンプリング計画（C＝0サンプリング計画）とspecial inspection level S1〜S4の考え方に基づき，通常のAQLでの抜き取り試験数よりも少ないサンプルサイズによる「減数ゼロ・アクセプタンス・サンプリング計画」の適用が可能とされている[14]-[16]。ANSI/ASQ Z1.4も考慮すると，検査中に欠陥がゼロである場合のみロットを受け入れるという前提に基づいている。例えば，ロットサイズ1,201〜10,000のときのサンプルサイズ13（AQL 0.40％），ロットサイズ10,001〜35,000のときのサンプルサイズ20（AQL 0.25％）のような，より小さなサンプルサイズを設定することができる場合がある。これは，生産者が検査属性（容器完全性）に高い信頼をもっているとき，すなわち，不良品（c＝1）を検出したときに，直ちにロットを不合格とするリスクを受容する際に使用される。そして，不合格時には，全数検査による再検査と，出荷の妥当性評価と判断に必要な組織全体の品質コストに負荷が生じることも認識される必要がある。

8.23 溶閉(密封)以外の場合

8.22項の解説に示した，CCSの要素となる容器施栓システムの管理戦略の視点は，溶閉以外のシステムを用いた製品においても共通である。

熔閉以外のシステムにより密封状態を形成する容器施栓システムとして，ガラス製バイアルとゴム栓及びフリップオフ(flip-off)ボタン付きアルミ製巻締めキャップの組み合わせが代表例となる[17]。容器施栓システムの適切な設計として，バイアルとゴム栓及び巻締キャップの選定と製造工程パラメータの設計段階が，容器完全性を獲得する重要なステップとなる。

(1) ガラスバイアルのランドシール部の欠陥の検出

バイアルにゴム栓が接触するランドシール部の欠陥の有無は，容器完全性を維持するために重要な検査ポイントになる(**図8.4**)[18]。

製造工程に100%インライン容器施栓完全性試験が組み込まれていない限り，受け入れ後の洗浄，脱パイロジェン，充填までの工程を通じて生じる欠陥リスクへの対応を考慮する必要がある。潜在的にロットごとに生じるリスクの軽減と完全性を達成するための考慮点を以下に例示する。

- 寸法公差と実際のロットばらつき，及び欠陥レベル(特に，リップ・リッド部の欠け，クラック等のランドシール部の不良数，壁面のキズ，底面のゆがみ等)に基づく受け入れAQLテストの要否の決定。
- 洗浄，乾熱滅菌工程を通じて生じる可能性のあるランドシール部の欠陥，工程区域からの異物付着等のリスクに対応する適切な検査工程の設定。
- 充填前にランドシール部の全数検査，不良バイアル排除機構の設計と手順の設定。

(a) ゴム栓/バイアル間のシール主要部

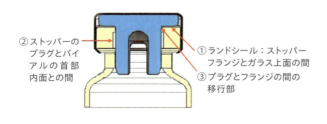

② ストッパーのプラグとバイアルの首部内面との間
① ランドシール：ストッパーフランジとガラス上面の間
③ プラグとフランジの間の移行部

(b) シール欠陥の例

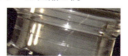
ゴム栓プラグとバイアル首部

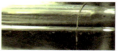
バイアルリップ部クラック

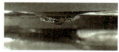
欠け

図8.4 バイアル・ゴム栓の容器施栓システム完全性の構造要因と欠陥の例

(Degrazio FL：PDA J Pharm Sci Technol, 72：15-34, 2018)

(2) 施栓材料選定におけるゴム栓品質特性の考慮点

　ゴム栓の材質・組成と寸法・形状及び表面状態（摩擦特性）は，構成部品（バイアル，巻締キャップ）との一体的な適合と施栓後のポップアップ発生の程度を決定するうえで重要である。ゴム栓の硬度，粘弾性特性は，エラストマーの配合に依存する物理特性であり，バイアルシステムの容器施栓完全性の設計のポイントになる事項を以下に例示する。

- 巻締キャップによるバイアルのランドシール部でのゴム栓の変形によるシール完全性の獲得。
- 粘弾性特性として，ゴムの圧縮永久ひずみに起因する圧縮応力緩和は，一定の変形後の圧着によるシール力の維持に影響。
- 硬度，粘弾性特性は，温度による影響を受け，表面硬度，時間依存の応力緩和挙動も変化することから，製品の保存温度と保存時間への適合性に影響。
- ゴム栓の表面平滑性とバイアル及びアルミキャップ表面での潤滑性（摩擦減少）は施栓の操作性向上に関わる。
- 潤滑性を目的としたシリコンオイル塗布あるいは表面コーティング等は，ゴム栓のポップアップ，ランドシールあるいはリップ部での圧縮時の局部変形，しわ等の完全性に関連するリスク要因になる場合がある。
- ゴム栓内部水分の制御に寄与するゴム栓表面に，特定のフィルムやコーティングを施している場合の本体ゴムの硬度と変形性能に留意する。
  - 参考：シリンジシステムのプランジャーなどでは，吐出機能を補助するために硬度の大きいエラストマー配合のゴム栓を選択する場合がある。
- アルミ巻締キャップのflip-offシールとの組み合わせの適合性[17]。
  - アルミ製フェルールとプラスチック製ボタンで構成され，ボタンを取り外して，ゴム栓からバイアルに針を刺して製剤にアクセスするもの。通常，ゴム栓の上部にターゲットリングがあり，針がゴム栓に入る位置を示す。
  - ゴム栓を所定の位置に保持し，ランドシールでゴム栓フランジとバイアルの間で力を加える，もしくは伝達する機能を有する。
  - キャッピング工程に導入される巻締キャップの変形やflip-offシールの欠陥は，巻締後の完全性に影響するリスクがある。
- 製品が投与される場面での機能。
  - 針刺し時にゴム栓に加えられる，シール機能部分への外力に抗する変形復元による再シール性獲得。
  - 投与時の針刺し後のコアリング発生のリスク。

　また，製品成分との適合性と品質への影響を評価することも設計段階の重要な視点である。このような選定根拠は，トラブルや変更管理におけるリスク評価の視点となり，容器施栓システムの完全性の背景知識として保持し，CCSとして利用されることが望ましい。

(3) 容器施栓システムとしての適合性評価

ガラスバイアルとゴム栓及び巻締キャップの適合性評価として、それぞれの寸法許容範囲を含めたゴム栓外径とバイアルのネック内径の比、及びスタックアップ公差設計が重要である。スタックアップ公差は、キャッピング工程の主要パラメータである圧縮力と圧縮ゾーンの高さ（図8.5の①と②）の設定要素の一つであり、ゴム栓の圧縮率の設計のもと、バイアルのキャッピング時に許容可能な圧着に必要なクリンプスカート丈を評価するもので、下記の式で示される[18]。

$$（アルミキャップスカート丈 - アルミフェルール厚さ）- バイアルクラウン高さ + （ゴム栓フランジ厚さ）\times（1 - \%ゴム栓圧縮率）= クリンプスカート丈$$

容器施栓完全性を獲得するクリンプシールを有するためには、ゴム栓圧縮率の設定が必要となるが、クリンプスカート丈が長すぎると、キャッピング後にバイアルのリップの下に望ましくない「外観上の」欠陥が生じる場合があり、過剰にクリンプスカート丈が短いとき、漏れにつながる不十分なクリンプ圧着につながる可能性がある。適切ではないスカート丈に由来するバイアルネック部の傷や破損が生じるとき、経時的なガラス強度の低下による流通過程での破損につながる可能性も否定できない。このように、スタック公差を構成するアルミキャップ、ゴム栓及びガラスバイアルの形状と寸法精度は、重要な管理項目となる。また、巻締時のゴム栓施栓バイアルの高さは監視項目の一つとなる。

開発過程においては、前述のような視点で設計した容器施栓システムに対して、必要に応じて微生物チャレンジ試験を行い、並行して、製品特性に適した容器完全性試験方法の選択、定量的漏れ空気量の評価、最大許容漏れ空気量を考察する。

組織内で、包装タイプごとに、詳細な容器構成と形態、重要閉塞工程パラメータとの共通性及び差異評価に基づくリスクの特定に関する知識を有する場合、

巻締機構：スピニングローラーによるシーリング

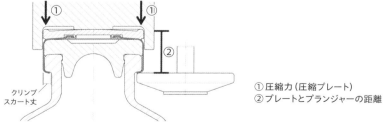

① 圧縮力（圧縮プレート）
② プレートとプランジャーの距離

図8.5 キャッピング工程におけるゴム栓圧縮とクリンプスカート丈の関係

（Degrazio FL：PDA J Pharm Sci Technol, 72：15-34, 2018）

製造所において，新規の容器施栓システムを導入する際に，最大許容漏れ空気量と試験法適格性評価の知識とデータの引用が可能と考えられる。

（4）キャッピング工程の重要パラメータの管理

グレードA区域で，製品溶液が充填されたバイアルは，速やかにゴム栓で施栓され，キャッピング工程に移送される。図8.5に示したように，巻締工程ではゴム栓の圧縮率を一定とするための圧縮力，スピニングローラーによるキャップスカートのクリンプの幾何的配置制御が重要となる。キャッピング完了時の残留シール力（RSF：residual seal force）は，容器施栓システムの完全性の指標となることが知られている[18)-20)]。RSFはキャップされたゴム栓のバイアルランドシール面に対して，圧縮されたゴム栓フランジが及ぼす応力であり，圧縮後の時間経過とともに減衰し，温度変化により変動する。

この観点から，装置のタイプにもよるが，容器完全性を確保できるRSFを得るための具体的な工程管理項目の例を以下に示す。

① ロータリープレート式

ロータリープレート式では，図8.6[18),20)]に示す4つのパラメータが重要となる。

a）キャッピングプレートとプランジャーの距離
b）圧縮圧力
c）バイアルの回転速度
d）回転軸位置（ローラー/キャッピングプレートとバイアル首部の距離）

② シーリングレール式

シーリングレール式の場合は，図8.7[18)]に示すように圧縮ゾーンのレールの幾何学的設定値が管理項目となる。このタイプは，アルミキャップが載ったバイアルが固定レールに近づき，回転してキャップスカートをリップの下に折り込む方法で，以下の調整が重要となる。

a）シーリングヘッド高さ：vial restからの高さ
b）圧力ブロック（pressure block）：上部スプリング圧

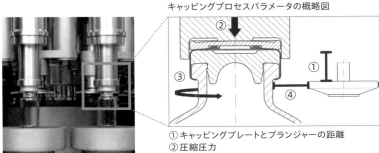

図8.6　ロータリープレート式巻締機の主要管理項目

(Degrazio FL：PDA J Pharm Sci Technol, 72：15-34, 2018 及び
Buecheler JW, et al：PDA J Pharm Sci Technol, 73：111-120, 2019)

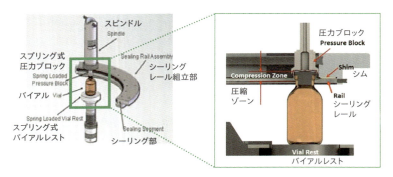

図8.7 シーリングレール式巻締機の主要管理項目

(Degrazio FL：PDA J Pharm Sci Technol, 72：15-34, 2018)

　c）バイアルレスト（vial rest）位置合わせ：底部スプリング圧
　d）圧縮圧力：②と③によるスプリング圧の差圧
　e）シーリングレール垂直方向位置：シム（shim）による位置調整
　f）シーリングレール横方向位置
　g）シーリングレール角度と傾斜あるいはレール輪郭の傾斜調整
　h）圧力ブロック上部面からクリンプ時のレール上部接触面の距離：圧縮ゾーン（compression zone）
　i）圧力ブロックとレールの間隔：ゴム栓とバイアルフランジにかかる抜き圧
　このような変数は，設備特有のデザインによるため，適用する製品の容器施栓システムへの適格性検証の対象となるほか，メンテナンス要件を抽出し，プログラムとしてCCSに組み入れる必要がある。
　容器完全性評価の指標となるRSFは必ずしも実測データを求めるものでないが，設計及びプロセス最適化における設定根拠あるいはリスクアセスメントにおけるハザードとリスク要因の評価のポイントになることから，具体的なプロセス設計に紐づけることが望ましい。適切に設計された1次容器及び施栓材料とプロセスの管理により，保存期間中を通して無菌性保証と品質特性の維持に必要なヘッドスペースの状態を保持できることを説明する必要がある。

（5）容器完全性と空気漏れ量について

　熔閉ではない閉塞による包装は，よくフィットした容器施栓システムであってもゴム栓隙間から非常に少ないが確実に空気が漏れることを前提とし，絶対にリークしないことを要求するのは現実的ではないと考えるべきである。しかしながら，容器施栓システムの完全性の指標となる定量的最大許容リーク量は，製品の安全性（微生物汚染）又は製品の物理的・化学的安定性に影響を与えない程度に最小であるべきである。正式な保存安定性試験の検査間隔において，バリデートされた定量的な容器完全性試験によるリーク量の評価を行い，無菌試験等の微生物学的試験の相補的評価を行い，製品の容器施栓システムごとの完全性の状態を定義することで，合理的な安定性モニタリングプログラムの設定が

可能となる[21]。

（6）100％容器完全性試験について

　例えば，高電圧リーク試験法（ピンホール試験法），ヘリウム漏れ試験，ヘッドスペースガス・レーザー分析法等は，ガラスバイアル，ゴム栓，アルミ巻締キャップで構成される製品のインラインでの100％容器完全性試験に適用できる可能性がある。

　しかしながら，設定した許容最大リーク量及び製品特有のヘッドスペースの状態により，リークの検出と定量的測定の所要時間あるいは測定原理と製品特性による品質への影響（例えば，高電圧電流による変性リスク，ヘッドスペース組成への干渉等のリスク）がある場合は，オフラインでの試験が必要になる。

　このときのサンプリング計画におけるサンプリング頻度は，全体のプロセス時間を考慮した一定時間間隔でのサンプリング，定期介入操作のタイミング，あるいは，過去の工程管理データをもとにプロセスパラメータの現場調整が必要とされるタイミングに合わせたサンプリングなどを考慮する。

　サンプルサイズは，供給業者の管理，構成部品の規格，これらの加工工程における不良発生事象とその発生率など工程知識等の情報に基づくリスク管理手法（FTA；fault tree analysis）等による設定，あるいは外観不良品の数と分類などを考慮したAQLテストの適用が可能と考えられる。また，他の製品の容器施栓システムの容器完全性に関する知識と実績が，新たな製品の容器施栓システムの設計要素及びプロセスのタイプと管理項目が同等と考えられるとき，他の製品のサンプリング計画の利用も可能と考えられる。

8.24　真空下で封止された容器について

　容器施栓システムの設計と完全性に関する視点として8.23項で示したように，定量的最大許容リーク量は，製品の安全性（微生物汚染）又は製品の物理的・化学的安定性に影響を与えない程度に最小とするべきであり，製品の出荷後の流通可能な期間を通じて維持される必要がある。真空下で封止された容器内部の減圧状態は，その品質特性に基づくヘッドスペースゴム栓とガラスバイアルのランドシールの接触状態に影響を与え，保存安定性及び安全性の維持に必要な状態として把握されるものと考えられる。

　キャッピングによる初期封止状態が十分でない場合，内部が減圧であるがゆえに，その封止完了時点から比較的大きなリークが生じるリスクは考慮されなければならない。出荷時点の減圧度と出荷後の微小リークの総和による減圧度の減衰が生じても，期限に至った時点の製品の安全性を含む品質規格を保証する容器内部状態の維持が必要になる。この視点に基づき，長期保存安定性試験に容器施栓完全性試験を組み入れ，特に減圧状態にある容器については，使用期限を通じて適切なタイミングで減圧度の変化に焦点をあてた試験とすること

が要求されたものと理解される。

製品管理において，減圧度の変化はバッチ証明/出荷可否判定前の期間にも生じていることを考慮し，安定性保証の開始点となる試験実施のタイミングと出荷時における減圧度の許容限度を考慮した出荷判定ができるようにすることが必要である。

8.25　容器施栓システムの完全性バリデーション

容器施栓システムの完全性は，保存及び流通期間中に遭遇する可能性のある多くの状況下で維持される必要があり，輸送及び保管条件は，それぞれの製品の包装（容器施栓システムとその保護システム）ごとに評価されなければならない。

ゴム栓を使用する容器施栓システムでは，極端な温度変化によるエラストマーの粘弾性の変化に伴い，シール面におけるゴム栓の硬度，収縮による接触状態の変化に至る。特に，ゴムのガラス転移温度よりも低い保存温度にさらされる場合，顕著な変化を生じることに留意すべきである。この点は，プラスチック製1次容器も同様である。熔閉により封止された製品についても，封止部分への圧力と温度はストレスとなる。保存と輸送時の温度管理のために，製品及び容器特性に応じて通常の冷蔵，冷凍の温度領域だけでなく，必要に応じて，ドライアイスや液体窒素温度領域にわたる温度変化によるシール性へのリスクを考慮した設計が必要である。

容器施栓システムの材料強度変化に対しては，輸送方法に応じた付加的な保護システム（振動緩和，衝撃吸収，多重包装等）が考慮される。実際の空輸では，圧力（気圧）と温度及び時間は一定ではないため，輸送経路と梱包形態も考慮したワーストケースシナリオによるバリデーションが計画される必要がある。バリデーションにおいては，1次容器の施栓システムとしてその完全性への影響を評価できる計画とする必要があり，保護システムの目的と機能の評価指標についてもモニタリングすることが望ましい。

8.26　バイアルキャップ巻締の設備

バイアルへの充填，ゴム栓による施栓の工程は，グレードAの区域で操作される必要がある。巻締設備とその工程から発生する微粒子は，グレードA区域の環境に影響するリスクと容器施栓システムの完全性の欠陥の原因となるリスクがあるため，設備の構造を考慮して微粒子を発生させる巻締機の巻締部分の周辺の適切な位置に局所排気を設置するほか，必要に応じて搬送路途中にバリアを設けるなど，微粒子による汚染を最小限とする対策を求めている。このとき，バイアルキャップ巻締工程において，アルミ製巻締キャップによる容器施栓システムが完成する直前まで8.27項の要件に従う必要がある。

8.27 バイアル製品のキャップ巻締の環境グレード

　グレードAの空気の供給とは，Annex 1の用語集（p.338）の定義から，HEPAフィルターあるいは同等の性能を有するフィルターでろ過された空気を，巻締対象の製品ユニットのゴム栓天面に供給するときに，グレードA区域の微粒子要件を満たす空気であることと理解できる。特に，無菌の重要区域外での清浄工程としてキャッピング工程を行う場合，施栓されたバイアルをキャップ巻締めするまでグレードAの空気供給により保護することが求められており，設備のat restの静的状態だけでなく，in operationの動的状態での適格性を評価し，監視項目を決定することが必要となる。

　適格性の評価においては，グレードA区域の適格性と環境モニタリングと区別することも重要である。微粒子数の要件は，グレードAの要件に準じて，サンプルは吹き出し口の下から採取し，スモークテストによる気流パターンの調査も行うが，一方向の気流は要求されない。しかし，バイアルの効率的な保護として，特に外気の侵入がないことを確認し，バイアル巻締直前のゴム栓天面部分でファーストエアとして合理的な風速を有していることが期待される。用語集の定義には，「微粒子の連続モニタリング実施，あるいはグレードAの微生物モニタリングの限度値に適合する要件はない」とも記載されており，グレードA区域の要件のすべてに従う必要はないと解される。しかし，巻締設備のタイプと，巻締場所での人の介入（8.29項，p.164）を考慮してリスクアセスメントを行い，微粒子及び微生物汚染に対する適格性検証を行い，モニタリング要件を決定しなければならない。

　グレードAの空気の供給に対する支援のバックグラウンド環境は，少なくともグレードDの要求条件に適合することとされているが，グレードAで充填，施栓されたバイアルの搬送と不良品の検知の設備（8.28項，p.164）と介入操作の有無（8.29項）とそのリスクを鑑みてグレードCの環境にする必要性を考慮することが望ましい場合もある。キャップ巻締に関する操作が手動で実施される場合は，適切に設計されたアイソレータ中か，グレードBのバックグラウンドのグレードA中のいずれかで実施することは，無菌操作法による製造の環境要件と一致する。

8.28 キャップ巻締の栓の不良品等について

　無菌的に充填された無菌製品のキャップ巻締がグレードAのエアー供給保護下にクリーン操作として実施される場合は，施栓された全ユニットについて，グレードA区域から出た直後から巻締されるまでの間に，ゴム栓の欠落，ポッピング等の適正位置からのずれ，施栓ラウンドシール面の欠陥等を検出し，キャッピング前に排除する。ゴム栓位置の欠陥と容器施栓システムの完全性の試験方法を考慮して，例えば，ゴム栓の位置検知と排除の自動化設備を整備し，

容器施栓システムの試験でシール不良品が排除されるプロセスとすることもできる。あるいは，カメラシステムによりゴム栓位置だけでなく，バイアルのラウンドシール面とゴム栓境界の欠陥を自動検出する機構による検査を設定する例もある。いずれも，容器の完全性に影響する欠陥の種類に応じて，検出の範囲と精度，堅牢性と排除の再現性について，自動化設備の適格性評価及び定期的な検証を行う必要がある。このとき，キャッピング後に容器施栓システムの完全性試験が設定されている場合は，その相補性に関する適格性評価と検証についても考慮することが期待される。

8.29 キャップ巻締場所での人の介入

キャップ巻締場所での人の介入が必要な場合，RABS及びアイソレータ技術による汚染防止の対策と保証が推奨されており，4.20項（アイソレータ及びRABSの設置環境，p.73）と4.21項（グローブの材質，交換頻度及び完全性試験，p.73）に示されるRABSの操作管理の指針を参考に，該当する巻締場所の隔離と環境管理について抽出されたリスクと対策方法を根拠とする適切な手順である必要がある。ただし，アイソレータやRABSの使用が必須とされていないことに注意するべきである。

例えば，人の介入が必要な場合として，少量生産の施栓バイアルのキャッピング（アルミキャップの供給作業）あるいはキャッピング支援作業（欠陥バイアル検出後の手動による除去）が考えられる。このとき，区域の部分的分離と環境については，8.27項に従うだけでは十分ではなく，より高度のCCSが必要とされる。グレードAの空気の供給とそのバックグラウンド環境及び巻締装置の空間構成に適した気流速度の設定と，ファーストエアとしての効果検証及び微生物学的モニタリング等の監視方法を考慮したプロセスのデザインと，それらのバリデーションが必要となることに留意する必要がある。RABSの技術要件となる事項を参考に，施栓されたバイアルの天面保護と移送の方法，キャッピングステーションへの作業者のアクセス制御となるバリア方法及び他の作業者を含めた動線管理等なども含めた作業区域全体のリスクアセスメントと適格性検証及び定期的再検証が必要とされる。

また，組織的対策として，巻締場所での介入作業の定義と手順化，及びトレーニングと認定によりバイアルとの直接の接触を避ける，巻締工程の区域へのアクセス時間を最短とする操作，確実な手順の実施を監視・監督する方法を考慮する。介入操作について，プロセスシミュレーションの要否と実施方法を決定することも考慮し，厳密な出荷管理が必要な場合，ビデオによる作業記録とレビューが有効になる場合もある。

8.30 注射剤充填済容器の異物汚染又はその他不良の全数検査

（1）検出対象

　製品の全数検査工における検出対象は，以下となる。

- 製品の溶液中の目に見える異物と微粒子（可視粒子）
- 製品の外観上の欠陥（例）
  - 容器内ゴム栓等の施栓部表面への付着物
  - ゴム栓等の施栓部の亀裂
  - ゴム栓等の施栓部からの漏れ，あるいは漏れの痕跡
  - ゴム栓等の施栓部の外れ
  - アルミキャップ巻締部の変形
  - flip-off部の変形
  - 凍結乾燥製品のスプラッシング痕跡
  - 凍結乾燥ケーキの形状の欠陥など

　これら欠陥の種類と発生源に加え，製品の特性，容器と検査方法の組み合わせを考慮した検査工程の開発と適格性評価，バリデーションが必要である。ここには，可視粒子と各薬局方に規定される微粒子試験，例えば，日本薬局方の注射剤異物試験法による可視粒子，注射剤微粒子試験法として検出管理する粒子サイズ及びこれらの個数の許容限度との相補性に基づく管理の体系として説明できることが期待される。

（2）検査工程管理の留意点

　製品の溶液中の可視粒子の検査工程は，完全手動，半自動，自動システムのいずれを使用するかにかかわらず，他の欠陥の検出と排除を目的とした検査工程に統合される場合もあり，その意図された個別の対象について，検査工程システムと手順の適格性評価とバリデーション，及び日常管理方法の設定が必要である。また，可視粒子と微粒子汚染及びその他の目に見える欠陥に関連する致命的な欠陥，重大欠陥及び軽微欠陥のリスク分類と許容限度を設定すべきである。例えば，致命的な欠陥は，製品ラベルの指示通りに投与された場合に患者に重篤な有害事象を引き起こす可能性のある欠陥であり，可視粒子とより小さなサイズの微粒子が存在する製品ユニットのひび割れ，漏れ，ゴム栓の変形やシール部の欠陥など，製品の無菌性の欠如を示す可能性のあるものと定義される。

　全数検査工程に至るまでのプロセスの管理により欠陥の発生頻度が非常に低い場合でも，その発生が無作為であるがゆえに，手動及び自動機械による検査工程の処理能力と確率的性質を考慮すると，可視粒子を含む微粒子のゼロ欠陥は達成できない。そのため，容器施栓システムの完全性試験との組み合わせにより致命的欠陥の発生リスクを小さくすることが可能となるように検査工程を組み立てることが望ましく，以下の7つの視点で，検査工程を管理することが必要

となる。

①検出可能な可視粒子，見逃す可能性のある欠陥レベルの把握は，流通させる製品品質維持と患者リスクの最小化に重要であることから，それに基づく工程能力の管理が必要となる。可視粒子の，例えば，ガラス，繊維，樹脂粒子，微小金属等については，製品の形態と検査に適用する完全手動，半自動，自動システムのタイプに応じた検出限界と検査工程能力を決定する。

②リスク分類ごとに，製造所において検出された欠陥のすべてを反映した欠陥ライブラリーを作成する手順を用意し，組織の知識として管理する必要がある。

③検出プロセスは確率的であるため，検出の可能性は，粒子の量，大きさ，形，色，密度，反射率などの目に見える（光学的に確実に識別可能な）属性で評価する。

④ライブラリーから，適切な不良品見本を設定し，検査工程の適格性評価と日常の工程能力指標の評価に利用する。当該見本の保存安定性等を考慮し，使用期限あるいは更新管理の手順を決めること。

⑤完全手動，半自動の検査工程は，検査員の能力とスキルに依存した検出となることから，ライブラリーと不良見本を利用した検査員の教育訓練と認定を行う。

⑥全数検査工程において良品判定された製品について，出荷判定を目的としたQCサンプリングと目視検査，例えばAQL試験が行われ，高リスクに分類される欠陥が検出された場合，あらかじめ規定された手順に基づく調査が必要となる。検査工程の適格性評価と日常の工程能力の傾向管理データを参考に，欠陥事象の解析と粒子の物理化学的調査及び原因特定なども調査対象となる。事前に設定された再全数検査の要件に対して妥当性が判断される場合は，その実施が可能となる場合がある。

⑦製造工程全体にわたる微粒子発生の抑制を管理の視点とし，検査工程に至るまでの，例えば，溶液調製時のろ過，1次容器と施栓材料の洗浄，滅菌等の工程ごとのさまざまな不良の種類をカテゴリー分類し，個々の工程能力を解析する。これは，外観を含む不良の発生原因の推定を伴う変動傾向の評価につながり，異常な不良発生が疑われるバッチの識別を容易にする可能性がある。

8.31 目視検査を手動実施する場合

手動の目視検査は，すべての主要な薬局方に記載されている標準的な検査法であり，薬局方に記載された検査条件下で，組織において定められた基準で認定された検査員が，充填・密封された容器を観察する。透明なガラスの1次容器の場合は，一般に，例えば日本薬局方「6.06 注射剤の不溶性異物検査法」に示された試験条件に従うが，容器施栓システムの包装形態，サイズ，色に応じた条件設定と製造所で管理されている不良品見本を使用した適格性評価に基づき，

工程能力を一定に維持するための管理要件を手順に反映させる必要がある。条件と適格性評価の留意点を以下に示す。

（1）光の強さ

　透明なガラス容器の日常検査では，検査地点での光量2,000～3,750 lx，半透明のプラスチック容器，半透明のプラスチック容器や琥珀色のガラス製容器には，検査性能の向上のために10,000 lxの高い光量が用いられる場合がある。このとき，検査員の眼精疲労や疲労の原因となるため，高照度でのグレアや光源の直視を避けるよう注意する。

（2）検査エリアの照度管理

　照度，明度の必要なレベルを満たしている検査ステーションを検査区域あるいは検査室内で特定し，区域全体の光の拡散の均一性と検査ステーションへの不要な迷光の干渉を避けることに留意する。検査用の光源には，蛍光灯，白熱灯が利用されているが，使用中にかなりの熱を発生する。発光ダイオード（LED：light emitting diode）は，白熱灯のような発熱を伴わず，エネルギー効率が高く，安定した光源を提供する。各検査ステーションの光強度下限値を設定したうえで，光強度を毎日あるいは定められた間隔で測定し，規定範囲内で継続的に適合していることを確認する必要がある。

（3）背景とコントラスト

　反射による干渉を避けるため，つや消し/非光沢の材質と性状を有する白/黒背景の使用が推奨される。検出対象の個々の粒子や容器の欠陥に対する背景との良好なコントラストの設定が，一定の検出能力の維持に必要である。混入する可能性のある粒子のコントラストが低い場合，検査速度の適切な設定を考慮する。

（4）検査速度

　薬局方で推奨される検査速度は，一容器あたり10秒（黒と白の背景に対して各5秒）と規定されている。ただし，容器の素材と色，及び複数の検査点を有する製剤固有の容器施栓システムの形態に応じて，一容器あたりの検査時間が長くなる場合，あるいは，製剤の特性に応じて検出閾値に近い欠陥の検出が必要な場合，時間を増やすことで粒子の識別と検出が容易になる場合がある。

（5）一容器あたりに費やす時間の管理

　検査ポイント数，検出対象の識別方法と検査時間の根拠に基づく適格性評価を起点として，検査時間の一貫性を記録によって説明できるようにする。検査時間は，容器搬送速度と同期させ，ペーシングデバイスの使用により管理することができる。通常の手順管理と検査時間の監督に加え，各バッチの検査所要

時間から算出する検査率の傾向分析は，一定の検査率と確立された検査時間の範囲内で検査が維持できていることを示すための手段の一つである。検査員の適正な検査手順の実施と休憩，及び非検査行為の時間管理は，より正確な検査率の記録に有用である。

（6）容器の取り扱いと移動

手作業による検査に適した技術には，容器内の製品溶液を注意深く旋回させたり，製品容器を反転させることが含まれる。これにより，容器施栓の内部表面に付着した粒子の浮遊あるいは沈降を生じさせる効果による識別性の向上が期待できる。また，亀裂や欠けのような小さな容器の欠陥を特定するのに有用である。

一方で，気泡の発生と混入による検査の妨害を最小限にする技術が重要である。また，一度に手に持つことができる容器数の制限も必要である。

（7）拡大率

検査工程によっては，大型の拡大鏡を使用することで，粒子サイズ閾値に近い欠陥を有する容器の検出を容易にし，合格／不合格を確実にする確率を高めることができる。拡大鏡の使用は，検査員の眼精疲労の増大に及ぶことも多く，全体的な検出率の向上につながらない場合もあるため，その使用に関しては，有効性と検査員の疲労を原因とする検出率への影響を勘案して要否を決定する。検査員への負荷を考えると，ルーチンの全数検査での使用は推奨されないが，拡大鏡は少数のユニットに対する欠陥事象を確定するための重要な検査には有効である。

（8）検査員の疲労と検査ステーションの空間構造に関する考察

長時間の検査は，検査者の疲労を引き起こし，検査のパフォーマンスを低下させる可能性がある。製品ごとの検査条件と手順に応じた作業負荷を考慮したうえで，連続検査時間と休憩時間を設定する。通例，少なくとも1時間ごとに10分の休憩を与えることが推奨される。休憩は，検査工程内のマテリアルハンドリングや文書作成など検査以外の職務へのローテーションでも対応できる。

検査ステーションは，反復運動による心的及び身体疲労による過誤を最小限にするように，座り心地の調節可能な椅子や，光源，搬入される製品と検査される製品との位置関係を注意深く配置することで，リスクを減らすことができる。検査工程内において，これらの再調整の機会を設けることにより，検査員の疲労と不快感をさらに軽減することができる。また，検査室の温度と湿度を管理し，外来光の反射等の迷光による注意散漫を軽減するために，周囲の照度を下げることが推奨される。特に，外部からの採光窓がある検査室は注意が必要である。

（9）検査のための要員の訓練と資格認定

検査員の訓練と資格認定は，以下のような段階で行われる。それぞれの段階において，組織で維持されている欠陥ライブラリーと不良見本が利用される。

① 第1段階
- 作業経験（総作業経験／目視検査作業経験）の評価
- 視力検査〔新規検査員候補者は事前に検査員の視力検査基準に適合，有資格者は定期（例えば，1回／年）の視力検査で，適正な視力を維持していることを確認〕
- 研修〔GMP，一般的な標準作業手順書（standard operating procedures；SOP），職務に特化したSOP〕

② 第2段階
- 目視検査ライブラリーのデモンストレーション
- 目視検査ライブラリーにない不良容器の写真等による説明
- 有資格の目視検査員による目視検査プロセスの実演
- 資格取得予定の目視検査員に，日常的な目視検査を体験させる実地訓練

③ 第3段階
- 最終的な資格認定は，良品と不良品の両方を含む特徴的な容器一式を与える試験によって行う。
- 前述（1）～（8）の視点に基づき定めた手順におけるワーストケースシナリオ（例えば，検査時間，コンベアシステムで製品を検査員に搬送する場合は，検査ライン速度，容器のサイズ）を考慮して行う。
- 疲労度に関するワーストケースの設定は困難であるため，負荷が大きくなる条件の採用に伴う疲労感の相対的な大きさをアセスメントする。製品の検査ポイントの複雑さに応じて，事後の視力検査を行い，検査率への潜在的な影響の度合いを評価することも考慮する。
- Knappテストキットが利用される場合もある。

8.32 自動化された検査方法を用いる場合

自動化された全数検査は，容器の自動マテリアルハンドリングと，検査対象製品の欠陥を電子センシングを用いた検出機構の組み合わせにより行われる。あらかじめプログラムされた合格基準に適合しない容器は，自動的に排除されるシステムである。新しいシステムモデルには，内容物とともに容器の複数の欠陥属性を検査する機能，あるいは人工知能（AI：artificial intelligence）による学習機能に基づく検出性能の管理システムを伴うものがある。

ハンドリングシステムとして，手動による検査と同様に，容器を回転させ，粒子を運動させることで，粒子を検出しやすくする機構を備えている。容器上のさまざまな領域を詳細に画像化するために，複数のカメラ，光学的検出システムと照明等が組み合わされ，対象部位の特定の欠陥を強調した検出ができる。

手作業による目視検査に比べ，全体的な一貫性という点で優れているが，既知の欠陥と良品を識別できるシグナルの基準と範囲を設定するために，個々の欠陥に相応する統計的排除率が設定された容器群を開発する必要がある。製造所で検出された欠陥ライブラリーから，欠陥の重大性に基づきリスク分類され，検出対象とする欠陥を抽出する。

　検査システムの開発から検証までの過程では，システム設計に関わるURSに対する充足性を評価するために，システムの製造業者の機能検証データを入手する必要がある。適用する製品の検査ラインに関する管理手順の設定とバリデーションを目的として，自動化システムの検査条件とハンドリング機構を厳格に管理しながら検査を繰り返し，統計的信頼性を有する不合格確率を有する欠陥容器群が開発される。このとき，例えば，Knappの方法論に基づき，微粒子による欠陥及び容器閉塞の欠陥に対して不合格となる確率を有する容器と母集団を得るために良品（欠陥のない）容器との組み合わせを考慮する。欠陥と良品の判定が曖昧となる確率の計算に適うような適格性評価用キットが構成される必要がある。

　このようなキットは，手動検査適格性と自動化装置の適格性評価の結果比較，又は自動化された装置の適格性評価後の機能確認にも使用される。そのため，製品特性及び容器施栓システムの外観に関する不合格品は，所定の容器タイプ又は製品バッチに観察された欠陥を反映することが望ましく，キットは，実際の製造と同じ容器と施栓材料を使用し，識別コード化／番号化する。特性（例：透明な溶液，懸濁剤，凍結乾燥品等）が異なる，又は異なる形態（例：透明バイアル，琥珀色バイアル，アンプル，シリンジ，カートリッジなど）の製品が，同一施設で製造される場合，それぞれの組み合わせに対応するため，個別キットを準備する必要がある。さらに，予測によるバイアスを起因とする統計的分布のゆがみを避けるため，各容器タイプ及びサイズごとに最低2以上のキットを用意し，ローテーションする。同じキットを使用するが，キット内の容器の連番を変更するようなランダム化の方法も採用できる。

　既知の不良（製品の品質，安全性あるいは有効性に影響するような欠陥）の検出に関するバリデーションの記録として，上記のようなキットの開発経緯を含め，キットを使用した適格性評価の結果からプログラム設定された基準の妥当性を統計的解析に基づき示すことが必要となる。そして，使用されたキットと同等のもの，あるいはキットの構成に基づき設定された不良サンプルを用いて，少なくとも検査開始時，必要に応じて検査途中や終了時にチャレンジ試験を行い，自動検査設備の日常の性能評価試験結果，あるいはバッチ製造記録の一部として保持することが求められる。この目的において，キットの保管維持の要件を手順化することは重要である。特に，機能検証時のシグナルを利用した設定閾値の微調整や，蓄積されたデータに基づく学習機能を有するプログラム等が組み合わされた装置では，使用環境と条件によっては，検査途中の一定間隔のチャレンジ試験はより重要な位置づけになる可能性を考慮する。ただし，実際

の製造・検査プロセスの稼働中にこのような試験を行うことには，混同のリスクがあることを認識し，その要否を検討する必要がある。

8.33 検査結果の記録とレビュー

　工程内全数検査とAQL検査から得られたデータを，あらかじめ設定された警報基準値（アラートレベル），措置基準値（アクションレベル）に対して統計的評価を行う継続的な工程管理プログラムは，検査の有効性を示すための非常に有用なツールである。全数検査のデータは，通常の製造における典型的な欠陥の種類と発生率を知る最良の情報源となるため，適切な統計的原則に基づき評価し，現在のアクションレベルが現在の状況を正確に反映しているかどうかを評価するためのプログラムとする必要がある。以下に，プログラムに関する考慮点の例を示す。

- 各種の管理図法を利用した分析は，バッチリリース前にそのバッチの検査結果に特異的な変動が生じていた可能性について評価できる側面を有する。
- 工程内全数検査で検出された欠陥の種類と数量に関する傾向分析に利用するデータ量に基づき，傾向分析の実施頻度を決める。
- 全数検査とAQL検査データは，定期的に，通常少なくとも年1回，望ましくない傾向の可能性について分析する。製品の生産スケールと製造頻度に応じて，解析に有効なデータ数を得るための期間を考慮する。
- 製造ユニット数が多い製品では四半期ごとの傾向分析プログラムとすることで，市場流通に与える影響を最小にする管理につながる可能性がある。
- 製造スケールが小さく，製造頻度の低い製品のデータを蓄積するためには，より長い期間が必要になる場合がある。
- 統計的分析により，より低い欠陥レベルが一貫して観察されることが示された場合，AQL試験プログラムのサンプリングサイズの調整に利用できる可能性がある。

　バッチごとの検査結果及び傾向分析において，欠陥検出率あるいは排除率が高くなる傾向や，検査効率等の不規則な大きな変動がみられた場合は，範囲を決めて，**表8.4**のような視点で調査する。

表8.4　傾向分析における調査事項

- 検査員の訓練と資格
- 検査ブース／機械の適格性／性能
- 検査工程の手順
- 不合格パターン
  （例：全数とAQL試験結果の乖離）
- 欠陥の種類
- 剤形の種類
- 原材料の評価
- 包装材料の評価
- 製造工程評価（配合から最終工程まで）
- 製品の不合格傾向
- 充填ラインの不合格傾向
- 充填ラインの故障履歴
- 充填ラインの予防保全
- 環境モニタリング

- AQL検査あるいは品質管理（quality control；QC）の微粒子試験
- 全般的な不合格傾向
- 欠陥の特定〔形態，赤外線（infrared；IR），走査電子顕微鏡（scanning electron microscope；SEM），X線分析，元素分析等〕
- 欠陥の発生源
- ベンダー評価
- 目視欠陥のリスク評価
- 目視欠陥の健康ハザード評価（health hazard evaluation；HHE）
- 根本原因分析
- 過去の施設・設備の，是正・予防措置

　このとき，市場にある製品も調査対象とした影響評価において，患者への大きなリスクが認識された場合は，必要な処置を図る必要があることも考慮した調査プロセスを規定することが期待される。また，流通過程における苦情や回収などの情報を処理するために文書化された手順には，すべての苦情の記録と同様の可視粒子に関する情報の伝達と記録の保持の手順，調査範囲となる製品及びロットの指定の手順も含まれる必要がある。これにより，全数検査，AQL検査，流通経路からの苦情，安定性モニタリングのサンプルから得られる情報は，可視粒子と微粒子の汚染源に関する知識となり，製造工程改善の機会として利用できる。

滅菌（8.34〜8.49）
Sterilization

項目番号	和訳
8.34	可能なかぎり，最終製品はバリデートされ管理された滅菌工程を用いて最終滅菌すること，その理由はこの方法がバリデートされ管理されたろ過滅菌法及び/又は無菌操作法よりも，より高い無菌性保証を提供するからである。製品を最終滅菌することができない場合は，より高い無菌性保証を与えるために無菌工程と組み合わせた，無菌操作後の最終熱処理を用いる事を考慮すること。
8.35	滅菌に使用する設備の選定，設計，設置場所，及び滅菌に用いるサイクル/プログラムは滅菌工程の再現性と信頼性を証明する科学的原則とデータに基づくものであること。全てのパラメータを規定し，重要なものについては管理し，モニターして記録すること。
8.36	全ての滅菌工程をバリデートすること。バリデーションは，製品組成，保存条件，そして，製品あるいは被滅菌物の調製開始と滅菌との間の最大時間を考慮すること。何れの滅菌工程を適用するにしても，その製品及び設備への適切性及び求められる滅菌条件が滅菌を受けるそれぞれのタイプの載荷の全ての部分で一貫して達成されることの有効性を特に物理的測定により，そして適切な場合BIによって，バリデートすること。効果的な滅菌のためには製品全体，設備及び構成部品の全表面が必要な処理を受け，工程がそれを達成する事を保証すべく設計されていること。
8.37	採用した製品滅菌法が現行版の薬局方に記載されていない場合，あるいは単なる水溶液でない製品に適用された場合は特に注意が必要である。可能なかぎり，加熱滅菌が選択すべき方法である。
8.38	全ての滅菌工程についてバリデートされた載荷パターンを確立し，それらを定期的再バリデーションの対象とすること。載荷パターン全般に対するバリデーション戦略の一部として，最大載荷及び最少載荷も考慮すること。
8.39	滅菌工程の有効性を，リスクに基づいて計画した間隔で照査し検証すること。加熱滅菌サイクルは，ワーストケースと考えられる載荷パターンについて，最低年1回の頻度で再バリデーションすること。他の載荷パターンについては，CCSにおいて妥当性を示した頻度でバリデートすること。
8.40	全ての滅菌工程について，日常運転のパラメータ，例えば物理的パラメータ及び載荷パターンを確立し，厳守すること。
8.41	バリデートされたパラメータに適合しない滅菌サイクルを検出するメカニズムがあること。滅菌の失敗，あるいはバリデートされた工程から逸脱した滅菌（例えば加熱サイクル等の滅菌サイクルのある段階が長すぎたか，短かすぎた）については何れについても調査すること。
8.42	BIを適切な部位に設置することを，滅菌工程のバリデーションをサポートするための追加的な方法として考慮すること。BIはその製造業者の説明書に従い保管し，使用すること。滅菌工程（例えば，エチレンオキサイドによる）のバリデーション及び／又はモニタリングをサポートするためにBIを使用する場合は，滅菌サイクル毎に陽性対照を試験すること。BIを使用する場合は，製造工程あるいは他の試験工程への微生物汚染の伝播を避けるために厳密な注意を払うこと。BIの結果は単独で滅菌保証を与えないので，他の重要パラメータ及び工程設計要素を覆すために用いないこと。

8.43 BIの信頼性は重要である。供給業者を適格性評価し，BIの品質が損なわれないよう運搬及び保存条件を管理すること。新たなBIバッチ/ロットの使用に先立って当該バッチ/ロットの指標菌の数，純度及び同等性を検証すること。例えばD-値，Z-値等の他の重要パラメータについては，通常，適格性評価された供給業者から供給されたバッチ証明を用いることができる。

8.44 滅菌前と滅菌後の製品，設備，構成部品類を区別するための明確な手段があること。製品，他の設備類，及び/又は構成部品の運搬に使用するバスケット，トレーのような設備は，製品名，バッチ番号，及び滅菌されたか否かの区別を明確に表示すること（あるいは電子的に追跡管理すること）。場合により，あるバッチ（又はサブバッチの原料，構成部品，設備）が滅菌工程を経たか否かを示すために，オートクレーブテープ又は放射線インジケータ等の指示用具を用いることができる。しかし，これらの指示用具は単に滅菌工程が行われたということを示しており，必ずしも製品の無菌性又は必要な無菌性保証レベルが達成されたことを示すものではない。

8.45 滅菌工程実施毎に滅菌記録があること。滅菌サイクル毎に独自の識別記号があること。それらの適合性を，バッチ証明/出荷可否判定手順の一部として照査し承認すること。

8.46 必要な場合，原材料，設備，及び構成部品は，その材質に適した，バリデートされた方法で滅菌すること。滅菌後は再汚染を防止するために適切な保護処置をとること。滅菌した物品を滅菌後に直ちに使用しない場合は，これらは適切に密閉した包装を用いて保存し，保存期間の最長限度を設定すること。多層に無菌包装された構成部品は，妥当性を示した場合は，無菌包装の完全性と構成が作業員によるグレードAゾーンへの搬入の際に容易に消毒を可能とするものであれば（例えば，多層の無菌カバーがありそれが低位のグレード区域からより高いグレードの区域に移動する度に一つずつカバーを剥がす），クリーンルーム内に保存する必要はない。保護が密閉包装に封じ込める事により達成される場合は，この包装工程は滅菌の前に行われること。

8.47 原材料，設備，構成部品及び補助的物品を密閉包装内で滅菌しその後にグレードAに移動するときは，この操作はその密閉包装の外側の消毒を行うことを伴う適切なバリデートされた方法（例えば，エアロック，又はパスボックス）で行うこと。ラピッドトランスファーポート技術の使用も考慮すること。これらの方法はグレードA及びグレードB区域の汚染リスクの可能性を効果的に管理する事を示すこと，又，同様に消毒手順が，包装表面のいかなる汚染も，グレードB及びグレードAの区域への物の搬入において許容できるレベルに低減することに有効であることを証明すること。

8.48 原材料，設備，構成部品及び補助的物品を密閉された包装又は容器の中で滅菌する場合は，包装について，微粒子，微生物，エンドトキシン/発熱性物質あるいは化学的汚染のリスクを最小限とする事及び，選定した滅菌法との適合性について適格性評価すること。包装の封止工程をバリデートすること。バリデーションについては無菌の保護バリアシステムの完全性，及び，滅菌前の最大保持時間及び滅菌された物に指定された最大の有効期間について考慮すること。滅菌された物ごとの無菌の保護バリアシステムの完全性を，使用する前に確認すること。

8.49 製品と直接あるいは間接接触せず，無菌操作に必要であるが滅菌はできないような原材料，設備，構成部品及び補助的物品の場合は，効果的でバリデートされた消毒法及び搬送工程が実施されていること。一旦消毒されたこれらの物については再汚染を防止するための保護をすること。これらの物と，その他の汚染経路の可能性がある物を環境モニタリングプログラムに含めること。

概要

8.34項～8.49項では，製品及び原材料，設備，構成部品の滅菌条件の選定方法と管理方法を詳述している。Annex 1では一貫して，最終滅菌法は，ろ過滅菌と人が介在する無菌操作の組み合わせよりも無菌保証レベルが高いという考え方に基づき，最終滅菌法を第一選択肢とすべきとしている。最終滅菌ができない場合でも，最終容器中の加熱処理が推奨されている。

定められた滅菌条件は，CCSに従い，定期的なバリデーション項目，日常管理のパラメータを定め管理する。バリデーションを支援する方法として使用されるバイオロジカルインジケーター（BI；biological indicators）の管理方法，滅菌前後の物品の管理方法，原材料・設備・機器，部品の滅菌の管理方法が示されている。

解説

8.34 滅菌法の選択

滅菌法の選択は，製品開発時に製品の熱安定性を考慮して行う。EMAの滅菌ガイドライン[5]に水溶性製剤の滅菌条件の選択手順が記載されている（図8.8）。EMAの滅菌ガイドラインでは，無菌製品は可能な限り最終容器中で最終滅菌すべきとされ，$F_0 = 8$以上あれば，最終容器中で加熱滅菌を行うべきとされている。さらにAnnex 1では，最終滅菌できない場合でも，無菌操作法に加えて最終熱処理を行うことを考慮することが述べられている。加熱法を使うことができない場合には，その根拠を示す必要がある。

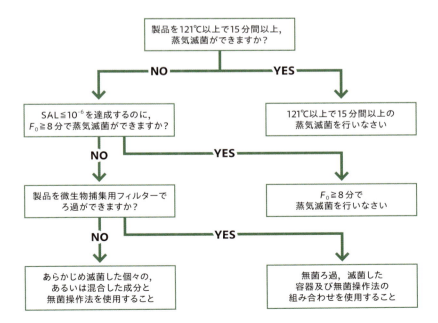

図8.8　水溶性製剤の滅菌条件選定のためのディシジョンツリー
(EMA：Guideline on the sterilization of the medicinal product, active substance, excipient and primary container, Figure 1, Mar. 6, 2019)

8.35 滅菌条件の選定

滅菌条件の選定は，製品開発時又は，滅菌条件変更時に行い，製品の熱安定性，直接容器等の特性に応じて，滅菌サイクル／プログラム，滅菌設備等を検討し，その再現性，信頼性を評価したうえで選定する。条件設定にあたっては，日常の管理パラメータと管理方法，定期的な管理項目と管理方法等を定める。

滅菌サイクル／プログラムの事例として，以下を示す。

（1）ハーフサイクル法

コールドスポットにおける 10^6 の指標菌が完全死滅する最少処理時間の2倍を採用する方法で，EOガス滅菌などに用いられる。**表8.5** に初期生菌数 10^6 個での対数減少値と指標菌の生存率を示す。10^0 にしたときの生存率は63%であり，実際には 10^{-2} にしないと生存率が1%にならない。したがって，そのときの対数減少値8の2倍の16（16D）がこのハーフサイクル法による滅菌時間となる。

表8.5 初期生菌数 10^6 個での対数減少値と指標菌の生存率

SAL	対数減少値	指標菌の生存率（%）
10^1	5	99.9
10^0	6	63.0
10^{-1}	7	10.0
10^{-2}	8	1.0

（2）オーバーキル法

熱に安定な物質を滅菌する場合には，この方法を採用することができる。この方法では，被滅菌物や自然界に存在する微生物の数や抵抗性に関係なく無菌性保証水準（SAL）が少なくとも 10^{-6} になるのに十分致死率が与えられることを条件としている。通常は初期生菌数 10^6 のBIを用い，指標菌を12べき乗（12D）減少させるに等しい滅菌条件にする方法である。高圧蒸気滅菌などに使用される。

（3）BIとバイオバーデン併用法

実験実測値から平均値の幅を算出する方法として，平均値に標準偏差の3倍をプラス又はマイナスする手法はよく用いられる方法である。こうして得られた平均バイオバーデン値とBI，SALを用いて滅菌条件を設定する方法である。BIより抵抗性の高い微生物が見つかったときはこの微生物を指標菌として使用するので，この場合は絶対バイオバーデン法と考えてよい。

（4）絶対バイオバーデン法

この方法はBIを用いず，被滅菌物や製造工程から得られたバイオバーデン

菌を指標菌として用いて滅菌条件を設定する方法である。この場合，検出された微生物のなかで最も抵抗性の高い微生物を用いる。

　最終容器中で最終滅菌を行う方法として，飽和蒸気滅菌の他に蒸気加圧運転サイクル，水散布サイクル，水浸漬サイクルなどがある。

8.36　滅菌条件の検証

　すべての滅菌工程はバリデートされるべきであり，滅菌条件のバリデーションでは，製品ごとに製品と容器の構成，滅菌前の製品の保存条件，製品の安定性，調製開始から滅菌までの許容時間等も考慮する。
　さらに，採用された滅菌設備や条件が適切であることを，温度，圧力，時間等の物理的パラメータ及び適切な場合，BIを用いて滅菌器内のすべての位置で適切に滅菌されていることを検証する。

8.37　特殊な滅菌法

　薬局方に定められていない，あるいは，最終容器内で水性溶媒を用いないなどの特殊な滅菌法を採用する場合には，以下の要件を満足する方法を採用すべきであることが，第十八改正日本薬局方（日局18）参考情報「滅菌法及び滅菌指標体〈G4-10-162〉」[22]に記載されている。
- 滅菌機構が十分に解明されている。
- 滅菌工程の物理的なパラメータが明確であり，それらの制御と測定が可能である。
- 滅菌操作を効果的かつ再現性よく実施できる。

8.38　ローディングパターンの確立

　滅菌工程検討の段階で，想定されるすべての載荷パターンを定め，各々につきバリデーションを行う。ワーストケースとして，最大負荷が一般的だが，最小負荷がワーストケースとなる場合もある。

8.39　滅菌プロセスのバリデーション　　　　　　　　〈CCS〉

　ワーストケースは，年1回，その他の載荷パターンは，CCSとして頻度を定めてバリデーションを行う。

表8.6 湿熱滅菌における管理項目，ユーティリティ及び制御装置（参考）

	飽和蒸気滅菌	その他の湿熱滅菌
管理項目	・熱履歴（通例F_0値で表記） ・温度（必要に応じてドレインなど） ・圧力（滅菌器内） ・所定の温度における保持時間 ・被滅菌物の載荷形態 ・蒸気品質（過熱度，乾燥度，非凝縮性ガス濃度，必要に応じて化学的純度） ・滅菌器の中に復圧などのため導入する空気の品質 ・冷却のために用いる水の品質 ・その他必要な事項	・熱履歴（通例F_0値で表記） ・温度（必要に応じてドレインなど） ・必要に応じて圧力（滅菌器内） ・所定の温度における保持時間 ・被滅菌物の載荷形態 ・滅菌器の中に復圧などのため導入する空気の品質 ・冷却のために用いる水の品質 ・その他必要な事項
管理するべきユーティリティ及び制御装置	・蒸気 ・滅菌器の中に復圧などのため導入する空気 ・冷却のために用いる水 ・温度制御装置 ・圧力制御装置 ・時間制御装置 ・その他	・蒸気 ・熱水 ・滅菌器の中に復圧などのため導入する空気 ・冷却のために用いる水 ・温度制御装置 ・圧力制御装置 ・時間制御装置 ・連続式滅菌装置の場合の搬送装置 ・その他

（第十八改正日本薬局方 参考情報 滅菌法及び滅菌指標体〈G4-10-162〉，表1，
厚生労働省告示第220号，令和3年6月7日）

8.40 日常的な管理に用いるパラメータ

CCSとして日常的に管理するパラメータを定めて管理する。日局18参考情報「滅菌法及び滅菌指標体〈G4-10-162〉」[22]では，**表8.6**を日常的な管理項目としている。

8.41 日常管理と逸脱時の対応

滅菌記録は製造部門で，製造記録の一部としてすべてのパラメータが基準に適合していることを確認する。不適合が認められた場合には，品質部門に報告し，逸脱として調査したうえで，品質部門が対象製品の取扱いを決定する。

8.42 BIの使用

BIとは，滅菌指標体（微生物の滅菌を目的とする工程を管理，設定し，滅菌が正しく行われたかどうかを判断するための指標とするもの）の一部であり，微生物を指標としたものである。BIの使用方法及び管理方法については，日局18参考情報「滅菌法及び滅菌指標体〈G4-10-162〉」[22]に詳細が記載されている。

日本薬局方に掲載されている代表的な指標菌の一覧を**表8.7**に示す。

表8.7　代表的な滅菌法別指標菌一覧

滅菌法	菌種	株名	D値等（参考）
湿熱滅菌法	*Geobacillus stearothermophilus*	ATCC 7953, NBRC 13737	1.5分間以上（121℃）
乾熱滅菌法	*Bacillus atrophaeus*	ATCC 9372, NBRC 13721	2.5分間以上（160℃）
EOガス滅菌法	*Bacillus atrophaeus*	ATCC 9372, NBRC 13721	2.5分間以上（54℃） 12.5分間以上（30℃） ガス濃度 600±30 mg/L，相対湿度 60%RH
過酸化水素滅菌法	*Geobacillus stearothermophilus*	ATCC 12980, NBRC 12550 又は ATCC 7953, NBRC 13737	―

（第十八改正日本薬局方 参考情報 滅菌法及び滅菌指標体〈G4-10-162〉，表8,
厚生労働省告示第220号，令和3年6月7日）

8.43 BIの管理

日本薬局方に掲載されているBIの管理方法の抜粋を以下に示す。

（1）市販BIの管理方法

①BIの製造時の管理方法としてISO 11138-1「ヘルスケア製品の滅菌－生物学的インジケーター－第1部：一般要求事項」[23]があり，これに従って製造されたBIを用いる場合，以下の情報を確認すること。

- 製造トレーサビリティ（微生物，単体，包装材料など）
- 菌種名
- 公称生菌数
- 抵抗性
- 使用方法
- 保管条件（温度，使用期間など）
- 培養条件（温度，期間，培地など）
- 廃棄方法

②BI製造者が提示した保管条件，滅菌後から培養開始までの期間，培養条件，廃棄方法などに従い，取り扱うこと。特に，保管条件はBIの性能に影響を及ぼすおそれがあるため，取り出してから使用するまでの期間についても長時間放置しないなどの取り扱いに留意をする必要がある。

（2）使用者による滅菌指標体作製時の注意

製造環境や被滅菌物から回収したバイオバーデンを利用して指標体を自作する場合は，使用前には，菌種名，菌数，D値，保管条件，培養条件等を評価する。

抵抗性については，バイオバーデン中の最大の抵抗性菌であることを継続的に示すための評価プログラムを定める。

（3）市販BIの使用者による改変時の注意

　購入したBIを包装から取り出し，薬液や資材などの被滅菌物に接種して使用する場合は，菌数や抵抗性が変動するため，使用前にこれらの性能を評価する。

8.44　被滅菌品，滅菌済品の管理

　滅菌前の被滅菌品と滅菌済品の取り違えを防止するための対応として，2重扉の滅菌機を使用して，滅菌機への投入側と滅菌機からの取り出し側を分ける方法が効果的である。

　被滅菌品と滅菌済品を区別するために，熱，ガスあるいは放射線などの作用により，科学的又は物理的に変化する指標体であるケミカルインジケーター（CI；chemical indicator）が使用される。CIは，滅菌工程の一つ又は複数の重要パラメータの達成を示す指標であるが，滅菌効果や無菌性の保証に用いる指標ではないため，BIの代わりとして用いることはできない。

8.45　滅菌記録

　滅菌記録は滅菌サイクルごとに作成し，日常的な管理パラメータ及び温度，圧力等をモニタリングしたチャートを含むこと。滅菌ごとに滅菌管理番号を発行し，滅菌記録（チャート等を含む）と製造記録が紐づけられるようにすること。

　滅菌が適切に行われなかった場合には，逸脱として品質部門に報告し，品質部門は製品の出荷可否を判断する。

8.46　原材料，設備・器具，部品の滅菌

　原材料，設備・器具及び構成部品は，それぞれの材質に応じた方法で滅菌し，各々の滅菌方法についてバリデーションを行う。滅菌方法としては，湿熱滅菌法，乾熱滅菌法，エチレンオキサイドガス滅菌法，放射線滅菌法等がある。

　滅菌後は，適切な保護措置をとって再汚染を防いで保管する。適切な保護措置がとられていて，グレードB及びA内に搬送する際に汚染を持ち込まない措置がとられていればグレードA内に保管する必要はないが，保管期間の妥当性ならびに保管の最長期間を検証すること。

8.47　滅菌済の原材料，設備・器具，部品のグレードAへの移送

　保護容器内で滅菌した原材料，設備・器具，部品等をグレードB及びAに移動する際には，保護容器の外側を適切な方法で清浄化する。清浄化の方法には，過酸化水素による除染，消毒用エタノールによる消毒がある。これらの除染・消毒の操作はエアロック，パスボックス等の前室で行う。

これらの除染・消毒方法は，あらかじめ有効性を確認しておく。

8.48 原材料，設備・器具，部品の滅菌時の微粒子，微生物，エンドトキシン／発熱性物質あるいは化学的汚染管理

　滅菌物を保管するための保護容器は，微粒子，微生物，エンドトキシン／発熱性物質あるいは化学的汚染のリスクを最小限として，滅菌法とあわせて適格性を評価する。

　保護容器は，上記の汚染リスクに対して，バリアシステムの完全性，滅菌前の最大保管時間，滅菌後の最大保持時間等をバリデートする。

　滅菌物を使用する際には，あらかじめ定めた保管期間内であることが確認できるように，保管期限を表示する，又は電子的に管理する。

8.49 滅菌できない原材料，設備・器具，部品等の管理

　やむを得ず滅菌できない場合には，消毒法・除染法を採用するが，その効果，消毒後の再汚染を防ぐための保護容器の妥当性，搬送方法の妥当性を検証すること。また，これらの適切性を環境モニタリングプログラムで評価すること。

　消毒法及び除染法は，日局18 参考情報「消毒法及び除染法〈G4-9-170〉」[24]に詳細が記載されているので参考にされたい。その抜粋を以下に示す。

消毒法及び除染法〈G4-9-170〉
- 消毒法は，対象物及び対象物の表面に局所的に生存する微生物を減少させる方法，除染法は空間や作業室を含む構造設備内に生存する微生物をあらかじめ指定された生菌数レベルにまで減少させることである。
- 消毒法には，化学薬剤を用いて適用する表面に対する腐食性等を考慮して選定するが，すべての微生物に有効ではなく，消毒対象の材質により効果が異なることから，各々消毒剤の微生物への有効性を考慮して使用する。
- 除染法には，過酸化水素，過酢酸，ホルムアルデヒドが一般的に使用される。過酸化水素はアイソレータ内の除染ならびに作業室内の除染に使用され，アイソレータ内に使用される場合には，BIの6 log以上の減少，作業室の除染に使用される場合にはBIの3 log以上の減少を条件とする。

　消毒法・除染法を用いる場合には，対象物上の有機物等により，その効果が阻害される場合があるので，事前の清掃・清拭の方法も含めて評価したうえで，手順化する。

加熱滅菌（8.50〜8.54）
Sterilization by heat

項目番号	和訳
8.50	加熱滅菌のサイクル毎に，適切な正確性と精度を有する設備で電子的あるいはハードコピーで記録すること。システムは，バリデートされた滅菌サイクルパラメータの要求事項に適合しない滅菌サイクルを検出し，このサイクルを失敗あるいは不合格とするため，制御及びモニタリング計器に安全装置及び／又は代替機能を有すること（例えば，制御とモニタリングが独立して接続している複式／ダブルセンサーの使用による）
8.51	温度制御及び／又は記録のために用いる温度センサーの位置はバリデーションの際に決定し，システムの設計に基づいて選定し，日常の滅菌サイクル条件を正確に記録し，代表する位置を選定すること。バリデーションのデザインは，システムの制御用と記録用のセンサー位置の適切性を示すために構築すること，そしてバリデーションの際にこれらのセンサーと同位置に設置した独立したモニタリングセンサーを用いてこれらのセンサーの機能と位置の検証を行う事を含むこと。
8.52	滅菌時間の計測を開始する前に載荷全体が必要な温度に達していること。載荷物内の参照プローブを用いて制御する滅菌サイクルについては，載荷物内のプローブの温度が滅菌サイクルの開始前に規定した温度範囲内に制御されていることを保証するべく特別の考慮を行うこと。
8.53	加熱滅菌サイクルの高温段階が終了した後は，滅菌された載荷物が冷却の際に汚染されることに対する注意を払うこと。製品あるいは滅菌された物と接触するいかなる冷却用液体あるいはガスも，滅菌すること。
8.54	パラメトリックリリースが承認されている場合は，製品のライフサイクルに亘るバリデーションと製造工程のルーチンのモニタリングに頑健なシステムを適用すること。このシステムは定期的に見直すこと。パラメトリックリリースに関する更なるガイダンスはAnnex 17 に示されている。

概要

　8.50項〜8.54項には，加熱滅菌として共通して求められる滅菌サイクルの制御や記録等の主要な要件が記載されている。

解説

8.50 加熱滅菌サイクルについて

　加熱滅菌のサイクルに関する記録には，適切な正確性と精度が必要であるが，制御及びモニタリングに使用される計器が適切にキャリブレーションされていることが前提となる。計器のキャリブレーションは，初期設置時における実施の後，年1回程度の頻度を基本として定期的に実施される。また，滅菌の記録を電子的に保存する場合，データの完全性が保証されているシステムであることをコンピュータ化システムバリデーションにより検証する必要がある。

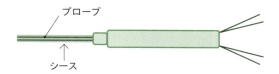

図 8.9 ダブルプローブセンサーの例

　その前提のもと，昇温速度や滅菌保持時間等の滅菌サイクルパラメータをバリデートすることになる。バリデートされた状態を維持するためには，制御用の温度センサーとモニタリング用の温度センサーを独立して設置し，両者の値が乖離するような場合，アラームを発報したり，滅菌工程を不合格としたりするようなシステム構築が求められる。制御用センサーとモニタリング用センサーを独立させる方法として，それぞれの目的に応じたセンサーを個別に設置する方法，ダブルプローブセンサーのように1つのセンサーに2つのプローブをもつセンサーを用いる方法がある（**図 8.9**）。

8.51 温度制御及び/又は記録のために用いる温度センサーの位置

　「温度制御及び/又は記録のために用いる温度センサーの位置はバリデーションの際に決定」するとの記載があるが，滅菌機の温度センサーの位置をバリデーション実施後に変更することは，現実的には困難と想定される。したがって，実績に基づき設計された温度センサーの位置が，代表的な位置として妥当であることをバリデーション時に検証することが実際的な手法と想定される。このため，バリデーション時に，キャリブレーションされた仮設の温度センサーを制御用センサーや記録用センサーの近傍に設置し，その挙動に問題ないことを検証する必要がある。

8.52 載荷物内の温度に対する注意点

　滅菌工程は，載荷物全体が規定温度に達してから，滅菌保持時間の計測に移行する必要がある。載荷物全体が達しているかどうかは，載荷物の参照プローブを用いて制御する方法と，バリデーション時に滅菌機内部の温度センサーと載荷物内部温度との相関を検証することで判断する方法とがある。載荷物の参照プローブを用いて制御する場合，参照プローブを挿入した載荷物の温度履歴が，全体を代表するものとして適切であることをバリデーション時に検証する必要がある。

8.53 載荷物の加熱滅菌後の注意事項

　滅菌後の冷却工程において使用される冷却用液体あるいは空気等は，滅菌さ

れていなければならない。冷却用液体としては，滅菌中に使用される熱水を間接的に冷却することにより，冷却水として使用する方法がある。冷却時に使用される空気等は，無菌フィルターを通して滅菌機内に供給する必要がある。無菌フィルター自体は，滅菌工程に合わせて毎回滅菌される。

8.54 パラメトリックリリースに関する注意点

最終滅菌法による製品について8.1項〜8.6項（p.150〜156）で触れたとおり，一般に最終滅菌法は明確な原理に基づく微生物に対する致死的な方法であり，定量的なプロセス管理と検証が可能である。このため，無菌試験によらずクリティカルプロセスコントロールパラメータに関するレビューを基本として出荷判定を行うパラメトリックリリースが適用できる。

本項目で引用しているPIC/S GMP ガイドライン Annex 17（Real Time Release Testing and Parametric Release）[25]には，パラメトリックリリースについて，適用の前提条件や必要とされる要件が記載されている。

湿熱滅菌（8.55〜8.65）
Moist heat sterilization

項目番号	和訳
8.55	湿熱滅菌は蒸気を用いて実施できる（直接あるいは間接接触），しかし他のサイクルデザインではダメージを受ける可能性がある容器（例えばブローフィルシール容器，プラスチックバッグ）に使用し得る過熱水システム（カスケード（熱水シャワー式）あるいは浸漬サイクル（熱水貯湯式））も含む。
8.56	密閉容器中の製品以外の被滅菌物は，乾燥していて，空気の除去及び蒸気の浸透，そして滅菌後の再汚染を防止する保護バリアシステムの中に包装されること。全ての載荷物は，滅菌機から取り出す際には乾燥していること。載荷物の乾燥度を，無菌工程の合格判定の一部として，目視検査で確認すること。
8.57	ポーラスサイクル（固形物質）に関しては，工程のモニターを行うために時間，温度，及び圧を用い，記録すること。オートクレーブから取り出す際に各被滅菌物について損傷，包装材の完全性及び濡れの検査を行うこと。目的に適していないことが見つかった物は何れも，製造区域から排除し，調査を行うこと。
8.58	プレバキュームを含む滅菌サイクルを実施できるオートクレーブに関して，チャンバーのドレーン部の温度を滅菌の全期間に亘って記録すること。場合により，載荷物に装着したセンサーも使用して良いが，制御システムは載荷状態でのバリデーションと関連付けておくこと。定置滅菌に関しては，適切な凝縮水ドレーン部で滅菌期間全体に亘り温度を記録すること。

8.59	ポーラスサイクルのバリデーションは，平衡時間，暴露時間，圧力と温度の間の関係，暴露中の最低/最高温度範囲の計算を含むこと。液体サイクルのバリデーションは温度，時間及び/又はF₀値を含むこと。重要工程パラメータは規定された限度値(適切な許容範囲を含めた)の範囲内とし，バリデーションの一部として，又日常の滅菌サイクルの合否判定基準として確認すること。
8.60	真空相が滅菌サイクルの一部としてある場合，あるいは滅菌後に滅菌されたシステムが滅菌機の周囲の環境よりも低い圧に戻る場合，滅菌機のリークテストを定期的に(通常週ごとに)実施すること。
8.61	滅菌工程に空気除去(例えば，ポーラスオートクレーブ載荷，凍結乾燥機チャンバー)がある場合，滅菌の前及び滅菌中に空気の除去について適切な保証があること。オートクレーブに関しては，これには空気除去テストサイクル(通常毎日実施)あるいは空気検知システムを含むこと。被滅菌載荷物は効果的な空気除去を可能とすべく設計し，凝縮物が蓄積するのを防止するため排出を妨げないものであること。
8.62	ブローフィルシールあるいはフォームフィルシール技術で製造された最終滅菌される軟質容器の変形及び損傷を，適切な滅菌サイクルの設計と管理により防止すること(例えば，正確な圧，加熱及び冷却速度，ローディングパターンの設定)。
8.63	滅菌に定置滅菌システムを用いる場合(例えば，固定配管，操作用の釜，凍結乾燥チャンバーについて)，このシステムはそのシステムの全ての部位が必要な処理を受ける事を保証するべく適切に設計され，バリデートされること。このシステムは日常の使用において，全ての部分が効果的に再現性良く滅菌されることを保証するために適切な部位で温度，圧，及び時間をモニターすること。初期及び定期バリデーションの際にこれらの部位が最も加熱が遅い部位を代表している部位であることと，そのような部位との関係を証明すること。あるシステムが定置滅菌で滅菌されたならば，そのシステムは使用の前は完全性を保ち，作業上必要な場合，陽圧に保持するか，あるいは使用前に除菌用ベントフィルターを装着すること。
8.64	過熱水が熱媒体として使用される流体載荷サイクルにおいては，加熱された水が接触する必要がある部分に一貫して達すること。初期適格性評価試験は，載荷物全体の温度分布測定を含むこと。ノズル(水を導入する部分)が詰まっていない事，ドレーンにかすが無い事を保証するための，設備の日常チェックがあること。
8.65	過熱水オートクレーブ内での流体載荷物の滅菌バリデーションは載荷全体の温度分布測定及び熱浸透及び再現性試験を含むこと。載荷の全ての部分が均一に加熱され，望む温度が規定された長さの時間達成されること。日常の温度モニタリングセンサーは，適格性評価の過程で特定されたワーストケースの位置に関連している

概要

　8.55項～8.65項では，湿熱滅菌として，ピュアスチーム等の蒸気を使用する蒸気滅菌，熱水を加圧することによる熱水スプレー式あるいは浸漬サイクルによる滅菌，製造装置に対する定置滅菌(SIP；sterilization in place)を対象としている。

解説

8.55 湿熱滅菌の対象と種別

湿熱滅菌は，製品の最終滅菌に限らず，製品接触部のパーツ，更衣服，フィルター等，多様な対象物に対して適用されている最も一般的な滅菌手法の一つである。湿熱滅菌には，蒸気を直接対象物に接触させる方法や，蒸気と空気を混合する方法，過熱水を噴霧する方法がある。

8.56 湿熱滅菌後の再汚染防止

滅菌後の再汚染を防止する保護バリアシステムとして，不織布や紙などの素材を用いた滅菌バッグが採用されている（図8.10）。滅菌バッグに収まらない被滅菌物については，HEPAカート等が使用される（図8.11）。HEPAカートは，上部に設置されたHEPAから清浄空気を供給することにより，局所的な清浄環境（グレードA相当）を提供する装置である。オートクレーブから被滅菌物を取り出してHEPAカートへ移送する際は，グレードAのクリーンブース下で行われる。

8.57 ポーラスサイクルに関する注意事項

「ポーラスサイクル」とは，更衣服やフィルターエレメント等，ならびに不織布の滅菌バッグ等，多孔性の素材に対して行われる滅菌である。多孔性の素材では滅菌物内の空気が残留し，蒸気が浸透せずに滅菌不良を起こすことが懸念される。そのため，滅菌物内の空気を除去するための真空引きの工程が設けられている。

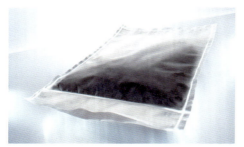

図8.10　滅菌バッグの例
（原田産業株式会社 資料）

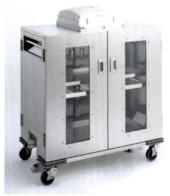

図8.11　HEPAカートの例
（株式会社キャニオン 資料）

8.58 凝縮水ドレーン部における温度記録

　プレバキュームを含む滅菌サイクルを実施できるオートクレーブ及び定置滅菌に関して，凝縮水ドレーン部における温度記録が求められている。これは，滅菌の全期間にわたって滅菌凝縮水が滞留せずに適切な排出が継続されていることを示し，滅菌工程の健全性を保証することにつながる。

8.59 湿熱滅菌のバリデーションの要素

　滅菌の重要工程パラメータとして，それぞれポーラスサイクルは平衡時間，曝露時間，圧力と温度の間の関係，曝露中の最低／最高温度範囲，液体サイクルは温度，時間及び／又はF_0値が示されている。平衡時間（equilibration time）があるが，これは基準測定点（通常はドレーン部）での滅菌温度到達と，載荷物内のすべての点での滅菌温度到達までに要する時間である。この時間は，空気の除去と昇温工程が適切な条件で行われているかどうかの指標となる[26]。このほかに滅菌装置の適切さの評価が行われる。これは，メンテナンスタイプの活動としてルーチンベースで実施可能な物理的な評価であり，SOPや保守計画に定義して文書化することが可能である[26]。物理的な評価（チャンバーの完全性や空気除去）が計画された頻度で行われる。これらはバリデーション担当者とは別の担当者により行われる[26]。

8.60 真空相がある場合の注意点

　滅菌装置に真空引きの機構がある場合は，装置としての密閉性が滅菌工程中の汚染防止の観点でより重要となるため，リークテスト工程を設けることでリークの有無を確認する。このため，滅菌機のリークテストを定期的に（通常，週ごとに）実施することが求められている。リークテストの許容基準は，装置に応じて検討する必要があるが，ISO 17665-2（医療用滅菌機の規格）では，「滅菌缶内圧力を6kPa以下としたときに，圧力上昇が1分間あたり0.13kPa以下」という基準が記載されている[27]。

8.61 滅菌工程に空気除去がある場合の注意点

　真空引き工程による空気除去が十分であることを示すための代表的な方法として，Bowie-Dick試験があげられる。これはケミカルインジケーターによる試験で，空気の残留があった場合，不合格の例のように変色が不十分となる（図8.12）。なお，近年は電子的に測定できるシステム（図8.13）も存在している。

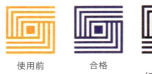

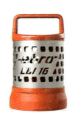

使用前　　合格　　不合格
　　　　　　　　(空気残留)

図8.12 Bowie-Dickタイプの試験結果例
(サクラ精機株式会社 資料)

図8.13 Bowie-Dickの代替えとなる電子測定システムの例
(サクラ精機株式会社 資料)

8.62 最終滅菌される軟質容器の変形及び損傷の防止

　プラスチック容器のように内圧が上がると膨張して変形してしまうものや，プレフィルドシリンジのように内圧が上がるとシリンジプランジャーが脱落するような対象物(図8.14)に対しては，チャンバー内を飽和蒸気圧以上に加圧して，過熱水をスプレーして滅菌する方式が採用される。このような滅菌方式は，図8.15に示すように，昇温から冷却までの過程を通して，容器内とチャンバー内の圧力の差を最小化するよう制御される。

8.63 SIPに関する注意事項

(1) 適切なSIP実現のためのポイント

　SIPでは，飽和蒸気が装置の内表面に到達して系内の空気が蒸気に置換され，系内で発生した凝縮水が滞留することなくスムーズに排出されることが重要なポイントである。空気の残留により，系内の温度は低下する。121℃の飽和蒸気に対して30%の空気が混入した場合，同じ圧力下において110℃まで温度が低下する[28]。

(2) 配管／機器設計におけるポイント

　装置の内表面は，凝縮水が滞留せずにスムーズに排出されるよう，平滑なものを選定する必要がある。内部パーツ，計器，バルブ類はサニタリータイプのものが選定される。内表面の仕上げとしては，凝縮水の残留や微生物汚染の防止を考慮して，一般的には電解研磨グレードが採用される。

　配管については，空気の閉じ込め箇所(エアポケット)が生じない蒸気導入位置とする。不要な分岐部を極力排除するとともに，配管のデッドレッグは最小とする。また，凝縮水の流れと蒸気の流れが同一方向になるよう蒸気の供給方向を考慮するとともに〔図8.16(a)〕，配管に適切な勾配を設け，凝縮水の滞留を防止する。配管勾配の目安としては1フィートあたり1/8インチ(約1/100の勾配)という値が参考値として記述されている[28]。また系内にフィルター類が含まれる場合，フィルターへのダメージを防止するため，フィルターの許容差圧

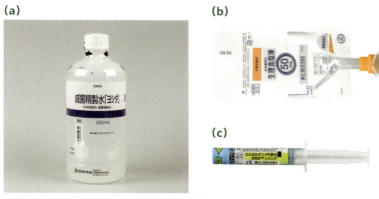

図 8.14　最終滅菌される軟質容器等の例
((a) 吉田製薬株式会社，(b) 株式会社大塚製薬工場，(c) 大塚製薬株式会社 資料)

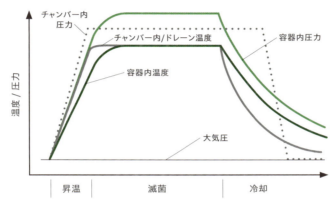

図 8.15　滅菌中の圧力制御の例

の範囲内で蒸気が供給されるよう考慮する。飽和蒸気は130℃以上で供給される場合もあるため，ガスケットの材質や計器の仕様について，耐熱及び耐圧を確認して選定する必要がある。ベントフィルター等については，推奨される滅菌回数が制限されているため，定期的に交換するなどのメンテナンス上の留意が必要である。充填機のパーツ（充填針等）については，従来はオートクレーブした後にクリーンブース内で無菌的に組み立てる事例が一般的であったが，近年は充填針を自動でSIP用のポートに接続し，人手を介することなくSIPまで完了させるシステムが普及してきている。

(3) 制御設計におけるポイント

　SIPの重要パラメータは，滅菌時間，温度と圧力である。これらの重要パラメータについて最大値及び最小値が規定され，滅菌サイクルを通じて制御される必要がある。蒸気の供給を同時に複数箇所から行う場合，空気の残留する箇所や凝縮水の滞留する箇所が生じる可能性があるため，一度に供給するのではなく順番に系内の温度を昇温させながら行う制御を構築する〔**図8.16**(b)〕。この際に，供給配管のサイズに応じて昇温速度に差があることに考慮する。SIPの

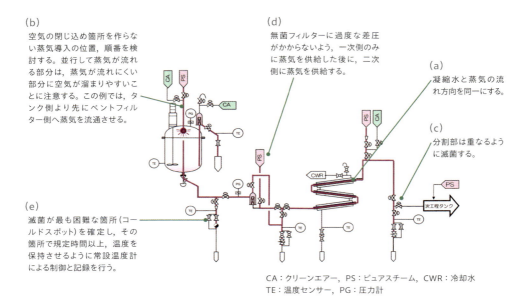

図8.16 適切なSIP設計のためのポイント

制御としては，系内の温度が規定値（一般的には121℃以上）になっていることを確実にするため，系内の凝縮水を排出するブロー工程を経て温度保持が確実になった時点で，凝縮水をドレントラップ等から暫時排出する温度保持工程に移行する必要がある。この時点で系内の温度を代表するポイントを適切に選定して，温度制御を行う必要がある〔図8.16(c)〕。

無菌フィルターがSIPラインに含まれる場合，過度な差圧がかからないよう一次側のみに蒸気を供給した後に，二次側に蒸気を供給することも重要である〔図8.16(d)〕。設備の系内をいくつかのブロックに分割してSIPを行う場合は，分割した境界部分が確実に滅菌できるよう，境界部分が重なるバルブ配置にすることも必要となる〔図8.16(e)〕。

また，温度と圧力が上限値を超えないようにする制御も必要となる。SIP中の温度及び差圧の上限値は，フィルターや樹脂に対する許容値を反映して設定される。

SIP時の温度制御を代表ポイントの温度センサーで行う場合，バリデーション時にコールドポイントを特定し，コールドポイントが規定温度以上で規定時間以上保持されるよう代表ポイントの温度保持時間を設定する必要がある。

滅菌工程中の温度低下異常への対応として，タイマーをリセットする場合，F_0による積算を継続しF_0によって終点を決める場合がある[28]。

（4）陽圧保持におけるポイント

SIP実施後に無菌性を保持するため，系内を陽圧で保持する必要がある。全設備の内部がまだ蒸気陽圧下にあるうちに無菌エアーを導入し，蒸気及び凝縮水を当該設備から除去し，当該設備の内部を使用準備が整うまで陽圧下に維持

する。系内の圧力低下を検知して無菌エアーを補給する場合もある。内部を陰圧又は常圧の条件下において運転することがある設備は，無菌フィルターを設置して，設備の無菌性が損なわれないようにする必要がある。

8.64 過熱水が熱媒体として使用される場合の注意事項

　過熱水を熱媒体として使用する場合には，載荷物に均一に過熱水が噴霧されることが重要なポイントとなる。初期の適格性評価の項目として，載荷物を実装しない状態における温度分布の均一性を確認するとともに，載荷物を実装した状態において載荷物による遮蔽等の影響を受けずに，すべての載荷物の温度が目的とする温度の範囲内にあることを検証する必要がある。

　過熱水を供給するノズルに詰まりがある場合，温度分布の均一性に影響を与えることから，日常点検の項目として，ノズルの詰まりがないことを目視点検するチェック項目を含めることが有用である。

8.65 過熱水オートクレーブに対する滅菌バリデーション

　過熱水オートクレーブに対する滅菌バリデーションは，前述の8.64項で述べられている載荷全体の温度分布測定に加えて，載荷物内の温度が目的とする温度の範囲内にあることを示すための熱浸透試験を含む必要がある。この試験を複数回実施することにより，温度上昇カーブや載荷物の温度マッピングに再現性があることを確認する。この過程で，最も温度が低い箇所又は温度上昇に時間を要する箇所が特定される。製品によっては，加熱による製品劣化の影響を把握する観点から，最も温度が高い箇所又は温度上昇に時間を要しない箇所の特定も必要となる。このようなワーストケースの温度履歴は，製造記録に使用される温度モニタリングセンサーの温度履歴と関連付けておく必要がある。

▍乾熱滅菌（8.66〜8.70）
Dry heat sterilization

項目番号	和訳
8.66	乾熱滅菌は製品や物を滅菌するために高温の空気あるいはガスを用いる。乾熱滅菌は，ニンドトキシン/発熱性物質のように熱的に頑健な汚染物質の除去において特に用いられ，しばしば無菌充填の構成部品の準備に用いられる。製品，構成部品，及び設備が暴露される時間と温度の組み合わせは，日常作業で確立された限度内で運転した場合に，適切で再現性のあるレベルの殺滅度及び/又は，エンドトキシン/発熱性物質不活化/除去をもたらすこと。 その工程は，オーブン内，あるいは連続トンネル工程，例えば，ガラス容器の滅菌及び脱パイロジェンのために運転される。

第3節

8
製造及び特定の技術

解説
8.64
｜
8.65

8.67	乾熱滅菌 / 脱パイロジェントンネルは，適切な差圧の維持と，トンネル内の気流を維持する事によりグレードAの滅菌ゾーンの完全性と稼働性能を保護する事を保証すべく構成すること。差圧プロファイルを評価すること。いかなる気流の変化についても，加熱プロファイルが維持されている事を保証するため，その影響を評価すること。トンネルに供給される空気は最低限1つのHEPAフィルターを通し，空気フィルターの完全性を示すための定期試験（最低年2回）を実施すること。滅菌された構成部品と接触するトンネルのいかなる部品も，適切に滅菌するか消毒すること。バリデーション及び / 又は日常の加工の際に考慮すべき重要工程パラメータは，これらに限定されないが以下を含む：

i. ベルト速度あるいは滅菌ゾーンでの滞留時間

ii. 温度－最低及び最高温度

iii. 被滅菌物の熱浸透

iv. 熱分布 / 均一性

v. 差圧プロファイルによって決定した気流－熱分布及び熱浸透試験と関連付けたもの

8.68	加熱工程が，何らかの構成部品あるいは製品接触設備 / 材料の脱パイロジェン工程に用いられる場合，工程が適切なF_h値を提供し，エンドトキシン濃度を最低3 log削減することを証明するバリデーションを実施すること。これが達成される場合，これらの場合において，更に滅菌を証明する必要はない。

8.69	バリデーションの際にはエンドトキシンを塗布した容器を用い，完全な収支計算を行って注意深く管理をすること。容器は通常加工を行う材質を代表するものであること（包装材料の組成，有孔率，寸法，公称容積，に関して）。エンドトキシンの定量と回収率も示すこと。

8.70	乾熱オーブンは通常，1次包装構成部品，出発物質，あるいは原薬の滅菌あるいは脱パイロジェンのために用いられる，しかし他の工程にも用いられる場合がある。被滅菌物の包装の完全性が維持されない限り，乾熱オーブンは滅菌工程及び滅菌後の保持工程を通じて低グレード側の清浄区域に対して陽圧を維持していること。オーブンに入る全ての空気はHEPAフィルターを通すこと。適格性評価及び / 又は日常の加工において考慮すべき重要工程パラメータは，これらに限定されないが，以下を含む：

i. 温度

ii. 暴露時間 / 時間

iii. チャンバー内圧（陽圧保持のため）

iv. 気流速度

v. オーブン内の空気の質

vi. 被滅菌物の熱浸透（加熱が遅いスポット）

vii. 熱分布 / 均一性

viii. 被滅菌物 / 脱パイロジェン対象物の載荷の，最小載荷及び最大載荷を含めた載荷パターン及び配置

| 概 要 |

　　乾熱滅菌の主な目的には，滅菌とともに脱パイロジェンがある。乾熱滅菌として，連続式のトンネル滅菌とバッチ式のオーブン滅菌の2ケースについて，設備構築上及びバリデーション上のポイントがあげられている。

| 解 説 |

8.66 乾熱滅菌の指標温度

　　滅菌のみを目的とした乾熱滅菌では，指標となる温度は160℃（又は170℃）であるが，脱パイロジェンを目的とした乾熱滅菌では，250℃が指標の温度となる[9]。エンドトキシンの十分な失活のためには，通例250℃以上で30分以上の条件を与えることが必要とされている[29]。

8.67 乾熱滅菌／脱パイロジェントンネルと考慮すべき重要工程パラメータ

　　トンネル滅菌の例を図8.17に示す。洗浄を終えたバイアルやアンプルがコンベアに乗り，図の左から右へと流れる間に，図の赤い部分で加熱される。ベルトスピードはトンネル内処理時間に直接関係し，熱負荷時間に直接影響を与える。また，庫内温度はヒーター及びファンのパラメータ，載荷物，かつ庫内気流に大きく依存する。ほかに，昇温時の内部清浄度，冷却部分の滅菌工程といったポイントがあげられる。

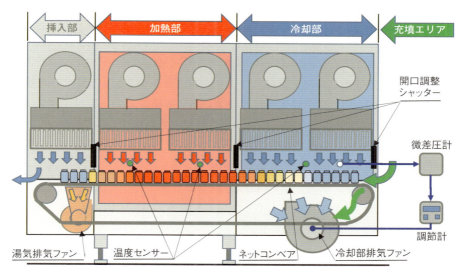

図8.17　トンネル式乾熱滅菌機の例
（角田匡謙：ゼロから学ぶ無菌医薬品製造における汚染管理戦略，佐々木次雄，秋元雅裕・編，p286，じほう，2024）

8.68 脱パイロジェン工程に関する指標

8.68項には，F_h値と記載されているが，これは滅菌を対象とした場合の累積致死熱量の指標である。脱パイロジェンを目的とした乾熱滅菌に対しては，F_d値という指標がある[9]。F_h値は，基準温度170℃，z値20が基本となるが，F_d値は，USP〈1228.1〉Dry Heat Depyrogenationの記載では，基準温度250℃，z値50が示されている[9]。F_d値は，滅菌におけるF_0値と同様，異なる温度における熱的作用を積算する考え方である。

$$F_d = \int_{t_1}^{t_2} 10^{\left(\frac{T-250}{50}\right)} dt$$

t_1＝プロセス開始時刻
t_2＝プロセス終了時刻
T＝各時間増分における温度

$F_d＝1$とは，250℃1分で得られる脱パイロジェン効果と等価であることを意味する。また，z値50とは，250℃より50℃温度が低いと等価時間は1/10に，50℃温度が高いと等価時間は10倍となることを意味する。したがって，200℃で10分間経過した場合，$F_d＝1$となる。

トンネル滅菌の場合，300℃近い温度条件とすることも少なくないが，300℃で3分間経過した場合のF_d値は30であり，250℃における30分と等価となる。

熱的作用として，チャンバー内又はトンネル内におけるF_d値が脱パイロジェンに必要な要件を満足していることを，バリデーションによって確認することが重要である。

8.69 乾熱滅菌のバリデーション

最終滅菌法による製品について8.1項〜8.6項（p.150〜156）で触れたとおり，乾熱滅菌ではチャレンジ試験によるエンドトキシン3 logの減少が評価される。USP〈1228.1〉では，滅菌温度と時間に関する検証結果が脱パイロジェンの要件を満たしていることを継続的に示しているのであれば，必ずしもエンドトキシンによるチャレンジテストまでは求めていない[9]。ただし，載荷物の受入時，洗浄後の各ステップにおいて，エンドトキシン量を把握すること，滅菌プロセス後にエンドトキシンが規定値（0.1 EU）以下であることの確認を求めている。滅菌プロセス後のサンプル数として，トンネル滅菌，バッチ滅菌ともに，少なくとも5サンプルが必要とされている。

Annex 1 では，エンドトキシンの不活化に対しては，エンドトキシンを載荷物に実際に塗布して滅菌プロセスを経た後に失活していることを確認する必要がある。必要なサンプル数までは明示されていないが，USP〈1228.1〉[9]の記述が参考になると考えられる。

8.70 乾熱オーブンと考慮すべき重要工程パラメータ

　乾熱オーブン（バッチ式乾熱滅菌）の場合，滅菌機内に滅菌対象物が存在する状態から昇温工程を開始するため，昇温工程における微粒子の発生等による微粒子汚染の懸念がある。このため，昇温時にHEPA等から許容範囲を超える微粒子発生がないことを，初期バリデーション等で確認する必要がある。

放射線滅菌（8.71〜8.72）
Sterilization by radiation

項目番号	和訳
8.71	放射線滅菌は主として熱感受性原材料及び製品の滅菌に用いられる。紫外線照射は通常は許容できる滅菌法ではない。イオン化放射線照射滅菌に関するガイダンスはアネックス12中において見る事ができる。
8.72	バリデーションの手順は，製品と包装の密度の変動の影響を考慮することを保証するものであること。

概　要

　放射線は，一般に，「radiation」（放射線）と「irradiation」（照射）の技術的差異を考慮して使用されている。放射線は，電磁波や粒子が放出される現象を指し，例えば，電波，光，X線，ガンマ線などが含まれる。また，照射は，特定の物体や材料に対して放射線を照射することを指し，例えば，紫外線照射，電子線照射などの技術として利用される。radiationは放射線そのものを指し，irradiationは放射線を物体に照射する行為を指す。

　ここで，紫外線照射は，電磁波（光）を利用する技術ではあるが，滅菌法として通常は許容されないと記載されている。照射される短波長域紫外線のエネルギーに依存した微生物の核酸の変性が殺滅の原理とされているが，対象物の表面状態や水分に起因して，対象物への浸透性や透過性などが大きく影響を受けるほか，微生物の種類により殺滅に必要な線量が異なることなど，無菌性保証の課題が多いためと考えられる。このように，放射線による滅菌に関しては，特定の放射線の原理と方法，滅菌対象物の状態と滅菌の効果，無菌性保証に関わる検証方法と管理手順について，CCSの側面から構築することが必要となる。

　PIC/S GMPガイドラインAnnex 12「医薬品製造における電離放射線の使用」の序論で，電離放射線として放射活性のある線源からのガンマ線照射装置と，加速器からの高エネルギーの電子（ベータ線）加速照射を，「バイオバーデンの減少や出発原料，包材の滅菌及び血液関連製品の処理等の種々の目的の製造工程に使用する」と説明されている。また，この技術の使用に関わるガイダンスが示されている。照射工程の仕様（specification）とプロセスバリデーションに関

する要求事項として，製品の包装に関する詳細事項と照射チャンバー内の製品の載荷形態に関する留意点も記載されている。8.72項は，バリデーションに，「製品と包装の密度の変動を考慮することを保証する」手順を含むことを補足的な留意点として示している。

解説

8.71 放射線滅菌について

放射線滅菌を利用する場合は，滅菌対象物の材質への影響を考慮して，ガンマ線，電子線の線源を選定する必要がある。

放射線滅菌は，一般に以下の長所と短所がある。

① 放射線滅菌の長所

- 滅菌処理による発熱が小さいため，熱に影響される製品の滅菌に向いている。
- 放射線に透過力があるため，ガス，蒸気の浸透しにくい部分にも作用し，製品の構造，包装による影響を受けにくく，均一な処理ができる。
- 製品は最終工程の包装を施した後に滅菌でき，包装は密封した状態で処理できる。
- 連続的に同条件で大量に処理でき，工程管理パラメータが吸収線量のみであるため，バリデーションが容易で確実である。

② 放射線滅菌の短所

- 放射線によって材料や成分等に影響を与える場合があり，製品の機能，効能，安全性への影響を確認する必要性がある。
- 滅菌装置を製造ラインに設置することが困難である。

電磁波であるガンマ線のほうが高エネルギー電子線よりも物質への透過性が大きいが，単位時間あたりの線量（線量率）の違いから，滅菌に必要な線量を照射する時間は，電子線のほうが短く，ガンマ線は数時間を必要とする場合もある。エネルギーと照射時間を考慮すると，原材料及び製品の材質の一部における分解や変性のリスクは，ガンマ線のほうが大きいと考えられる。

放射線滅菌の対象となる原薬や添加剤の物性，及び容器施栓材料やシングルユース材料などの材質と，無菌性保証に必要な線量及び加工・滅菌条件を考慮し，適正な線源を選択する。放射線を照射すると成分や材料に影響を与え，製品の機能，効能，安全性及び品質に影響を与える可能性がある。そのため，放射線曝露後の滅菌対象物の経時的な変化も含め事前に十分な試験評価又は情報を入手し，樹脂製の滅菌対象物（例：包装容器，施栓材料，その他無菌操作に使用する器具など）の物性変化による機能低下のリスクを評価する。また，原薬，添加剤及び医薬品等では有効成分濃度の減少，不純物プロファイルの変化，分解や変性に伴う機能特性への影響等を評価する必要がある。さらに，これらを無菌操作法製造区域に移送する容器施栓システムあるいは特定の形態に包装し

て放射線に曝露する場合，シール性能低下や微粒子，異物発生のリスクを考慮
した評価が必要となる。

なお，乾燥粉末製品，非水性液体製品，半固形製品及び容器の滅菌に放射線
滅菌を選択する際のディシジョンツリーが，EMAの滅菌ガイドライン[5]に示さ
れており，参考とされたい。

8.72 放射線滅菌のバリデーション

放射性滅菌は，無菌医薬品の直接の製造ライン内に設置することが難しいた
め，独立した滅菌施設あるいは，外部の滅菌業者に委託されることが多い。包
装は，滅菌を完結するための機能と，滅菌後の原材料，工程資材の保管と移動
においても無菌性を保持するために必要であり，滅菌工程と同様に包装工程も
バリデーション対象になる。

無菌医薬品の製造業者が使用する原薬・添加剤等，容器・施栓材料・工程資
材・シングルユース材料（以下，無菌工程原材料等）の放射線滅菌には，一般的
に樹脂製フィルムや容器で密封する包装が利用される。前項の8.71項で述べた
ように，放射線による樹脂素材の低分子化が起きると，材質，構造及び成形品
質ばらつきに起因するクラックなども生じ，包装材及び／あるいはシール部分に
欠陥が生じる可能性がある。滅菌線量，曝露処理時及び処理後の経時的な包装
完全性を含めた確認が必要であり，無菌医薬品の容器施栓システムの100％完全
性試験の考え方を参考にした包装設計と包装工程設計が求められる。

無菌工程原材料等そのものと設計された包装形態について，バイオバーデン
の管理方法と許容限度を設計し，基準吸収線量は25kGy以上，あるいはSAL
10^{-6}の達成に必要な線量として正当かつ妥当な線量値であることを示すバリデー
ションを計画する。

パラメータの決定に関しては，滅菌バリデーション基準の制定について（薬生
監麻発10171号，令和4年10月17日）に示された以下のガイダンスを参考にする
ことができる。

- JIS T 0806-1[30] ヘルスケア製品の滅菌 − 放射線 − 第1部：医療機器の滅菌プロセスの開発，バリデーション及び日常管理のための要求事項
- JIS T 0806-2[31] ヘルスケア製品の滅菌 − 放射線 − 第2部：滅菌線量の確立

無菌工程材料等に対する放射線滅菌の適用であることを鑑みて，指針と規格
に従う部分の根拠と意義をリスク評価の観点で記録することは，CCS管理に有
用と考えられる。

放射線滅菌される無菌工程原材料等の包装は，無菌医薬品の製造所と滅菌業
者のそれぞれの品質システムにより，例えば下記の事項が包装バリデーション
に関する取り決め及びCCS構築の知識として管理される必要がある。

① 滅菌前の包装工程における仕様と滅菌後の包装状態の適格性評価
　　a）包装形態と材質，包装材料の寸法，厚み等を定義した図面等
　　b）シール包装あるいは容器内の無菌工程材料の幾何的配置
　　c）プロセスパラメータ：例）ヒートシール幅と温度及び圧着時間，あるいは容器施栓材料における栓挿入圧力あるいはキャッピング圧，トルクなどの設定値と許容値
　　d）包装後の評価：例）シール強度，包装完全性
　　e）滅菌後の評価：例）無菌性，包装完全性に関する保存安定性
　　f）保管，輸送時のリスクを考慮した保護包装等の処置
② バリデーションの実施要件と責任
③ 日常の監視項目と変更管理の要件
　　バリデーションと監視，変更管理に関する視点として，以下が考慮される。
　　a）JIS T 11737-1[33]を参考にした滅菌対象のバイオバーデンのワーストケースの設定及びモニタリング計画。バイオバーデンのデータは，滅菌線量監査の検定線量を得るためのものではなく，プロセスの監視及び管理のために用いることを意図する。例えば，以下のようなことに有用である。
　　　　i）　トレンド分析
　　　　ii）　滅菌線量監査で不合格となった場合の調査
　　　　iii）　滅菌線量監査の頻度の削減の検討
　　b）最大許容線量で処理した場合でも，滅菌された無菌工程原材料等はあらかじめ定めた有効期間中，機能的な要求事項（特に，無菌性，エンドトキシン，微粒子）に適合するとの観点で，合理的な評価方法を設定することが求められる。このとき，包装材と包装形態も含めてシール機能を損なわない線量（上限）及びSAL達成に必要な線量（下限）を決定する。
　　c）照射設備の照射機構の幾何学的構造に基づく，包装梱包内の製品配置を決定する。梱包単位内の包装ユニットの充填パターンの原則は，最下層のユニットへの積算重量負荷，梱包内の空隙率など考慮する。
　　d）搬送ベルトによる移送と梱包単位への照射，チャンバーに梱包単位の一定数を載荷し照射する等の設備タイプに応じて，載荷形態の幾何学的規定を決定し，線量分布測定を行う。「線量分布の最大線量＜最大許容線量」，「線量分布の最小線量＞滅菌線量」であることを確認する。このとき，滅菌される原材料等の機能に関わる変動，例えば，成形品質のばらつき，包装設計上の避けられない変動，例えば包装ユニット内の配置のずれ等のリスクにより，結果的に放射線の透過線量と曝露線量が変動するようなケースが想定される。このようなとき，設備タイプに応じて，包装の定義からの逸脱の状態を意図的に設定し，最大許容線量を照射したときの滅菌効果を評価するチャレンジ試験が計画できる場合もある。
　　e）放射線滅菌工程の重要パラメータに限らず，滅菌効果に影響すると認識された事項は，日常管理あるいは監視の対象となる。通常の滅菌工程の管理

項目に加え，例えば，以下のような項目などがあげられる。

i)　包装仕様と包装完全性の監視

ii)　あらかじめ定めた載荷形態

iii)　バリデーション及びチャレンジ試験に基づく線量監視点の設定と線量計の貼付

iv)　コンベア速度あるいはサイクルタイムのモニタリング

酸化エチレンガス滅菌 （8.73～8.78）
Sterilization with ethylene oxide

項目番号	和訳
8.73	この滅菌法は他の方法が現実的でない場合のみ用いること。工程バリデーションの過程で，滅菌による製品品質への阻害作用が無いこと，脱ガスにおける条件と時間が，当該製品において規定された残留酸化エチレン（EO）ガス及びその反応生成物についての許容濃度以下に減少する結果となることを示すこと。
8.74	ガスと微生物細胞との直接接触が必須であり，結晶や乾燥蛋白等の物質内に封入された微生物が存在しないよう注意が必要である。包装材料の特性，有孔率と量が当該工程に多大に影響し得る。
8.75	ガスへの暴露の前に，被滅菌物を滅菌条件で要求される温度と湿度に平衡しておくこと。載荷物を滅菌条件に調整するために蒸気を使用する場合，その蒸気は適切な品質であること。この状態に達するまでの時間は，滅菌までの時間を最小にしなければならないという必要性と相反しているが，それらのバランスをとること。
8.76	各滅菌サイクルは適切なBIを用いてモニターすること。その際，載荷全体に亘り，適切な検体数を，バリデーションの際にワーストケースであると示された部位に配置すること。
8.77	滅菌工程バリデーション及びルーチンのモニタリングの一部として考慮し得る重要工程変数の例としては，これらに限定されないが，以下を含む： i.　EOガス濃度 ii.　ガス圧 iii.　EOガス使用量 iv.　相対湿度 v.　温度 vi.　暴露時間
8.78	滅菌終了後は，載荷はエアレーションにより包装された製品からEOガス及び/又はその反応物を脱着させてそれらの濃度を予め定めた濃度まで減少させること。エアレーションは，滅菌チャンバー内及び/又は別のエアレーション用チャンバー内，又はエアレーション室で行うことができる。エアレーション段階は全体的EO滅菌工程バリデーションの一部としてバリデートすること。

概 要

　8.73項〜8.78項では，酸化エチレン（EO；ethylene oxide）ガス滅菌の選定，滅菌機序，滅菌条件の設定方法ならびに管理方法が述べられている。EOガスは，残存した場合，製品の安全性に影響を及ぼすことから，ほかに選択肢のない場合に採用すべきとされている。

解 説

8.73 EOガス滅菌の選定

　EOガスは，反応性の強いアルキル化剤であり，滅菌後の物品に対するガスの残留，吸収とその毒性及び2次的反応生成物（エチレンクロルヒドリンなど）の安全性の問題があり，ほかに方法がない場合に採用することとされている。EOガスと反応する製品又はEOガスを吸収しやすい製品の滅菌には適用できない。

　滅菌後，EOガス及びその反応生成物が許容限度以下に減少することを確認する必要がある。

8.74 EOガス滅菌の機序

　EOガス滅菌は，微生物がもつタンパク質，核酸を変性させることにより，微生物を殺滅する方法である。EOガスは，爆発性があるため，通例，二酸化炭素などで10〜30%に希釈して用いる。

　EOガス滅菌は，ガスと被滅菌物である微生物が直接接触することが必須であり，ガスが浸透しない箇所に微生物が存在する場合には，滅菌の効果は期待できない。EOガスの浸透率が滅菌効果に影響を及ぼす。

8.75 EOガス滅菌の前処理

　EOガス滅菌は，被滅菌物にEOガスが浸透することで微生物が殺滅されることから，載荷形態ならびに温度と湿度が重要なファクターとなる。滅菌処理を行う前には，プレコンディショニングといわれる操作を行い，至適な温度と湿度にする必要がある。

8.76 BIによる滅菌サイクルの管理

　滅菌サイクルごとにBIを設置する。EOガス滅菌の評価に使用される代表的なBIは，*Bacillus atrophaeus*（ATCC 9372，NBRC 13721）である。

　滅菌サイクル評価・管理は，載荷形態，プレコンディショニング，EOガス滅菌及びエアレーションの一連の操作を対象とする。

表8.8 EOガス滅菌における管理項目，ユーティリティ及び制御装置（参考）

管理項目	・滅菌ガス導入による圧力上昇，導入時間，最終圧力 ・温度（滅菌器内及び被滅菌物） ・湿度 ・EOガス濃度（滅菌器内ガス濃度の直接分析が望ましいが，困難な場合は以下の場合 　も許容される） 　　　i）使用するガスの質量 　　　ii）使用するガスの容積 　　　iii）初期減圧度とガス投入圧からの換算式採用 ・作用時間（暴露時間） ・被滅菌物の載荷形態 ・バイオロジカルインジケーターの設置点及び培養結果 ・プレコンディショニング条件（温度，湿度，時間，その他） ・エアレーション条件（温度，時間，その他） ・その他必要事項
管理するべき ユーティリティ 及び 制御装置	・EOガス ・注入する蒸気又は水 ・滅菌終了後，置換する空気 ・温度制御装置 ・湿度制御装置 ・圧力制御装置 ・時間制御装置 ・その他

(第十八改正日本薬局方 参考情報 滅菌法及び滅菌指標体〈G4-10-162〉，表4，
厚生労働省告示第220号，令和3年6月7日)

8.77 滅菌プロセスの管理に用いるパラメータ

　日局18の参考情報「滅菌法及び滅菌指標体〈G4-10-162〉」では，管理すべきパラメータとして**表8.8**に示すような項目を定めている[22]。

8.78 滅菌後のエアレーション

　EOガスによる処理が終了した後には，エアレーションとよばれるEOガスを取り除く操作を行う必要がある。エアレーションにより，滅菌物が再汚染されない方法を設定し，EOガスが限度値以下に除去されること，ならびに微生物，微粒子，エンドトキシン等による再汚染がないことを検証する必要がある。

最終容器中での滅菌が不可能な製品のろ過滅菌
(8.79～8.95)
Filter sterilization of products which cannot be sterilized in their final container

項目番号	和訳
8.79	製品が最終容器中で滅菌できない場合，溶液あるいは液体は無菌の滅菌グレードフィルター（無菌のろ液を得るために適切にバリデートされた公称孔径が最大でも0.22μmのもの）を通すことによりろ過滅菌し，それに続いて予め滅菌された容器に無菌的に充填すること。使用するフィルターの選定は，製品との適合性があり，販売承認に記載されているものである事を保証すること（8.135項参照）。

概要

8.34項(p.189)で述べられているように，製品の滅菌は最終滅菌法が優先される。ろ過滅菌は最終滅菌が採用できない場合の選択肢となり，製剤，容器を個別に滅菌のうえ，無菌操作法にて充填し，製品全体の無菌性を担保する。

使用するフィルターはろ過滅菌グレードであり，製品との適合性を考慮して選定する。

解説

8.79 最終容器中での滅菌が不可能な製品のろ過滅菌について

一般に，ろ過滅菌グレードフィルターとして公称孔径0.22μm以下のフィルターが使用される（図8.18）。

水溶性液体のろ過では，主に親水性フィルターが使用され，ポリフッ化ビニリデン（PVDF；polyvinylidene fluoride），ポリエーテルスルホン（PES；polyethersulfone），セルロースなど，目的に応じて複数の材質が使い分けられる。有機溶媒系のろ過の場合，ポリテトラフルオロエチレン（PTFE；polytetrafluoroethylene），疎水性PVDFなどの疎水性フィルターも候補に含まれる。これらは大部分の細菌や真菌を除去できるが，ウイルスやマイコプ

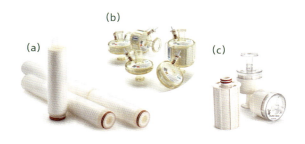

(a) デュラポア（Durapore®）カートリッジフィルター
(b) ミリパック（Millipak®）ファイナルフィルフィルター
(c) ミリディスク（Millidisk®）及びミリパック（Millipak®）バリアフィルター

図8.18　ろ過滅菌カートリッジフィルター及びカプセルフィルターの例

（メルク株式会社 資料）

ラズマをすべて除去することはできない。このため，例えば生物学的製剤の原薬製造工程においては，培地のろ過滅菌に孔径0.1μmのフィルターを使用することや，ウイルスの不活性化・除去工程をプロセスに加えることが検討される。また，プロセス中に孔径0.22μmのろ過滅菌フィルターで捕捉できない微生物が存在する場合にも，孔径0.1μmのフィルターの使用が検討される。

　無菌操作法を伴うろ過滅菌については，8.34項（p.189）にて無菌操作後の最終熱処理を組み合わせることの検討が推奨されている。具体的には，EMAの滅菌ガイドライン[5]のTable 1及びFigure 1のディシジョンツリー（図8.8，p.191）を参照でき，$SAL \leqq 10^{-6}$の達成に$F_0 \geqq 8$分で蒸気滅菌が不可能な場合，ろ過滅菌・滅菌済容器及び無菌操作法の組み合わせを選択するが，その後の最終熱処理として，$> 110℃$，$F_0 < 8$分の処理を加えるものである。

　使用するフィルターは適合性があり，販売承認書に記載する必要がある。関連のフィルター要件については，後述の8.81項（p.220）に詳細を述べる。8.135項（p.266）はシングルユースに関する項であり，使用条件下での適合性評価を求めている。

項目番号	和訳
8.80	最終滅菌フィルターの前液のバイオバーデンを低値で管理されたものとして保証するために，適切なバイオバーデン低減プレフィルター及び/又は滅菌グレードフィルターを，製造工程の複数のポイントで使用して良い。ろ過滅菌工程は他の滅菌工程に比較して潜在的に更なるリスクがあるため，充填の出来得る限り直前での無菌の滅菌グレードフィルターを通す追加のろ過を，全般的CCSの一部として考慮すること。

概要

　ろ過滅菌法を採用する場合の留意点を述べている。ろ過滅菌とは，機能に対する定義であり，「フィルターの有効ろ過面積$1cm^2$あたり$10^7 CFU$以上の指標菌をチャレンジした場合に，フィルターの二次側に無菌のろ液が得られること」を示す[22]。コンタミネーションコントロールを最終のろ過滅菌のみに依存するのではなく，確実な最終ろ過滅菌の遂行及び微生物によるほかの不純物（例えば，エンドトキシン/発熱性物質など）の影響を考慮のうえ，製造の各ステップにおいてバイオバーデンをコントロールし，製造全体で管理することが求められている。最終ろ過滅菌前のバイオバーデン数を調整し，ろ過滅菌を確実にするため，直前あるいは前工程としてバイオバーデン低減目的のプレフィルターが設置される。また，充填に近いところでの追加のろ過を考慮することは，EU GMPガイドラインでは従前より求められてきたが，FDAの無菌操作法ガイダンスにおける言及はみられない。

220　第3節 PIC/S GMP Annex 1 解説

解説

8.80 バイオバーデン低減ろ過フィルターの使用と 追加のろ過滅菌フィルターの使用 〈CCS〉

　ろ過滅菌を確実にするため，ろ過前液のバイオバーデン数測定をバッチごとに実施し，基準値を設けることを求めている（10.4項 パラメトリックリリースが承認された製品でのバイオバーデン，p.317）。最終滅菌フィルターの前段にバイオバーデン低減フィルターを設置することにより，ろ過前液のバイオバーデン数の管理が可能となる。EMAの滅菌ガイドライン[5]では，この基準値として10 CFU/100 mLが許容できるとしており，これを超える場合には，バイオバーデン低減フィルターの設置とその性能を実証することを求めている。

　ろ過滅菌は成熟した技術ではあるが，ほかの滅菌法と異なる原理による「滅菌」であり，その性能はプロセスやろ過液の条件・状態に依存することから，「潜在的にさらなるリスクがある」とされる。そのため，ろ過前液のバイオバーデン数の管理に加え，ろ過滅菌後充填までの物理的距離やホールドタイムに由来する再汚染リスクを考慮した「追加のろ過」を考慮するよう述べている。ろ過滅菌プロセスのCCSの一部として，プロセスに存在するリスクの特定と，リスク低減策として追加のろ過滅菌フィルターが必要かどうかを，根拠・データとともにCCS文書に含めることとなる。ろ過滅菌の潜在的なリスクを考慮した複数フィルターの使用には，いくつかの代表的な構成がある。本項に加え，8.91項・8.92項（p.234）を参照のこと。

項目番号	和訳
8.81	ろ過システムの構成部品の選定及びそれらの相互接続及びプレフィルターを含むろ過システム内での配列の選択は，製品の重要品質特性に基づくものとし，妥当性を示し，文書化しておくこと。ろ過システムは繊維及び微粒子の発生が最小限で，許容できないレベルの不純物を発生させないかあるいはそれに寄与しないこと，また製品の品質および有効性を変えるような特性を持たないものであること。同様に，フィルターの特性が液体と適合性があり，ろ過される製品から好ましくない影響を受けないこと。製品成分のフィルターへの吸着，フィルター素材の抽出/溶出を評価すること（8.135項を参照）。

概要

　ろ過滅菌フィルターに関わる要件は，これまでも，製剤の安全性や有効性，品質などが所定要件を超えるような反応性，付加性又は吸着性などを示さないこと，繊維などの放出は最小限とすること，製品との適合性を評価すること，抽出物（extractables）/溶出物（leachables）を評価することなどが，2008年版のPIC/S Annex 1のみならず各種ガイドラインにて示されてきた[5),34)-38)]。8.81項も従前同様の要求である。また，プレフィルターを含むろ過構成は，ろ過対象の液体の特性やプロセスのリスクに応じて選定される。

解説 ....

8.81 ろ過システムの選定に関する注意事項

　ろ過滅菌フィルターは，ろ過特性，適合性（耐薬品性），吸着，溶出物など複数の情報に基づき選定され，ろ過滅菌プロセスの構成は製品の重要品質特性（例えば，製品の無菌性や品質・有効性）や設備上・運用上の制限等を考慮に入れて決定される。

　プレフィルター設置の主な目的は，夾雑物の除去によりろ過滅菌フィルターへの負荷を軽減し全体の生産性を向上すること，及びろ過滅菌前のバイオバーデン数を低減させてろ過滅菌を確実にすることである。後者の目的については8.80項の解説でも述べたように，EMAの滅菌ガイドライン[5]において，ろ過滅菌前のバイオバーデン数が10 CFU/100 mLを超える場合には，フィルター設置が推奨されている。複数フィルターを使用するろ過構成の詳細は，8.80項（p.219），及び後述の8.91項・8.92項（p.234）の解説を参照されたい。

　繊維・微粒子に関する基本情報は，サプライヤーのクオリフィケーション・バリデーションデータ等から入手できる。許容できないレベルの不純物がないこと，製品品質・有効性に影響がないこと，及びろ過する液体によりフィルターの機能が影響を受けないことは，プロセス及び/又は製品ごとにクオリフィケーション・バリデーションや製品の安定性試験の一部として評価される。吸着や溶出に関する評価の詳細は，シングルユースシステムのカテゴリー内で8.135項（製品と製品接触面の評価，p.266）及び8.136項（SUSの抽出物及び溶出物プロファイル及び製品品質への影響評価，p.267）にも述べられている。

　抽出／溶出はextractables及びleachablesを示し，用語集（p.337, p.339）にてそれぞれ以下のように定義されている。いずれも部材と液体との接触時に部材から液体中に移行する物質を意味し，両者の関係性は**図8.19**[39]のように示されることが多い。

> **抽出物（Extractables）**
> 　適切な溶媒に極端な条件で暴露した工程用の設備の表面から製品あるいは原材料に移行する化学物質。
>
> **溶出物（Leachables）**
> 　通常の使用及び/又は保存の条件下で使用する設備あるいは容器の製品接触面から製品に移行する化学物質。

(PIC/S GMP Guide, Annex 1, Glossary, 2022)

　フィルターに対する評価の必要性は従前どおりである。一般に，リスクベースアプローチがとられ，「対象部材の決定→extractablesデータ入手→extractablesデータに基づく患者に対する安全性評価→（必要に応じて）leachables試験→leachablesデータに基づく患者に対する安全性評価」の段階

第3節
8
製造及び特定の技術

解説
8.80
↓
8.81

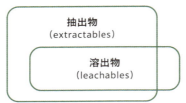

図8.19　抽出物/溶出物
（石井明子，他：PDA Journal of GMP and Validation in Japan, 19(2):15-29, 2017）

的評価が実施される。BioPhorumの標準的条件における試験プロトコール[40]，医薬品の製造工程で使用されるプラスチックコンポーネントのクオリフィケーションに関するUSP〈665〉/〈1665〉[41],[42]の発行及びProduct Quality Research InstituteやThe Extractables and Leachables Safety Information Exchange等が試験方法や評価における推奨基準値[43]-[46]を示していることにより，近年，extractables/leachablesの試験・データに関する要求が明確化されてきた。USP〈665〉/〈1665〉にてextractablesはより実工程に近い条件でのデータが求められるようになり，**表8.9**[41]のとおりプロセス及び薬液のリスクに応じて必要とされるデータが異なる。統一されたガイダンスの欠如が課題であるが，国際的に調和されたガイドラインの策定を目的として2019年よりICH Q3E「医薬品及び生物製剤の抽出物及び溶出物の評価と管理」が発足した。この動向を注視する必要がある。

なお，この項で述べられている項目以外にも，エンドトキシンや動物由来原料に関する情報などを入手し選定時に考慮する。

表8.9　リスクに応じた評価項目（USP〈665〉draft）

リスクレベル	化学試験の抽出液	化学試験項目
低リスク	抽出液 C1 [※1]	・蒸発残留物 ・UV吸収
中リスク	抽出液 C1 [※1]	・extractables（有機化合物の）プロファイル
高リスク	抽出液 C1 [※1], C2 [※2], C3 [※3]	・extractables（有機化合物の）プロファイル ・元素抽出物（必要及び適切な場合）

※1：Solution C1: 50% ethanol / water (organic extraction)
※2：Solution C2: KCl pH 3 (acidic extraction)
※3：Solution C3: Na_2HPO_3 pH 10 (basic extraction)

USP〈1665〉[42]に基づき接液時間・温度，薬液組成などを総合的に考慮してリスクレベルを決定する。
リスクレベルに応じて試験に必要なモデル液や必要な試験が異なる。

（USP〈665〉Plastic Components and Systems Used to Manufacture Pharmaceutical Drug Products and Biopharmaceutical Drug Substances and Products, 2021 draft）

項目番号	和訳
8.82	ろ過システムは以下のように設計すること：

i.   バリデートされた工程パラメータ内での操作を可能とする。

ii. ろ液の無菌性を維持する。

iii. 最終滅菌グレードフィルターと製品の最終充填の間の無菌接続数を最少化する。

iv . 必要に応じて清浄化手順を実施出来るようにする。

v. 必要に応じて定置滅菌を含めた滅菌手順が実施出来るようにする。

vi. 0.22μm最終無菌ろ過グレードフィルターの定置完全性試験を，望ましくはクローズドシステムで，必要に応じてろ過前及び後共に行うことができるようにすること。定置の完全性試験手法は，製品品質へのいかなる悪影響も避けるように選択すること。

概 要

ろ過システムに求められるハード上の要件について述べられている。

解 説

8.82 ろ過システムの設計

ii. ろ液の無菌性の維持

フィルター滅菌後ろ過前の完全性試験（PUPSIT；pre-use post sterilization integrity test）を実施する際には，ろ過滅菌フィルター二次側の設計及び運用に考慮が必要であり，PUPSITの導入を困難にさせる要因の一つとなっている。詳細は8.87項（p.228）を参照のこと。

また，ろ過滅菌フィルター前のバイオバーデンサンプリングポイントが無菌性の維持を必要とする箇所の場合，無菌的サンプリングが可能な設計とする。バイオバーデンサンプリングの詳細は8.93項（p.236）を参照のこと。

iii. ろ過滅菌後の無菌接続数の最小化

ろ過滅菌後の無菌接続に関連し，クローズドシステム関連項の8.128項にて，「最終の滅菌フィルターの以後の滅菌された製品の経路への無菌の設備（例えば，チューブ/配管）の接続は無菌的に接続できるように設計すること〔例えば，組込み式の無菌接続具（intrinsic sterile connection devices）により〕」が求められている。

iv. フィルターの洗浄

ろ過前後の完全性試験を目的とした洗浄・湿潤，extractables/leachables・微粒子などの不純物除去，及び水など完全性試験の湿潤液から薬液への置換等の目的で，フィルターの洗浄が行われる。

v. フィルターの滅菌手順

設置後のろ過滅菌フィルターが破損するリスクポイントの一つに，フィルター滅菌工程があげられる。フィルターの代表的な滅菌手法には，高圧蒸気滅菌，ガス滅菌及び放射線滅菌があるが，高圧蒸気を用いた定置滅菌がほかの手

法と比較して破損のリスクが高いとされる。そのため，フィルターが損傷を受けず，確実に滅菌が実施されることをバリデーションにて確認する。滅菌を多数回実施する場合は，適用する滅菌方法及び条件における累積滅菌時間・回数の許容限界を定めておく。

vi. 定置完全性試験

ろ過前後の完全性試験は8.87項(p.228)にもあるとおり，定置にて実施できることが望ましい。この場合，製品品質に影響を与えない手法及び運用を選択する必要がある。例えば，（本項記述からは外れるが）プロセスのバイオバーデン種に起因し孔径0.1μmフィルターをろ過滅菌フィルターとして使用するケースや，シングルユースアセンブリ内のろ過滅菌フィルターの場合，設備上の供給圧力及び耐圧力の上限を確認し，当該フィルターの仕様や完全性試験条件・規格値と照合のうえ，適切な試験手法を選択する。

また，iiと同様，特にPUPSITについては，完全性試験に関わる湿潤及び測定後の二次側の汚染防止を可能とする設計・管理運用を行う必要がある。なお，完全性試験手順には不合格時の調査及び対応手順も含めること。

項目番号	和訳
8.83	液体のろ過滅菌は，関連する薬局方の要求事項に従ってバリデートすること。バリデーションは製品の異なる含量（力価）あるいは製品バリエーションによりグループ化できるが，ワーストケース条件下で実施すること。群分けの根拠の妥当性を示して文書化すること。
8.84	バリデーションの際に，滅菌グレードフィルターの微生物捕捉性能試験には可能な限りろ過する製品を用いること。ろ過すべき製品が微生物捕捉性能試験での使用に適していない場合は，適切な代替の製品を試験に用いる事の妥当性を示すこと。微生物捕捉性能試験に用いる指標菌の根拠を示すこと。
8.85	バリデーションにおいて考慮し，確立するべきろ過パラメータとしては，これらに限定されないが以下を含む： i. フィルター完全性試験で用いる湿潤液： • フィルター製造業者の推奨に従うか又はろ過する予定の液体であること。適切な完全性試験値の規格を設定すること。 • そのシステムが製品以外の液体でフラッシングされるかあるいは定置完全性試験される場合は，製品品質への有害な影響を避けるための適切な対応をすること。 ii. 以下を含むろ過工程条件： • 液体のろ過前の保持時間とバイオバーデンへの影響 • 必要な場合，液体を用いたフィルターのコンディショニング • 最大ろ過時間/フィルターが液体と接触している合計時間 • 最大作業圧 • 流速 • 最大ろ過容量 • 温度 • 既知の量のバルク溶液をろ過するためにかかる時間，及びフィルターにかかる差圧

概　要

　各薬局方やガイドラインにおけるろ過滅菌プロセスのバリデーション要求項目に大きな相違はなく，代表的なものとして適合性，微生物捕捉性能試験，extractables / leachables，完全性試験があげられる。液体のろ過滅菌の達成には，ろ過する液体の特性（例えば，pH・イオン強度・表面張力・微生物の生存性など），存在する微生物のサイズ・形状及び量，フィルターメンブレンの材質・表面化学・構造，及びろ過プロセスの差圧／流速・時間・温度などの各要素が相互作用し影響することから，各ろ過液のワーストケース条件における微生物捕捉バリデーションが求められる。

　8.83項〜8.85項では，工程で最も重要なバリデーション項目の一つである微生物捕捉性能試験とろ液の無菌性に関連するパラメータについて述べている。なお，ろ過滅菌フィルターとして孔径0.1μmフィルターを使用する場合，微生物捕捉性能試験手法の詳細に相違点はあるが，基本的に求められるバリデーションの項目は同じである。

解　説

8.83　液体のろ過滅菌のバリデーション

　微生物捕捉性能試験のグルーピング評価に関し，PDAのTechnical Report No. 26（液体ろ過滅菌）には，同一組成・濃度違いの製品群について根拠とともにグループ化し，最大濃度と最低濃度の薬液を用いた試験にて全濃度のバリデートが可能である[47]，すなわち，中間濃度の試験が省略可能と述べられている。またこの場合，根拠とともに1濃度のみをワーストケースの代表とすることも許容される。

　extractablesや適合性については，フィルター材質とろ過する液体の特性（pH範囲，組成，原料と各含量など）に応じてグルーピングとして評価するケースもある。

8.84　ろ過滅菌フィルターの微生物捕捉性能試験

　液体のろ過滅菌の微生物捕捉バリデーションは，一般にディスクフィルター，薬液及び指標菌*Brevundimonas diminuta*（ATCC 19146）を用い，フィルターの有効ろ過面積1cm²あたり10⁷CFU以上をチャレンジする試験にて無菌のろ液が得られることを実証する。一般に指標菌が用いられるが，プロセスのバイオバーデンに指標菌より小さいサイズ，あるいは，孔径0.2/0.22μmのろ過滅菌フィルターを通過すると報告のある微生物が存在する場合は，適切な微生物及び条件を用いて試験を実施する。ISO 13408-2においては，前述した指標菌より小さなマイコプラズマやほかの微生物の通過を防ぐ目的で，孔径0.1μm滅菌フィルターが選択された場合のチャレンジ試験用微生物を*Acholeplasma* laidlawii（ATCC 23206）もしくは小さなもの，としている[38]）。

　試験微生物の薬液中の生存性に応じて，一般に直接法（direct method）又は改変法（modified method）のどちらか適切な手法が選択される（図8.20）。改変法には，ろ過温度・pHあるいはチャレンジ液の変更，微生物を懸濁した薬液のチャレンジ時間の限定など，生存できない理由に応じた複数の手法がある[47]）。原則的には薬液を用いた試験の実施が求められ，模擬液や代用液を使用する場合は妥当性を示さなければならない。薬液から抗菌成分を除いた溶液や，薬液の微生物捕捉に関連する特性（例えば，浸透圧，塩濃度，粘度など）を模した別の液体が模擬液や代用液として用いられる。

8.85　確立すべきろ過パラメータ

i. フィルター完全性試験で用いる湿潤液

　フィルターの完全性試験は，その湿潤液により規格値（試験法によっては規格値及び条件）が異なる。水やアルコールなど，サプライヤーが指定する標準湿潤液を用いる場合は，サプライヤーが設定・提供する規格値を使用できる。一方で，ろ過する液体を用いる場合は，規格値設定のバリデーションが必要となる。それぞれメリット及び課題があるため，プロセスやアプリケーションの特性と制限に応じて妥当な手法を選択したい。

ii. ろ過工程の条件

　ろ過プロセスの構成により，ろ過前液のホールディングタイムは異なる。ろ過前液のバイオバーデン数とその推移を調査し，必要に応じてバイオバーデン低減目的のプレろ過を検討する。

　液体のろ過滅菌の達成には，ろ過液の特性，微生物，フィルター，及びろ過条件が相互作用し影響すると前述したが，例えば浸透圧の高い液体中では微生物のサイズが小さくなることでより捕捉しにくい形態となるため，ほかの液体

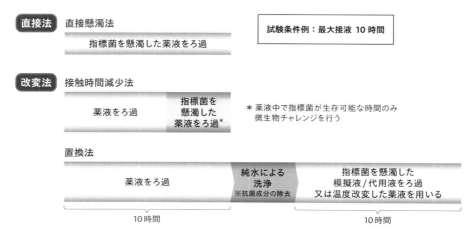

図8.20　微生物捕捉性能試験法　代表例

のすでに確立したろ過条件と同じ圧力/流速条件であっても完全捕捉できないこともある。

バリデーション条件設定時には，対象プロセス及び薬液のワーストケースを考慮する。各パラメータのワーストケースの考え方は評価項目によって異なり，PDA Technical Report No. 26 [47]やISO13408-2 [38]を参照できる。

なお，バリデーションはフィルター選定及びろ過条件確定後に実施するが，各段階の目的の試験項目に応じて適切なワーストケースを設定する必要があることに留意されたい。例えば，ろ過時間やろ過条件（圧力・流速）に関し，一般に，微生物捕捉バリデーション時は，微生物通過リスクをワーストケースとする目的で最大接液時間及び最大圧力・流速を考慮してバリデーションプロトコールを設計する。一方で，フィルター選定に関わるろ過特性試験は，目詰まり特性及び想定最大量のバルク溶液を最低条件（圧力又は流速）下で目標時間内にろ過できるフィルターの必要サイズを求める目的で実施するため，試験設計としては最低圧力・流速条件下でろ過を実施することとなる。

項目番号	和訳
8.86	バリデートされたろ過パラメータを守っていることを保証するための，日常の工程管理を実施すること。重要工程パラメータの結果を，これらに限定されないが，既知容量のバルク溶液をろ過するための最小時間，及びフィルター前後の差圧を含めてバッチレコードに入れること。製造中の重要パラメータからのいかなる有意な差についても，記録し調査すること。

概要

バリデート条件内でろ過が実施されるための日常管理の重要性は従前から述べられており，記録の必要性や監視を求められているパラメータも，以前から項目に変更はない。

解説

8.86 日常の工程管理

重要工程パラメータの一例として「既知容量のバルク溶液をろ過するための最小時間」があげられているが，8.85項では確立すべきろ過パラメータの一つとして「最大ろ過時間/フィルターが液体と接触している合計時間」を考慮するよう記載があり，本項にて「最小」に言及している意図は，他項を含め明確には述べられていない。今後の解説や見解を待ちたい。

想定外のろ過となった場合は，記録し調査する必要がある。また，ろ過特性がロット間で大きく異なる可能性がある製剤では，可能な限りそれも含めた管理戦略とすることが望ましい。ろ過中の想定していない目詰まりは，「フィルターのマスキング」，すなわち，ろ過後の完全性試験が適切に測定できず誤っ

た合格を示す要因となる可能性があるため，意図どおりのろ過が日常的に達成できていることの確認を求めている。特に，PUPSITを実施できないろ過滅菌プロセスにおいては，実製造のろ過時に想定外の目詰まりなどの不具合が生じていないことを監視及び確認することは重要である。

項目番号	和訳
8.87	滅菌したフィルター組み立て品の完全性を，使用開始前に，フィルターの事前準備により生ずる損傷や完全性の喪失をチェックするため試験を行って検証すること（PUPSITつまり滅菌後で使用前の完全性試験）。流体の滅菌に使用する滅菌グレードフィルターは，使用後にハウジングから外す前に非破壊的完全性試験を実施すること。完全性試験工程はバリデートすること，そして試験結果はバリデーションの際に確立された微生物捕捉性能と関連させること。用いる試験の例としては，バブルポイント，拡散流量試験，耐透水性試験又は圧力保持試験を含む。PUPSITについては，工程の制約のために滅菌後に行うことが常に可能であるとは限らない（例えば，非常に小容量の液のろ過）ことが認識されている。そのような場合は，徹底的なリスク評価がされており，完全性のないろ過システムとなってしまういかなるリスクも低減する適切な管理を実施することにより，要件への適合性が達成できるならば代替のアプローチを採用して良い。そのようなリスク評価において考慮すべき点はこれらに限定されないが以下を含む：

i. フィルターへのダメージの可能性を最少とすることを保証する，滅菌工程に対する深い知識と管理

ii. 以下を含めたサプライチェーンに対する深い知識と管理
   - 委託滅菌施設
   - 規定した輸送の手法
   - 輸送及び保存中のフィルターへのダメージを防止するための，滅菌済みフィルターの包装

iii. 以下のような深い工程知識
   - 特定の製品タイプ。これには微粒子の負荷およびフィルターの完全性試験値に影響を与えるリスクがあるか，つまり完全性試験の測定値を変化させ，使用後の完全性試験で完全でないフィルターの検出を妨げるリスクがあるか，を含む。
   - 最終滅菌グレードフィルター前のプレろ過および処理段階。ろ過滅菌前に微粒子負荷を除去し，製品を清澄化する。

概要

図8.21に，フィルターの製造から使用後完全性試験までの一般的なフローを示した。PUPSITとは，フィルターの滅菌後ろ過前の完全性試験である（図8.21②）。PIC/S及びEMAでは従前から要件とされてきたが，日本や米国では位置付けが異なっており，これまでも必要性に関する議論が活発に行われてきた。また，ろ過後の完全性試験は，製品のバッチリリースの一部として扱われる重要な試験であり，適切に実施される必要がある。

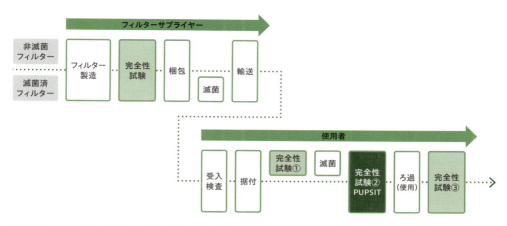

図8.21 フィルター製造から使用後完全性試験までのフロー

> 解説

8.87 フィルターの使用前後の完全性試験

(1) フィルター完全性試験のタイミングと目的

使用者によるフィルター完全性試験のタイミングは**図8.22**に示すとおり，①滅菌前ろ過前，②PUPSIT，及び③ろ過後の3回あり，それぞれ，それ以前のプロセスで生じたフィルターの不具合を検出可能である。一般には，③ろ過後の完全性試験にてすべてのタイミングの不具合を検出できる。②PUPSITはフィルターの滅菌など，ろ過の前段階で生じたフィルターの不具合の検出を可能とし，ろ過滅菌を確実にする目的で実施される。PIC/S GMPガイドライン及びEMAの滅菌ガイドラインにおいては，従前から要求されている事項である。

そのほか，システムリーク，装着不良，適切なフィルターを設置したかどうかなどについても，ろ過前に検証でき，製品廃棄リスクを低減できる。また，フィルターのマスキングによるリスクも，規制当局がPUPSITの導入を求める理由の一つとなっている。フィルターのマスキングとは，ろ過する液体中の目詰まり物質の捕捉によりフィルターの欠損箇所が補填され，ろ過後の完全性試験でフィルターの不良を検出できない現象を意味する。

(2) PUPSITの必要性とフィルター完全性試験のバリデーションの考え方

一方で，PUPSITはフィルター及びラインの滅菌後に行われるため，ラインの無菌性が損なわれるリスクが生じる。USP〈1229.4〉Sterilizing Filtration of Liquidsには，PUPSITの実施要否の決定は正式なリスクアセスメントに基づくべきであり，実施によるフィルター下流へのコンタミネーションリスクの可能性や，フィルター滅菌工程がフィルターの完全性に影響しないことが実証されていればPUPSITは必要ないとの記載がある[48]。日本の無菌操作法指針

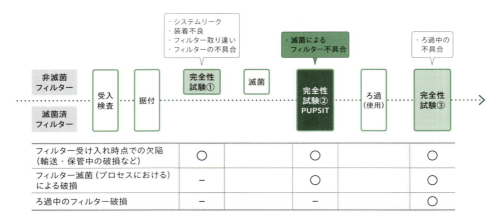

図8.22 各タイミングのフィルター完全性試験で検出できる不具合

ではPUPSITを要件としてはいないものの，改訂Annex 1の位置付けによっては，今後要求事項として取り扱われる可能性がある。このようにPUPSITは，規制当局及び業界においてさまざまな議論が継続している項目である。

前述したように，PUPSITは必須事項であるため原則的には実施するか，あるいは実施しない場合にはリスクアセスメント・根拠に基づく正当化が必須である。

使用後完全性試験は，8.82項vi（p.223）の設計要件でも述べられているとおり，フィルターがハウジングに設置されたままの状態で完全性試験を実施できる必要がある。フィルターの完全性試験には，「破壊的完全性試験」と「非破壊的完全性試験」があり，プロセスでは「非破壊的完全性試験」，すなわち，プロセスやフィルターを汚染・破損することなく当該フィルターに微生物捕捉性能があることを示す試験を実施する。「破壊的完全性試験」は，いわゆる微生物捕捉性能試験を示す。すなわち，「破壊的完全性試験」にて無菌ろ過のバリデーションを行い，プロセスにてろ過後に「非破壊的完全性試験」を実施することにより，当該製造でろ過滅菌の機能が果たされたことを確認している。

ろ過滅菌フィルターは，開発時にフィルターメーカーにおいて水や培地を使用した微生物捕捉性能及び完全性試験と，捕捉性能の相関性に関する検証が行われ，標準湿潤液を用いた完全性試験規格値が確立される。微生物捕捉性能と完全性試験の相関の一例を図8.23に示す。プロセスにおいては，完全性試験が適切に測定できる設計であること，測定結果が規格値を満たすことの検証，及びろ過後の完全性試験を水などの標準湿潤液で実施する場合にはフラッシング条件の確立を含め，フィルターの完全性試験に関するバリデーションを実施する。完全性試験の湿潤液としてろ過する液体を用いる場合には，8.85項 i（p.224）にて解説したとおり，規格値設定のバリデーションも別途必要となる。

PUPSITについては，「常に可能であるとは限らない」と明記された。例として「非常に小容量の液のろ過」があげられ，これはEudralex Volume 4の

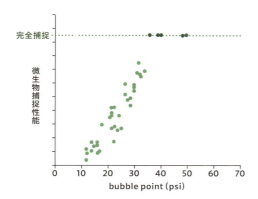

図8.23 微生物捕捉性能とフィルター完全性試験の相関の例

Part IV：GMP requirements for Advanced Therapy Medicinal Products[49]を考慮したといわれている。PUPSITを実施しない場合は，リスクアセスメントを実施し，フィルターの完全性がろ過前に損なわれるリスクを別の方法で適切に管理できていることを示す必要がある。つまり，PUPSITで確認できる事項を別の方法で確認するか，あるいはすでに満たされていることを示し，PUPSITを実施しなくても，ろ過滅菌が不成立となってしまう可能性が定常的に低い（低く管理できている）ことを示す，ということである。

(3) PUPSITに関するリスクアセスメントのポイント

リスクアセスメントの3点のポイントのうち，iとiiはフィルターの破損リスク，iiiはマスキングリスクに対する項目である。

i. フィルター滅菌による破損リスクの理解と管理

ろ過前にフィルターが破損する最大のリスクポイントである滅菌工程について，フィルターへのダメージが最少化されることを示すものである。具体的な確認事項は述べられていないが，滅菌バリデーションにおける実証や，破損要因となるパラメータのモニタリングなどが考えられる。既設プロセスのリスクアセスメントでは，影響するパラメータや完全性試験の不合格実績（PUPSIT，ろ過後いずれも）及び傾向調査を行うことが可能である。新設プロセスの場合は，必要なパラメータを監視可能にすることや，将来的なデータ蓄積後の方向性などをCCSとして含めることが可能と考えられる。

ii. 輸送・保管中の破損リスクの理解と管理

輸送保管中の破損に関する項目で，輸送や包装に関するクオリフィケーションデータをサプライヤーから入手する。プロセス内で滅菌するフィルターについては，「据付後滅菌前」の完全性試験でも確認可能な項目である（**図8.22**，p.230）。滅菌済フィルターの場合は，滅菌施設の情報や滅菌後のフィルター完全性に関するクオリフィケーションデータなどをサプライヤーから入手すること。

iii. ろ過工程におけるマスキングリスク等の理解と管理

当該薬液のろ過特性や目詰まり特性など，マスキングリスクに関連する項目

である。プロセスフィルターにおける目詰まりの程度，プレろ過の必要性や，ろ過後完全性試験値への影響に関する知見をまとめることが求められている。8.86項（p.227）で述べた実製造のろ過中の関連パラメータ（ろ過圧やろ過流速）のモニタリングも重要なポイントといえる。なお，ろ過後の完全性試験への影響については，PUPSIT実施の有無にかかわらず重要なポイントである。

フィルター選定時の留意点として，ロット間で目詰まり物質の量やろ過性に変動が予想される薬液については，変動を考慮した十分なサイズのフィルターを選定することがあげられる。場合によっては，各ロットでのろ過特性を個別に確認のうえ，規定サイズのプロセスフィルターにおけるバッチ量を都度決める管理方法も考えられる。

項目番号	和訳
8.88	重要な無菌のガス及びエアベントフィルター（製品の無菌性に直結する）の完全性をフィルターアセンブリーあるいはハウジングに残ったままのフィルターで使用後に試験して検証すること。
8.89	重要でない空気あるいはガスのベントフィルターの完全性を適切な間隔で確認し記録すること。ガスフィルターが長期間据え付けられている場合，完全性試験は据付時及び交換前に実施すること。使用最大期間を規定すること，そしてリスクに基づきモニターすること（例えば，該当する場合，許容された最大の使用回数及び熱処理/滅菌のサイクル数）。
8.90	ガスのろ過に関してはフィルターあるいはフィルター設備の意図しない湿潤あるいは濡れを避けること。

概　要

プロセスで使用するガスのろ過滅菌フィルターに関する要件を述べている。なお，フォームフィルシール（FFS）（8.99項，p.238），ブローフィルシール（BFS）（8.110項，p.243），凍結乾燥（8.124項，p.252）にも，ガスろ過滅菌やガスの品質に関して述べられている。

解　説

8.88 重要度の高い無菌ガス及び空気のろ過滅菌に使用するフィルターの完全性試験

6.19項（無菌操作に用いられるガスの注意点，p.129）において，ガスのろ過滅菌には公称孔径が最大0.22μmのガスろ過滅菌フィルターを使用すると記載がある。疎水性材質のメンブレンが選択され，プロセスにおける必要流量や差圧，膜面積を満たすようなデバイスやサイズに決定する。代表的な材質としてはPTFE（polytetrafluoroethylene），疎水性PVDF（polyvinylidene fluoride），疎水性PES（polyethersulfone）などがあげられるが，材質により濡れやすさ

は異なるため，用途や特性に合わせて選択する。

　また，微生物捕捉性能と相関のある非破壊的完全性試験を実施できる必要がある。ガスろ過フィルターの非破壊完全性試験法として，ハイドロコア又はウォーターイントルージョン試験，バブルポイント試験，ディフュージョン試験などがあげられる。液体のろ過滅菌は主に，ふるい効果により微生物を捕捉するが，気体のろ過滅菌はこれに加えて慣性衝突，ブラウン運動，静電引力などの組み合わせにより捕捉している[50]。またガスフィルターは一般に，長期間，複数ロットの製造に使用（多回使用）されるが，フィルター選定時にサプライヤーのクオリフィケーションデータなどで最大の滅菌条件・回数を参照のうえ，適用する滅菌条件における累積滅菌時間の許容限界を決めておく必要がある。

　フィルターの滅菌や使用後の完全性試験の運用は，フィルターの設置場所・目的・最終製品への影響といったリスクに基づき決定する。

　製品の無菌性に直結する重要度の高いガスフィルター（例えば，ろ過滅菌後の薬液を受ける製品タンクに設置したタンクベントフィルターや，充填装置・凍結乾燥装置・オートクレーブのバキュームブレークフィルターなど）は，使用後に（6.19項に記載の製品に直接接触する気体のろ過滅菌フィルターやタンクベントフィルターなどは毎ロット）完全性試験が必要である。また，サプライヤーのクオリフィケーションとして，液体のろ過滅菌における微生物捕捉性能試験を実施したガスろ過滅菌フィルターを用いることが推奨される。多回使用の場合，ロットごとの滅菌が望ましい。また6.19項には完全性試験結果をバッチリリースの一部として照査するよう記載がある。

8.89　8.88項に該当しない空気あるいはガスのろ過に使用するフィルターの完全性試験

　重要度の低い場所でガスろ過滅菌フィルターを使用する場合は，リスク評価に基づき，規定した適切な間隔及びタイミングにて完全性試験を確認する。

8.90　ガスろ過のフィルターあるいはフィルター設備の注意点

　ベントフィルターは，使用条件，使用場所及び使用目的の特性上，意図せず濡れてしまう可能性がある。そのため，気体ろ過流量の低下や微生物の増殖を防ぐためにも，フィルターの湿潤や濡れを防ぐ必要がある。フィルターハウジングを加温することで湿潤を防ぐ方法を採用する場合には，フィルターの加熱劣化に留意する。

　また，ガスろ過フィルターアセンブリに流入した蒸気が冷却され凝縮水が発生すると，フィルターのサポート層（ポリプロピレン製等）が湿潤され，見かけの差圧が約2倍に上昇することが知られている[50]。これを防止するため，ハウジングやフィルター内部から凝縮水を速やかに排出できるような適切な設計

にする必要があり，また，配管を長めに設計する・フィルターハウジングを加温するといった対策との併用が考えられるが，いずれにしてもフィルターの過度な加熱による劣化に注意する。

項目番号	和訳
8.91	ろ過滅菌工程が或る液の無菌性を達成するため，複数のフィルターで構成されるシステムとしてバリデートされているならば，そのろ過システムは一つの滅菌ユニットと考えられ，システム内の全てのフィルターが使用後の完全性試験に問題なく合格すること。
8.92	リダンダントろ過システム（2つ目のフィルターがバックアップとして存在するが，滅菌工程は1つのフィルターのみ必要としてバリデートされている）場合は，主滅菌フィルターの使用後の完全性試験を実施すること，そして完全であると示されたならば，リダンダント（バックアップ）フィルターの使用後の完全性試験は必要ない。しかし，主滅菌フィルターの使用後の完全性試験が不合格となった場合は，追加の（リダンダント）フィルターの使用後完全性試験を，主フィルターの試験不合格の原因究明及びリスク評価と併せて実施すること。

概要

ろ過滅菌フィルターの複数使用にはいくつかの代表的な構成がある（**図8.24**）。FDAの無菌操作法ガイダンスでリダンダントろ過について触れており[36]，PDAのTechnical Report No. 26では数パターンのろ過構成[47]，充填前の追加のフィルターはPIC/S Annex 1の2008年版及びEMA滅菌ガイドライン[5]，ISO 13408-2では図示とともに複数の構成の詳細が示される[38]など，これまでも複数フィルターの使用について言及されてきた。**図8.24**のとおり，本改訂Annex 1では4パターンの構成が示されており，薬液特性やプロセスに存在するリスクに応じて適切な構成を採用することを求めている。

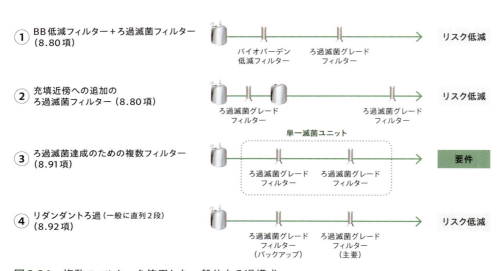

図8.24　複数フィルターを使用した一般的なろ過構成

解説

8.91 ろ過滅菌達成のため複数のフィルターで構成される滅菌ユニット

　薬液特性に由来し，単独のろ過滅菌フィルターではろ液の無菌化を達成できない場合，複数段の孔径0.22μm以下のろ過滅菌フィルターを用いたろ過を実施することで，ろ過滅菌を達成させるプロセスを採用することがある。エマルジョンやリポソーム製剤などがよく知られる例であろう。「ろ過滅菌ユニット」という用語はこれまでもPDA Technical Report No. 26（7.6.3 Serial Filtrationの前半にある"a sterilizing unit"）[47]やISO13408-2（Figure A.5-Process with two sterilizing filter in series."single sterizing unit"）[38]でも用いられており，同義の構成を示す。無菌ろ過の達成には，微生物捕捉性能試験を含むバリデーションを対象の複数段ろ過にて実施し，製造時にはすべてのフィルターについてろ過後の完全性試験に合格するだけでなく，フィルター間の無菌性の担保が必須である。

　この構成以外の対応策としては，孔径0.1μmのろ過滅菌フィルターの検討が考えられる。

　なお，孔径0.22μm以下のろ過滅菌フィルターでろ過できない（必要原料・物質が捕捉されてしまう）薬液を，「ろ過滅菌グレード」ではない0.22μmより大きな孔径のフィルター複数段にてろ過を行う構成は本事例にはあたらない。

8.92 リダンダントろ過システム

　本項はリダンダントろ過構成に関する記述だが，本項原文冒頭の「where a second redundant sterilising grade filter is present」内の「a second」は設置位置を示してはおらず，「二番手の」という意味のsecondである。本構成は同じフィルターをバックアップとして追加で設置するものであり，一般には**図8.25**の④に示すとおり，充填に近い側のフィルターが主要フィルター，前段がバックアップ（リダンダント）フィルターと認識されている[38),47),51)]。一方，今回の改訂Annex 1では位置の定義はされておらず，使用者による定義付けと，その管理戦略の明確化が必要である。そのため，前述した一般的な位置付けであれば既知の管理戦略を採用できるが，そうでない場合は，その構成とした理由や管理方法・管理戦略を対象のリスクや根拠などとともに説明することが必要である。なお，いずれの位置であっても，完全性試験の運用は変わらず，「主要フィルターの実施→（不合格時のみ）バックアップフィルターの実施＋主要フィルター不合格の原因究明・リスク評価」となる。

項目番号	和訳
8.93	バルク製品及び最終ろ過滅菌直前からバイオバーデン測定用サンプルを採取すること。リダンダントろ過方式が用いられている場合，そのサンプルを初めのフィルターの前で採取すること。サンプル採取システムは汚染を持ち込まないよう設計されていること。

概 要

　ろ過滅菌工程のバイオバーデンサンプリングは，採取場所とタイミング，限度値の設定が考慮点であるが，本項は採取場所に関するものである。他の2点は10.3項(無菌充填製品及び最終滅菌製品のバイオバーデン, p.317)に記載がある。Annex 1の2008年版では解説書[52](4.5項)にて「2つのフィルターをリダンダントろ過構成として用いる場合，サンプリングポイントは上流フィルターの前」と述べられていた。今回の改訂にあたり，2017年版，2020年版で，従来と異なる記述が示され注目されたが，最終的に2008年版の解説書[52]と同じ要件となった。

解 説

8.93 バイオバーデン測定サンプル採取の注意事項

　「バルク製品及び最終ろ過滅菌直前」からのサンプリングを求めているが，科学的にはろ過構成により必要性が異なる。「バイオバーデン低減フィルター＋ろ過滅菌フィルター」の構成では，バイオバーデン低減フィルターの効果確認も含め，要件のとおりとなる。一方，バイオバーデン低減を目的としたプレろ過を含まないプロセスなど，バルクとろ過滅菌フィルター直前とでバイオバーデン数に変化がないと考えられる構成においては，ホールディングタイムなどの他要素も考慮に入れたワーストケースのサンプリングが妥当であろう。リダンダントろ過構成については，前述のとおり最初のフィルターの前のみでよい。

　10.3項(p.317)にて，無菌充填製品及び最終滅菌製品いずれに対しても，バッチごとのバイオバーデンアッセイの要求と，最終ろ過滅菌フィルター前の限度値の規定，ワーストケースを代表したサンプリングを求めている。ろ過滅菌前のバイオバーデン数が高いと，高い捕捉性能を確実にするために日常的なろ過プロセスの管理や監視の重要性が増すだけでなく，エンドトキシン/発熱性物質や製品品質への影響も考慮しなければならない。今回の改訂Annex 1は一貫してCCSに重点を置いているが，「製品を最終的にろ過等にて"滅菌"すればよい」という考え方ではなく，「製品の設計・開発からプロセス設計・管理運用の策定まで，各ステップでリスクに応じてどのように汚染管理していくのか」を考慮することが問われている。一方で前述のとおり，ろ過滅菌直前のバイオバーデン数に規定を設けることは要求しているが，具体的な値には言及していない。8.80項(p.219)で述べたように，EMA滅菌ガイドラインの示す10 CFU/100 mL[5]が一般に知られている限度値であり，これを超える場合にはバ

イオバーデン低減目的のフィルターの設置が求められる。

　サンプリングシステムは，プロセス全体のコンタミネーションコントロールを考慮し，採取場所のリスクに応じて適切な設計とすべきである。例えば，無菌的なサンプリングが必要な箇所では，適切にバリデートされた無菌サンプリングツールを用いることができる。

項目番号	和訳
8.94	液体用滅菌フィルターは，1バッチの処理に使用したら廃棄し，同じフィルターを1稼働日以上連続して使用する事は，そのような使用がバリデートされていない限り行わないこと。
8.95	製品のキャンペーン製造がCCSにおいて適切に妥当性が示され，バリデートされているならば，フィルター使用者は： i.　その液のろ過滅菌工程でのフィルター使用時間に伴うリスクを評価し文書化すること。 ii.　当該ろ過滅菌工程及び当該液でのフィルター使用時間が最終滅菌グレードフィルターの性能あるいはろ液の品質を損なわない事を証明する効果的なバリデーション及び適格性評価試験を実施し，文書化すること。 iii.　そのフィルターについてバリデートされた最大使用時間を文書化し，フィルターがバリデートされた最大使用時間を越えて使用されない事を保証する管理を実施する。これらの管理の記録を維持すること。 iv.　液あるいは洗浄剤の残渣で汚染されたか，あるいは他の何らかの理由で欠点があると考えられるフィルターが使用されないよう除去されること。

概要

　ろ過滅菌フィルターは原則1ロットの製造に対して使用されるべきという要件は，ほかのガイドラインでも同様に求められている[5), 36)-38), 47)]。一方で，原薬製造においては，キャンペーン製造などでフィルターが再使用される場合もあり，その場合の留意点が示された。

解説

8.94　液体用ろ過滅菌フィルターの使用回数・期間

　1ロットの製造に対して1営業日以上の連続的な使用となる場合は，ワーストケース条件にてろ過滅菌のバリデーションを行う。

8.95　キャンペーン製造におけるろ過滅菌フィルターの多回使用に関する注意事項　〈CCS〉

　キャンペーン製造が行われる場合，CCSに基づく妥当性を示す必要がある。

i・ii. バリデーションのポイントは，各ロットの製造にかかる時間及び総時間に対するリスクの評価である。単一ロットにおける使用時間及び総使用時間や，ロット間にフィルターの洗浄や滅菌を行う運用か否か，各ロットにお

け

る前処理・後処理をすべて含め薬液がフィルターの性能を損なわないことなどを考慮に入れ，ワーストケース条件でのバリデーションを行う。

iii. 日常管理としては，バリデートした範囲を運用時に順守すること，及びその確認ができることが重要である。

iv. 汚染や意図する性能をもたないフィルターが確実に使用されないための管理方法・手順をあらかじめ整備しておく必要がある。

フォームフィルシール（8.96〜8.104）
Form-Fill-Seal (FFS)

項目番号	和訳
8.96	最終滅菌製品に用いられるFFS機に関する条件は，本アネックスの8.3項及び8.4項の環境に関する要求事項に適合すること。無菌製造に使用されるFFS機の条件は，本アネックスの8.10項の環境に関する要求事項に適合すること。
8.97	FFS工程で使用される包装フィルムの汚染を，成分の加工，供給，及び取り扱いの際の適切な管理により最小とすること。包装フィルムの重要性により，供給されるフィルムが，材料の厚さ，強度，微生物及び微粒子汚染，完全性及び該当する場合図柄を含めて規定された規格に適合し，適切な品質である事を保証する手順を実施すること。包装フィルム及び付随する構成部品のサンプリング頻度及びバイオバーデン，該当する場合エンドトキシン/発熱性物質のレベルを規定し，PQSにおいて管理し，CCSにおいて考慮すること。
8.98	重要工程パラメータが適切に理解され，バリデートされ，管理され，モニターされるべく，始業準備，充填，シール及びカッティング工程を含めた設備の運転を理解し，評価する事に特別な注意をすること。
8.99	例えば，容器を膨張させるため，あるいは製品上部空間置換のために使用するいかなる製品接触ガスも使用点に出来る限り近くで適切にろ過すること。使用するガスの品質及びガスろ過システムの有効性を，6.18項及び6.19項に従って定期的に検証すること。
8.100	適格性評価の過程で特定された管理は，その製造所のCCSに整合していること。考慮すべき面はこれらに限定されないが以下を含む： i. 重要区域の境界の決定 ii. 機械とそれが設置されているバックグラウンド区域両方の環境管理とモニタリング iii. 作業者の更衣の要求事項 iv. 製品充填ラインとろ過システム（該当する場合）の完全性試験 v. バッチあるいは充填キャンペーンの長さ vi. フィルムの除染あるいは滅菌に関する何らかの要求事項を含めた，包装フィルムの管理 vii. 必要に応じて，設備の定置洗浄及び定置滅菌 viii. 機械の操作，セッティング，及び警報管理（該当する場合）

8.101	FFSの重要工程パラメータを設備の適格性評価の際に決定すること，そしてこれらに限定されないが，以下を含むこと：
	i. バリデートされたパラメータに従った均一な包装の寸法と切断の設定
	ii. バリデートされた成形温度の設定，維持及びモニタリング（予備加熱及び冷却を含めて），成形時間及び該当する場合成形圧
	iii. バリデートされたシール温度，シール部全体のシール温度均一性，シール時間及び，場合により圧の設定，維持及びモニタリング
	iv. 環境及び製品の温度
	v. 包装シール強度及び均一性の，バッチ特定の試験
	vi. 正確な充填容量，速度，及び均一性の設定
	vii. 追加の印刷（バッチのコードの印刷），凸刻印あるいは凹刻印について，容器の完全性が阻害されない事を保証する設定
	viii. 充填された容器の完全性試験の方法及びパラメータ（8.22項を参照）
8.102	製造の際にはFFSの重要工程パラメータと設備の運転の検証，モニタリング，及び記録に関する適切な手順を適用すること。
8.103	操作手順では成形及びシールに関する問題点がどのように検出され，修正されるのか記載すること。系外排出された容器あるいはシールでの問題点は記録し調査すること。
8.104	リスクに基づいて適切なメンテナンス手順を確立すること，そして，容器のシールに対して重要な機械設備のメンテナンス及び検査計画を含めること。製品品質に懸念を及ぼす可能性がある事を示す問題点が検出された場合はいかなるものについても記録し調査すること。

概要

　フォームフィルシール（FFS：form-fill-seal）は，一般的には最終滅菌製品に用いられ．1次容器を連続した平らなロールの包装用フィルムから作成し，成形された容器に製品を同時的に充填して，充填した容器を連続した工程で封止する自動化された充填工程である。

　8.96項〜8.104項では，環境モニタリングに関連する内容が8.96項，8.100項i，iiとなり，包装用フィルムに関する内容が8.97項，そのほか包装用フィルム，容器の完全性や適格性評価と，バリデーション要件や管理手順構築等に，大別されている。

解説

8.96 最終滅菌製品に用いられるFFS機に関する条件

　最終滅菌を行う場合の充填環境は，グレードC以上が求められており（8.3項，p.149），また，通常より高い汚染リスクにさらされる場合には，設置環境グレードC以上で，かつ充填環境はグレードAが要求される（8.4項，p.149）。

8.97 FFS工程で使用される包装フィルム 〈CCS〉

包装フィルムは医薬品に触れる1次容器であるため，その製造工程，供給工程，使用時の取り扱いでは，さまざまな汚染リスクを最小化し，管理しなければならない。無菌性に影響する微生物への管理，容器の機能性確保のための厚みや強度，フィルム及び構成部品からの溶出物・抽出物，粒子/異物の管理，必要があればエンドトキシン/発熱性物質などについて，CCSのなかで考慮し，リスク管理することが重要である。

8.98 FFSの注意事項

重要工程パラメータのうち，FFSとして管理すべきパラメータは，後述の8.100項，8.101項の適格性評価の項目を最低限の項目として参照すること。

FFS工程は，主に以下のステップで製造される。

① しわにならないようフィルムを巻き戻しつつ供給し，ベースとなる形状に折る。
② 容器となるよう側面と必要に応じて底面をシールする。
③ 容器ごとにカットする。
④ 容器を開く又は膨らませ充填する。
⑤ 充填した容器の上部を閉じて封止する。

8.99 製品接触ガスの使用点と有効性の検証

容器を膨らませて充填するため，あるいは，充填と閉塞を行う工程等でガス供給があるため，製品特性に応じてガスの種類を選択する。これらのガスは，製品への汚染防止の観点から，使用箇所の近くでろ過し，ガスのフィルターは，他の設備同様，製品/1次容器の表面に直接接触する気体の注意点（6.18項，p.129）と無菌操作に用いられるガスの注意点（6.19項，p.129）を満たすことに加えて，定期的に検証することが求められる。

8.100 FFS工程の管理と考慮すべき点 〈CCS〉

FFS工程での最低限管理すべき項目として，以下の8項目があげられる。

i.   重要区域の境界設定
ii. 環境制御と監視
iii. 更衣要件
iv. 充填ラインとろ過システムの完全性試験
v.   バッチ又は充填の期間
vi. 包装フィルムの微生物に関わる管理

vii. CIP/SIP（cleaning in place, sterilization in place；定置洗浄，定置
滅菌）
viii. 機械の取り扱いと管理

　このなかで特に，iの重要区域の境界設定では，最終滅菌法又は無菌操作法により重要区域となる工程とグレードを設定し，個々のシステムと始業からの作業者の介入，及び環境モニタリングポイントを含めた検討と設定を行う必要がある。

8.101 FFSの重要工程パラメータの設定

　FFS設備における適格性評価と以後の標準作業手順書（SOP：standard operating procedure）設定に関する重要工程パラメータとして以下があげられる。
i. 容器の寸法と切断
ii. 成形温度と時間
iii. シール温度と時間
iv. 環境及び製品の温度
v. シール強度と均一性の試験
vi. 充填容量/速度/均一性
vii. 容器の完全性を阻害しない印刷・刻印設定
viii. 充填された全製品への完全性試験

　特に，容器の完全性を管理するためにi, ii, iii, v, vii, viiiにおいて，成功する条件，失敗する条件を含めた洗い出しがポイントである。例えば，成形時の位置ずれによるしわや損傷，シール温度の高温による損傷，低温によるシール不良など，完全性を阻害し得るリスクは多い。

8.102 製造におけるFFS工程の注意点

　実際の製造作業においては，重要工程パラメータを確認，監視し，記録する手順書と設備作業の手順書を用意することが，適切なFFS設備運転を行ううえで重要となる。

8.103 操作手順の注意点

　適格性評価以降も，さまざまな状況により問題が発生することを想定し，作業手順書には，成形やシールに関する問題を検出でき，その修正作業を記録する手順を定めること。また，製造中に排除された製品はすべて記録し，調査することが求められる。

8.104 メンテナンス手順の確立

　FFS工程では，容器の完全性の確保が重要な管理事項である。そのため，重要工程パラメータを適切に維持・コントロールすることを目的とした，適切なメンテナンスプログラムを確立しておくことは非常に重要である。

ブローフィルシール（8.105〜8.120）
Blow-Fill-Seal (BFS)

項目番号	和訳
8.105	最終滅菌される製品の製造に用いられるブローフィルシール設備は，少なくともグレードDの環境に据え付けること。充填部の条件は8.3項及び8.4項の環境要求事項に適合すること。
8.106	無菌操作に用いられるBFS i.　無菌充填に使用されるシャトルタイプの設備に関しては，パリソンは環境に開放されているためにパリソン押し出し，ブロー成形，及びシーリングが行われる区域は，重要区域におけるグレードAの条件に適合すること。充填の環境は，非作業時及び作業時共に微生物及び微粒子の限度値に関してグレードAの条件に適合するように設計し維持すること。 ii.　無菌充填に使用されるロータリータイプの設備に関しては，パリソンは一般的に一度成形されると環境に対して閉鎖される。パリソン内の充填環境は，非作業時及び作業時共に微生物及び微粒子の限度値に関してグレードAの条件に適合するように設計し維持すること。 iii.　グレードA/B用の作業衣が用いられるならば，設備は少なくともグレードCの環境に据え付けること。グレードC区域においてグレードA/B用の作業衣を着用している作業員の微生物モニタリングはリスク管理の原則に従って実施し，これらの作業員により行われる作業を考慮した限度値及びモニタリング頻度を適用すること。
8.107	作業中にポリマーの押し出しと切断により微粒子が発生することと，BFS設備の重要充填ゾーンの寸法が限定されている事により，作業時のBFS設備の微粒子モニタリングは求められない。しかし，設備の設計が，充填工程の環境の重要区域が作業時にグレードAの条件に適合することを保証するものである事を示すデータがあること。
8.108	BFS工程の微生物に関する環境モニタリングはリスクベースであること，そして本アネックスの9項に従って設計すること。作業時の微生物モニタリングは設備の組み立てを含めて重要操作の全期間について実施すること。ロータリータイプのBFS設備に関しては，重要充填ゾーンのモニタリングが可能でないことが認識されている。
8.109	環境管理及びモニタリングプログラムは，動く部品，BSF工程により複雑な空気の流路，工程から放出される高い発熱の影響を考慮すること，例えば，気流可視化試験及び/又は他の同等の試験により。環境モニタリングプログラムは，空気フィルターの構成，空気フィルターの完全性，冷却システムの完全性（6.21項を参照），設備の設計及び適格性評価等の要因についても考慮すること。

8.110 成形される容器の押し出し，成形，あるいはシーリングの際に容器の重要表面に接触する空気あるいは他のガスは適切なろ過を受けること。用いるガスの品質及びガスのろ過システムの有効性を定期的に，6.18項及び6.19項に従って検証すること。

8.111 樹脂ペレットの微粒子及び微生物汚染を，樹脂ペレットの保存，サンプリング及び配送システムの適切な設計，管理，及びメンテナンスにより防止すること。

8.112 成形された容器に対する適切な無菌性保証を提供するための，押し出しシステムの能力を理解し，バリデートすること。原料ポリマーのサンプリング頻度，バイオバーデン，そして該当する場合エンドトキシン/発熱性物質レベルをPQSの中で規定し管理し，CCSの中で考慮すること。

8.113 充填及び/又は押し出し，成形及びシーリングの中断を要する介入，及び必要な場合充填機の再滅菌を充填手順において明確に規定し，記載し，そして該当する場合APSに含めること（9.34項，9.35項，及び9.36項を参照）。

8.114 BFSの適格性評価の際に確認された管理は，その製造所のCCSと整合していること。考慮すべき面は，これらに限定されないが，以下を含む：

　i.　重要区域の境界の決定

　ii.　機械及びそれが設置されているバックグラウンド両方の環境管理及びモニタリング

　iii.　作業者の更衣要求事項

　iv.　製品充填ライン及びろ過システム（該当する場合）の完全性試験

　v.　バッチあるいは充填キャンペーンの時間

　vi.　配送システム及び重要押し出し温度を含めた樹脂ペレットの管理

　vii.　必要な場合，設備の定置洗浄及び定置滅菌

　viii.　機械の運転，セッティング及びアラームの管理（関連する場合）

8.115 BFSに関する重要工程パラメータを，設備適合性評価の際に決定し，これらに限定されないが，以下を含むこと：

　i.　製品パイプライン及び充填針（芯金）定置洗浄及び定置滅菌

　ii.　温度，速度及びパリソンの厚さの設定のためのポリマー押し出し口の設定を含めた，押し出しのパラメータの設定，維持管理及びモニタリング

　iii.　成形温度の設定，維持管理及びモニタリング。製品の安定性から必要な場合は冷却速度も含む。

　iv.　成形された容器への付属部品，例えばボトル用のキャップの滅菌前準備及び滅菌

　v.　押し出し，搬送及び充填の重要区域の該当するものについての環境管理，清浄化，滅菌及びモニタリング

　vi.　容器の重要部分における器壁厚さのバッチ特定の検査

　vii.　正確な充填量，速度及び均一性の設定

　viii.　追加の印刷（バッチのコードの印刷），凸刻印あるいは凹刻印について，容器の完全性及び品質が阻害されない事を保証する設定

　ix.　充填された全ての容器の100％完全性試験の方法及びパラメータ（8.22項を参照）

　x.　充填された容器の周囲の廃プラスチックの除去に用いられるカッターあるいはパンチの設定（バリ取り）

8.116	BFSの重要工程パラメータ及び設備の運転の検証，モニタリング及び記録についての適切な手順を製造の際に適用すること。
8.117	作業手順は，射出，成形及びシーリングに関する問題点をどのように検出し修正するのか記載すること。不合格品あるいはシーリング不良は記録し，調査すること。
8.118	BFS工程に成形された容器に構成部品を加える事が含まれる場合（例えば，LVPボトルにキャップを装着），これらの構成部品は適切に除染し，清浄で管理された方法で工程に投入すること。 i. 無菌工程に関しては，構成部品の追加は重要表面の無菌性を保証するためにグレードAの条件下で，予め滅菌した構成部品を用いて実施すること。 ii. 最終滅菌製品に関しては，最終滅菌工程のバリデーションは，滅菌の際に湿潤しない区域を含めて，構成部品と成形された容器の間の全ての重要製品経路の無菌性を保証すること。 iii. 検査手順を，構成部品と成形された容器の効果的なシーリングを保証すべく確立すること。
8.119	リスクに基づいて適切な保守管理手順を確立し，容器のシーリング，完全性及び無菌性に対して重要な事項に関して保守管理及び検査計画を含めること。
8.120	容器を成型する金型は重要設備とみなされる，そして，金型へのいかなる変更及び修正も最終製品の完全性の評価を行う事とし，その評価において指摘された場合はバリデーションで裏付けること。製品品質に懸念の可能性が示されたいかなる問題点も文書化し調査すること。

概要

　　ブローフィルシール（BFS：blow-fill-seal）は，日本語では同時成形充填とも訳され，その装置の特徴としては，容器のプラスチック材料を装置にて溶融し，基本的に液部の成形と，薬液の充填，密封を同時に行うことで，これを限られた空間で，短時間に閉塞が行われる仕組みである。これらのことから，無菌性に対して，優位性を発揮する充填方法である。

　　8.105項〜8.120項では，環境モニタリングに関連する内容，容器の無菌性に関する内容，容器の完全性や適格性評価と，バリデーション要件や管理手順構築等に関する内容が解説されている。

　　設備の設置環境としては，グレードCやグレードDが許容される一方，重要区域はグレードA環境が要求される。また，ホットナイフを用いるタイプでは，微粒子が発生するため，その特徴などを考慮する記載や，ロータリー式において，重要箇所が開放されない仕組みに言及するなど，BFS設備のタイプによる違いについての解説が含まれている点は重要である。使用するBFS設備のタイプにより，それぞれの特徴や設計仕様を考慮した適切な運用・管理が求められる。

解説

8.105 最終滅菌に用いられるBFS設備の設置環境

BFS設備を恒用した最終滅菌製品を製造する場合の設置環境には，グレードD以上，充填環境はグレードC以上が要求され(8.3項，p.149)，また，通常より高い汚染リスクにさらされる場合には，設置環境グレードC以上でかつ充填環境はグレードAが要求される(8.4項，p.149)。

8.106 無菌操作に用いられるBFSの設置環境

今回の改訂により，シャトル式とロータリー式のそれぞれについて別々に記載されたことは大きな変更点である。

BFSは，大きく3種類あり，それぞれの特徴を以下に図示する。

タイプAはロータリー式とよばれ，溶融された樹脂チューブ内で充填と閉塞が行われるため，製造環境に接しないタイプとなる(図8.25)。

タイプBはシャトル式とよばれ，溶融押し出し・切断ゾーンと充填閉塞ゾーンが分かれるタイプとなる(図8.26)。

タイプCは溶融した樹脂チューブ以外に，外部から無菌のパーツを組み込むタイプとなる(図8.27)。

i. 無菌充填に使用されるシャトルタイプの設備

シャトル式は，個々の装置により違いはあるが，パリソン(溶融樹脂チューブ)の押し出し・切断ゾーン，シャトル(金型等)の移動ゾーン，充填ゾーンが重要区域となる。こうした重要区域の保護を考慮した設計や仕様設定を行い，適切な環境モニタリングを実現することが重要である。

ii. 無菌充填に使用されるロータリータイプの設備

ロータリー式の特徴として，容器が閉鎖されるまで開放状態となる容器(パリソン)が外部環境に接触されないことが重要な特徴として記載されている。

パリソン内の充填環境は重要箇所として，動作中の環境モニタリングが要求されるので留意が必要である。すなわち，パリソン内における動作中の微生物モニタリング(エアサンプリング等)は，パリソンの挙動に影響する可能性や，そのサンプリング機構の難しさが認識されている(8.108項，p.242)。

iii. グレードA/B用の作業衣

グレードCの設置環境であっても，作業衣はグレードA／グレードBを要求される。これは通常，滅菌された衣類を用いることと理解される。一方，設置された環境がグレードCであることから，着衣後において更衣表面の無菌性を維持することまでは求められていない。

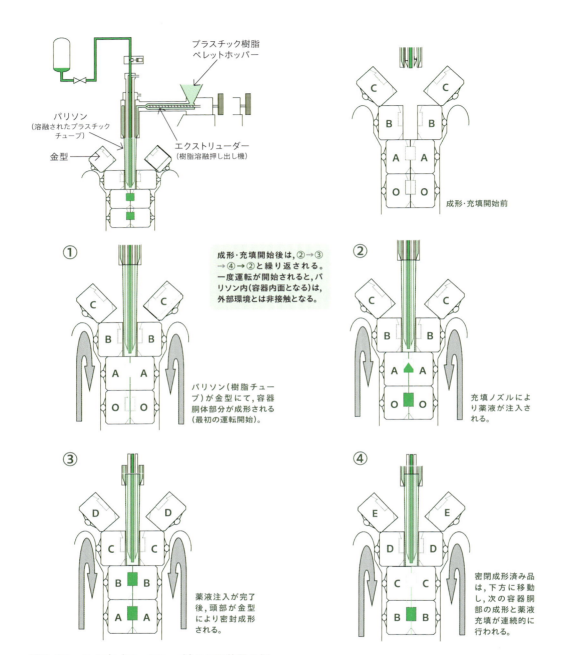

図8.25　タイプA（ロータリー式）のBFS装置の例

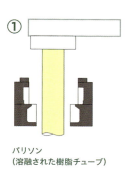
① パリソン
(溶融された樹脂チューブ)

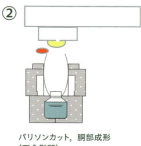
② パリソンカット，胴部成形
（下金型閉）

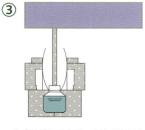
③ 充填位置に移動後、充填ノズルが下降し，液を充填する。

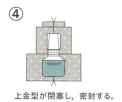
④ 上金型が閉塞し，密封する。

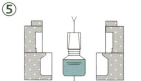
⑤ 上下金型が開き，成形充填完了。

樹脂の溶融チューブを胴部金型で成形，及び，チューブをカットし，充填位置に移動後，充填と密閉成形を行う。

図8.26 タイプB〔シャトル式〕のBFS装置の例

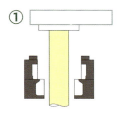
① パリソン
(溶融された樹脂チューブ)

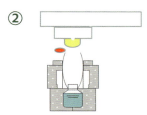
② パリソンカット，胴部成形
（下金型閉）

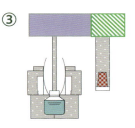
③ 充填位置に移動後、充填ノズルが下降し，液を充填する。

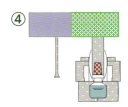
④ キャップやチップなどを挿入。

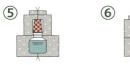
⑤ 上金型が閉塞し，密封する。

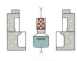
⑥ 上下金型が開き，成形充填完了。

タイプBの工程中に，外部加工したキャップなどのパーツを挿入し，オーバーキャップを成形する。

図8.27 タイプC〔シャトル式（パーツ組み込みあり）〕のBFS装置の例

作業者の微生物モニタリングに関しては，BFS装置に対して作業者が実施する作業内容とその汚染リスク（清掃，準備作業，トラブル対応など）や，アクセスするゾーン（充填部，金型など），そのタイミングなどを考慮し，限度値や実施頻度を設定すること。

8.107 作業時のBFS設備の微粒子モニタリング

パリソンの吐出及び切断時（特に切断時）には，多量のヒューム由来の微粒子が発生する。仕様の設計段階でこれらを可能なかぎり排除する工夫が行われているが，完全にヒュームを排除することはできないのが現実である。その事実が認知されていることを前提として，作業時の微粒子モニタリングは求められていない。ただし，設計上ヒュームの発生を除いた場合において，微生物限度値を含めてグレードAに適合した環境が充填ゾーンに対して提供可能であることは示すことができなければならない。

8.108 BFS工程の微生物モニタリング

BFS設備における微生物モニタリングの要件は，BFS以外の無菌操作法と同様である〔要件については，「9．環境及びプロセスのモニタリング」（p.274）参照のこと〕。

注意すべきは，BFS装置においては，組み立て作業の出来／不出来が重要区域の環境に及ぼす影響が大きいため，組立作業を含めた全期間のモニタリングの重要度が高いことがあげられる。

なお，ロータリー式のBFS装置に関しては，パリソン内部の吸引がパリソンの挙動に影響を与える可能性があることなどから，現実的にパリソン内部へのエアサンプリングの設置，プレートの設置は困難であることが認知されている。

8.109 BFS工程の環境管理とモニタリングプログラム

本項では主に，環境モニタリングを行う場所の設定に関する要件が記載されている。BFSではエアサンプリングによるモニタリングが主となるため，重要区域の位置，大きさ，そして気流を考慮あるいはテストにより設定することを求めている。特に重要区域での動く部品として，シャトル式では，パリソン押し出し・切断後の搬送，充填とシーリングに関わる動作を考慮する必要があり，ロータリー式では，パリソンの内側での充填作業（ブローノズルの上下）を考慮する必要がある。また，高発熱部としては，パリソン吐出部や充填前後の容器成形を行う金型の影響を考慮しなければならない。

無菌操作に用いられるBFS設備では，重要区域へ連続的にエアを供給するエアシャワー室（シュラウド）などは，エアフィルターによる無菌エアを供給するため，そのフィルターの完全性管理も必要である。冷却水を用いる場合は，重

要区域に混入しない設計と，確認手法の設定が求められる。

8.110 ガスの品質及びガスのろ過システムの有効性と検証

　パリソンを吐出する部分にもエア供給があり，また，充填と閉塞を行う部分にもエア供給がある，必要に応じて他のガスが使用される。これらの気体はすべて無菌性が求められることから，重要な気体のフィルターは他の設備同様，製品／1次容器の表面に直接接触する気体の注意点（6.18項，p.129）と，無菌操作に用いられるガスの注意点（6.19項，p.129）を満たす必要がある。

8.111 樹脂顆粒の微粒子及び微生物汚染

　材料となるプラスチック樹脂は，保管タンクや供給装置を介して，最終的にはエクストルーダーによる樹脂の無菌化作用工程後，充填に供される。ある種の微粒子は容器の成形や薬液に影響する可能性があり，限度値を超えた微生物の存在はエクストルーダーによる無菌化工程に影響を及ぼすことから，適切なクリーン環境下で樹脂を保管・ハンドリングする設備と，適切な樹脂のサンプリング設定と評価（バイオバーデン等）が求められる。

8.112 押し出しシステムのバリデーションと原料樹脂のサンプリング
〈CCS〉

　供給されるプラスチック樹脂が，エクストルーダーにより加熱溶融，混練，加圧，押し出し吐出などの工程を経て無菌化される仕組みは，他の滅菌システムのように管理パラメータが一般化されていない。そのため，樹脂のバイオバーデン測定や発熱性物質レベルを設定し，エクストルーダーによりこれらが不活化あるいは無菌となるバリデーション手法や管理手法を設定することが重要である。

8.113 BFSシステムの介入

　通常，BFS装置は自動充填中に作業者が重要区域にアクセスすることはない〔図8.27（p.247）で示したタイプCのように無菌パーツが扱われる場合は除く〕。ただし，製造作業中に発生したトラブルに対応するために，作業者の介入が求められるケースがある。これらの介入操作は，BFSにおける無菌性保証の優位点を損なうおそれがあるため，その作業手順の設定や，無菌プロセスシミュレーション（APS：aseptic process simulation）にその模擬操作を入れて検証することが必要となる。あるいは，それらの中断や介入作業によっては，再度の滅菌を行うなどの手順設定を明確にすることが必要となるケースもある。

8.114 BFS管理と考慮すべき点 〈CCS〉

　BFS設備に対する管理項目として，少なくとも以下の8項目を含むことを求めている。
　　i. 重要区域の境界設定
　　ii. 環境制御と監視
　　iii. 更衣要件
　　iv. 充填ラインとろ過システムの完全性試験
　　v. バッチ又は充填の期間
　　vi. 樹脂の管理
　　vii. C/SIP
　　viii. 機械の取り扱いと管理

　特に，iの重要区域の境界設定は，個々のシステムと作業者の介入，及び環境モニタリングポイントを含めた検討と設定を行う必要がある。ほかには，BFS設備を動作させるために必要なユーティリティとして，金型，押出機，油圧システムの温度制御を維持する冷却水，バイアル／ボトル形成のためのエア供給，BFS設備の稼働による熱負荷を考慮したHVAC（heating, ventilation, and air conditioning）なども考慮する必要がある。

8.115 BFSの重要工程パラメータ

　本項では，適格性評価と，以後のSOP設定に関する主要な管理項目が示されている。特に，微生物汚染を抑制するため，iの無菌性に影響するC/SIPは成形工程と連動する複雑な充填針の機構への考慮が必要であり，iiのパリソンの押し出しに関する管理パラメータの設定，ivの成形した容器への付属部品〔8.106項（p.245）に記載したタイプCのチップやキャップ等〕を組み込む場合の滅菌対象範囲やパラメータの設定，及び，容器の完全性（クラックやピンホール）に影響するviの器壁厚さや，ixの充填されたすべての容器への完全性試験を，適格性評価項目として記載している。
　viiiの印刷とは，一般的なインクによる印刷やラベル貼り付けではなく，熱や機械的な圧力機構により，番号や記号などを成形することを示している。これらは容器の完全性（二次リーク発生）の可能性を評価し，管理することを要求している。

8.116 BFSの注意点

　BFS設備における重要工程パラメータの設定は，前述の8.114項と8.115項の適格性評価に関連する項目を参照にすることとなる。これ以外には，充填液量

などの製品製造としての管理パラメータなどがあげられる。

8.117 BFSの作業手順の記録と調査

　充填工程でのリスク管理は，BFSに限らず必要であるが，BFS特有の項目としては，パリソンの管理〔エクストルーダーのパラメータ（器壁厚さ含む），リークの発生頻度や状況の確認と調整の手順〕があげられる。また，リークによる系外排出品は，適切に記録と調査を含む処置手順を設定することが必要である。

8.118 BFS工程に構成部品を加える場合の管理方法

　図8.27（p.247）に示したタイプCのチップやキャップ等を組み込む場合や，充填後に滅菌を行うことへの要求事項が記載されている。

　iの無菌工程に関しては，充填直後に滅菌されたチップやキャップ等を装着するためのグレードAの充填環境，及びそこに至るまでの搬入経路を設計し，無菌性を確保する環境管理とモニタリングプログラムを設定する必要がある。

　iiの最終滅菌に関しては，他の最終滅菌製品と同様に，例えば，乾燥している部分に高圧蒸気滅菌を施す場合などでは，ドライヒート部分の無菌性保証を求めている記載であると考えられる。

8.119 BFSのメンテナンスと検査計画

　BFSの特性を考慮した保守メンテナンスプログラムを設定することが重要である。充填同時成形によるクラックやリークの発生・流出防止などの措置，エクストルーダーによるパリソンの無菌性管理，装置の特徴に合わせたSIPおよび重要区域（グレードA）の維持管理と点検手順などがこれらに含まれる。

　例として，重要区域へのエア供給にエレメントタイプのエアフィルターを用いている場合，そのフィルターに対する完全性試験，HEPAフィルターを用いている場合は，捕集性能テストや気流可視化，流速などの点検などがあげられる。

8.120 容器成形の金型についての注意点

　成形過程で，無菌性に影響するリークやクラックが発生することに関しては，金型の状態が大きく寄与するため，金型はBFSにおける重要設備と考えられる。リークはすなわち無菌性が担保されていない状態を意味するため，その発生を防ぐことは非常に重要である。したがって，金型に対しても，適切な変更管理が求められる。金型そのものの変更ではなく，劣化や分割されている金型のセッティング状態（上下金型のクリアランス）の不備が原因となり，多くのリーク等の不具合は発生する。したがって，金型に対して適切な変更管理が求められる

が，リークやクラックは必ずしも金型に限定されるものではなく，総合的に管理する項目の設定と変更時のバリデーションを適切に設定することも同じく重要である。

凍結乾燥 (8.121〜8.126)
Lyophilization

項目番号	和訳
8.121	凍結乾燥は重要工程であり，製品や原材料の無菌性に影響し得る全ての活動は無菌製品の無菌操作の延長と考える必要がある。凍結乾燥設備及びその工程は，凍結乾燥のための製品の充填から凍結乾燥工程の完了までの間での微生物及び微粒子による汚染を防止する事により凍結乾燥の過程での製品及び原材料の無菌性を保証するように設計すること。備える全ての管理手段はその製造所のCCSにより決定すること。
8.122	凍結乾燥機と付随する設備（例えば，トレー，バイアルサポートリング）の滅菌はバリデートし，滅菌サイクルと使用の間の保持時間はAPSの際に適切にチャレンジ試験をしておくこと（9.33項を参照）。凍結乾燥機は，システム設計に基づき定期的に滅菌すること。メンテナンスあるいは洗浄の後には再滅菌を行うこと。滅菌された凍結乾燥機及び付随する設備は滅菌後の汚染から保護すること。
8.123	凍結乾燥機及び付随する製品搬送及び投入/取り出し区域は可能な限り作業者の介入を最小限とするよう設計すること。凍結乾燥機の滅菌頻度は，その設計と使用中のシステムの汚染に関するリスクに基づいて決定すること。バリア技術による区分無しで手動で製品投入あるいは取り出しを行う凍結乾燥機は，製品投入の前に毎回滅菌を行うこと。自動化システムにより製品投入及び取り出しを行うかあるいは閉鎖式バリアシステムにより保護されている凍結乾燥機に関しては，滅菌頻度はCCSの一部として妥当性を示し，文書化すること。
8.124	滅菌後及び凍結乾燥中の凍結乾燥機の完全性を維持すること。凍結乾燥機の完全性を維持するために用いるフィルターはシステムの使用前ごとに滅菌し，その完全性試験結果をバッチ証明/出荷可否判定の一部とすること。凍結乾燥庫のリーク試験/完全性試験を文書化し，凍結乾燥機内への空気のリークの最大許容値を規定して毎回の凍結乾燥サイクルの開始時にチェックすること。
8.125	凍結乾燥品を載せるトレーは変形あるいは損傷がないことを保証すべく定期的にチェックすること。

8.126 凍結乾燥される物が未だ封止されておらず，暴露されている状態での凍結乾燥機への入出庫の設計に関して考慮すべき点は，これらに限定されないが，以下を含む：

i. 凍結乾燥機内のローディングパターンを規定し，文書化すること。

ii. 半打栓された容器の凍結乾燥機への搬送は，常にグレードAの条件下で実施し，作業者の直接介入を最小限とするよう設計された方法で取り扱うこと。半打栓された容器の搬送に使用するシステムの清浄度が維持される事を保証するために，コンベアシステムあるいは可搬式システム（例えば，清浄空気設備付き搬送カート，可搬式一方向気流設備付き作業台）のような技術を使用すること。代替として，バリデーションで裏付けられた場合，グレードAで閉じたトレーをグレードB区域内にある間は開かない事で半打栓したバイアルを保護するために使用して良い（例えば，適切に閉じた箱）。

iii. 気流パターンが搬送機器及び投入部の通気により阻害されないこと。

iv. 封止されていない容器（半打栓されたバイアル等）はグレードAの条件下に維持し，通常は作業者から物理的バリア技術あるいは他の何らかの適切な対策により区分すること。

v. 凍結乾燥庫を開放する前に栓の封止が完了しない場合，凍結乾燥機から取り出す製品はその後の取り扱いの際もグレードAの条件下に保たれること。

vi. 凍結乾燥機への投入及び取り出しの際に用いる用具（例えば，トレー，バッグ，配置用具，ピンセット）は無菌であること。

概要

　今回の Annex 1改訂により「凍結乾燥」の項目が追加され，凍結乾燥における注意点が記載されている。前回改訂[53]までは，「無菌製造」34項及び「無菌医薬品の最終化工程」116項に，半封栓時から封止されるまでの凍結乾燥における搬送環境の記載があるのみであったが，本改訂では以下に示す事項について明記されている。

- 凍結乾燥について
- 凍結乾燥と付随する設備
- 凍結乾燥及び付随する製品搬送及び投入／取り出しの区域
- 凍結乾燥機の完全性
- 凍結乾燥品を積載するトレー
- 凍結乾燥される物が曝露されている状態での考慮すべき点（i～vi）

　今回の改訂で導入されたCCSの概念に基づき，凍結乾燥工程においてもCCSとの整合性をもって戦略策定する必要性が求められている。本改訂で特に着目すべきと考えられるものは，洗浄・滅菌頻度の規定及びリーク量最大許容値の規定，ならびにローディングパターンの規定が求められていることである。これらの規定をリスク評価に基づいて設定し，文書化することが必要であり，これが大きな改訂点となっている。なお，滅菌頻度やリーク許容量などを科学的根拠に基づいて設定することは容易ではなく，リスク評価に加えて実証データに

裏付けられた考察も進めていく必要がある。

解説

8.121 凍結乾燥について 〈CCS〉

　凍結乾燥工程における「製品や原材料の無菌性に影響し得るすべての活動」とは，充填から凍結乾燥完了までのすべての工程・操作を指すものであり，凍結乾燥の一般的な工程例を図8.28に示す。

　これらすべての工程において「微生物及び微粒子による汚染を防止」することにより，「製品及び原材料の無菌性を保証するよう設計する」ことが求められている。凍結乾燥における主要な無菌性保証の設計内容を以下に示す。

- 人の介在操作の最小化
- 製品搬送環境の清浄度と気流の適正化
- 装置内部を含めた発生異物の低減
- 効果的な洗浄方法の設定
- 効果的な滅菌方法の設定
- 外部リークの低減
- 復圧による微粒子の巻き込み低減

　「備えるすべての管理手段はその製造所のCCSにより決定すること」とは，凍

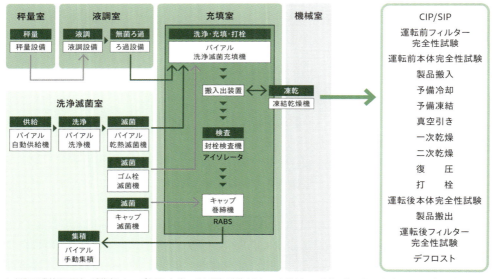

* 本図では巻締め工程を，滅菌済みキャップを用いたグレードA環境で実施するケースを想定しているが，グレードCにおけるGAAS環境下で実施するケースも一般的である。

図8.28　凍結乾燥の全体工程フローと凍結乾燥工程例（バイアル製剤）

結乾燥工程における管理基準についても製造所のCCSに基づいて整合性のある品質リスク評価を行うことが求められているものである。マスタープランに基づいた評価手法や評価項目，評価内容などの一貫性に注意する必要がある。

8.122 凍結乾燥と付随する設備

「凍結乾燥機と付随する設備(例えば，トレー，バイアルサポートリング)の滅菌はバリデーション」とは，凍結乾燥機及びこれらに持ち込まれる部品等は，適切な滅菌方法と滅菌条件であることを検証しなければならないことを示している。特に蒸気滅菌できない材質のトレーやバイアルサポートリングを採用する場合には，適切な材質の選定とそれらの滅菌保証の方法について考慮が必要なため，設備の設計段階からの注意が必要である。

「滅菌サイクルと使用の間の保持時間はAPSの際に適切にチャレンジ試験をしておくこと」とは，9.33項に記載のAPSに含まれるべき重要製造ステップ(p.297)に示すように，凍結乾燥機の滅菌と使用との間の最大間隔においてAPSを行い，無菌性の検証を行うことを求めている。

8.123 凍結乾燥及び付随する製品搬送及び投入/取り出しの区域〈CCS〉

「凍結乾燥機及び付随する製品搬送及び投入/取り出し区域は可能な限り作業者の介入を最小限とするよう設計すること」とは，充填・半打栓から凍結乾燥機への搬送・投入，凍結乾燥・復圧・封栓を経て，取り出し・搬送・巻締までの工程において，できる限り自動化することにより，介入作業による汚染のリスクを最小とすることを示している。自動化のポイントを図8.29に示す。

凍結乾燥機の滅菌頻度について，「バリア技術による区分無しで，手動で製品投入あるいは取り出しを行う凍結乾燥機は，製品投入の前に毎回滅菌を行うこと」とある。これは人の介在を前提とした製品投入又は製品取り出しを行う場合は，人による汚染のリスクが少なからず存在するため，製品投入前に毎回滅菌することを求めているものである。

一方，「自動化システムにより製品投入及び取り出しを行うか，あるいは閉鎖式バリアシステムにより保護されている凍結乾燥機に関しては，滅菌頻度はCCSの一部として妥当性を示し，文書化すること」とある。ここで注意すべきは，自動化システム及び閉鎖式バリアシステムの場合であっても，高真空下での微生物汚染リスクが高い凍結乾燥機では，滅菌頻度の設定には慎重な検討が求められることである。また，ロット間混同防止の観点からも，凍結乾燥の特性から庫内に製品粉末が飛散するリスクが高く，毎回洗浄が必要なケースもあるので注意を要する。なお，凍結乾燥における洗浄後には十分な乾燥が必須となるため，洗浄と蒸気滅菌がセットとなるケースが多い。

なお，本項目(8.123項)については，投入/取り出し方法の変更や滅菌に関す

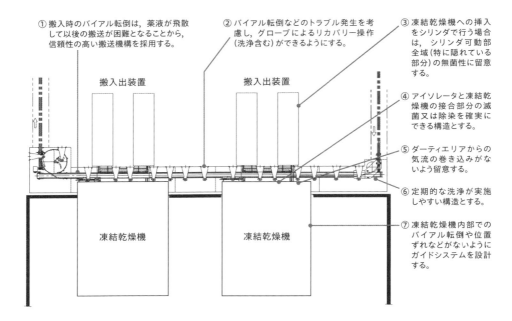

図8.29 凍結乾燥の投入/取り出しにおける自動化のポイント(コンベア/プッシャー方式の場合)

る変更・検証を必要とする内容であることなどが理由と想定されるが,施行開始時期が2024年8月(他項目は2023年8月)となっている。

8.124 凍結乾燥機の完全性

「滅菌後及び凍結乾燥中の凍結乾燥機の完全性を維持すること」とは,凍結乾燥機において外部からのリークが無菌性に影響ないことを,滅菌後と凍結乾燥後に測定して検証することを指す。滅菌後に行う理由は,滅菌(一般的には蒸気滅菌が多い)における熱影響に伴うリークがないことを生産前に検証するものであり,凍結乾燥後に行う理由は,凍結乾燥工程全体の健全性を保証するために行うものである。

「凍結乾燥機の完全性を維持するために用いるフィルターは,システムの使用前ごとに滅菌し,その完全性試験結果をバッチ証明/出荷可否判定の一部とすること」とは,凍結乾燥機の復圧フィルター,エアブローフィルターにおいて,生産ごとに完全性試験を実施しなければならないことを示す。

ここで,凍結乾燥機の滅菌に関しては8.123項で「自動化システムにより製品投入及び取り出しを行うか,あるいは閉鎖式バリアシステムにより保護されている凍結乾燥機に関しては,滅菌頻度はCCSの一部として妥当性を示し,文書化すること」とあるにもかかわらず,「フィルターはシステムの使用前ごとに滅菌し」と記載されている。これは,復圧フィルターは疎水性でありWFI(water for injection;注射用水)等による湿潤が求められるが,完全性試験は常温で行う必要があり湿潤液の無菌性保証が難しいことから,バッチ証明/出荷可否判定

のための完全性試験実施後に復圧フィルターを滅菌する必要があることによる。凍結乾燥機及び復圧フィルターの完全性試験の一般的な工程例を図8.30に示す。

「凍結乾燥機内への空気のリークの最大許容値を規定して，毎回の凍結乾燥サイクルの開始時にチェックすること」との記載があり，凍結乾燥機への外部からの最大許容リーク値を適切に設定することを求めている。しかし，リーク量の最大許容値を科学的根拠に基づいて設定することは困難であり，一般的にはリーク量のトレンドとAPSでの無菌性確認に基づいた経験値での管理が多いと思われる。凍結乾燥機の初期リーク量としては，ASME-BPE[54]の凍結乾燥のセクションにおいて，新設時の無負荷清浄時で$7.2\ Pa \cdot m^3/h\ (2 \times 10^{-3}\ Pa \cdot m^3/sec)$と記載されており，維持管理可能なリーク量としてはこの数値以上となることは避けられない。

また，「凍結乾燥サイクルの開始時にチェックすること」とあるが，蒸気滅菌後の凍結乾燥機は水分が残存しており，コールドトラップを冷却せざるを得ないことから，コールドトラップ温度を一定にすることが肝要である。なお，凍結乾燥直後（デフロスト前）は残留水分の影響を受けにくく，信頼性の高いデータが得やすいため，滅菌後と合わせて管理することを勧める。

8.125 凍結乾燥品を積載するトレー

「凍結乾燥品を載せるトレーは変形あるいは損傷がないことを保証すべく定期的にチェックすること」とある。トレーに変形や損傷があると棚板と，トレーとの間に隙間が生じ，棚板からの熱伝導が低下するため，凍結乾燥品質の再現性を得られなくなるリスクがある。このため，トレーの寸法，形状，平面度等が規定以上に変化しないよう定期的に測定することを求めている。トレーの平面度の測定には，トレー平面にストレートエッジを置き，ストレートエッジとトレー平面の隙間を隙間ゲージにて測定する方法等がある。

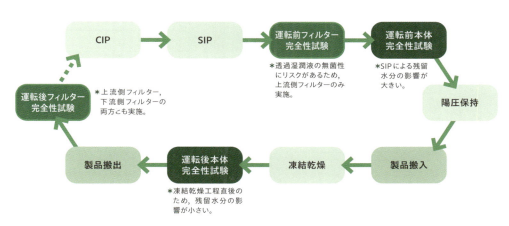

図8.30 凍結乾燥機及び復圧フィルターの完全性試験の工程例

8.126 凍結乾燥される物が曝露されている状態での考慮すべき点

i. ローディングパターンの規定

「凍結乾燥機内のローディングパターンを規定し」とは，凍結乾燥機内のバイアルやトレー等のローディングパターンが大きく変わると，バイアルやトレーの余白部からの熱影響により，凍結乾燥品質の再現性を得られなくなるリスクがあるからである。したがって，端数処理などによりローディングパターンに変動がある場合は，凍結乾燥品質に影響を及ぼさないワーストケースを規定して，ローディングパターンを規定する必要がある。なお，バイアルの場合は薬液を充填しないダミーバイアルを投入することがある。また，ダミーバイアルを投入しない場合は，打栓時の油圧シリンダーによる棚板への押付け力に対する耐荷重を考慮する必要がある。（図8.31参照）

ii. 半打栓された容器の搬送環境

「半打栓された容器の搬送に使用するシステムの清浄度が維持される事を保証するために，コンベアシステムあるいは可搬式システムのような技術を使用すること」とある。ここでいうコンベアシステムとは，半封栓された容器を凍結乾燥機に自動搬送・投入するシステムを指すものであり，一例を図8.32に示す。

可搬式システム（例えば，清浄空気設備付き搬送カート，可搬式一方向気流設備付き作業台）とは，グレードA環境下で充填・半打栓・集積された容器を，HEPAフィルター付きの搬送カートを使用して，グレードA環境下で凍結乾燥機に搬送・投入するシステムを示すものであり，一例を図8.33に示す。

図8.33ではAGV（automated guided vehicle；自走搬送カート）により自動化された例を示したが，手動操作で行う場合は，作業者からの汚染リスクが許容できることを確実に評価し，無菌性を検証する必要がある。具体的には，作業者

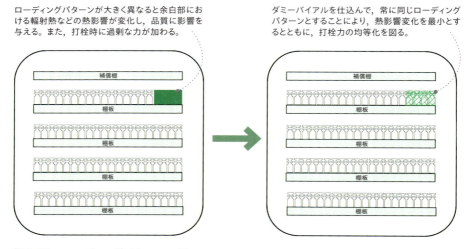

図8.31 ローディングパターンの例

のあらゆる操作に対して気流の可視化などにより，作業者からの汚染がないことを再現性も含めて検証する必要があり，単純な手動投入では検証がかなり困難と考える。このため，無菌性にインパクトを与える重要な操作については，自動化又は半自動化に推移していくものと考えられ，これも本改訂の意図であると思われる。

次に，「代替として，バリデーションで裏付けられた場合，グレードAで閉じたトレーをグレードB区域内にある間は開けない事で半打栓したバイアルを保護するために使用してよい（例えば，適切に閉じた箱）」とある。これは，滅菌済みの密閉トレーをグレードA区域に無菌的に持ち込み，充填半打栓した容器を無菌的にトレーに入れた後，密閉してグレードB区域内を凍結乾燥機まで搬送し，凍結乾燥機のグレードA区域内に無菌的に待ち込み，密閉トレーの蓋を取って無菌的に凍結乾燥機内に投入するような方式を指すものと考える。この方式については，トレーの持ち込みなどで人が介在する操作の影響をバリデーションで裏付けることが求められている。具体的には，密閉トレーの完全性保証や，

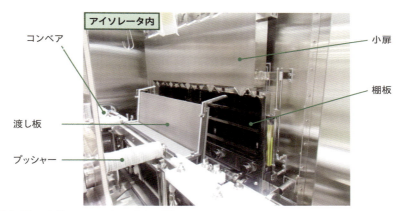

図8.32　自動コンベアシステムの例

（共和真空技術株式会社 資料）

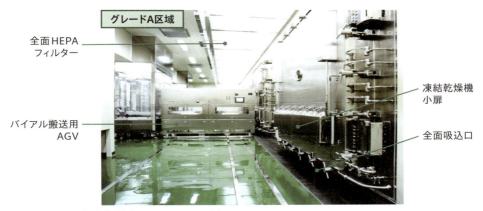

図8.33　自走搬送カートシステムの例

（共和真空技術株式会社 資料）

グレードAへのトレー持ち込みに伴う外装除染保証，トレー開封後のハンドリングに伴う無菌性保証（気流の可視化）などが必要であるため，単純な人手操作では対応が困難である。除染装置とアイソレータ，トレー搬入出装置を組み合わせた運用を考慮する必要があると考える。

iii. 気流パターン

「気流パターンが搬送機器及び投入部の通気により阻害されないこと」とある。搬送機器による気流パターンの阻害とは，例えば凍結乾燥機の小扉を開閉する動作やコンベアから棚板までの渡し板をセットする動作，棚板にバイアルを押し込む動作などによるダーティエリアからの気流の巻き込み等を示す。

また，投入部の通気による気流パターンの阻害とは，凍結乾燥機内部は搬送エリアより低温になることによりダーティエリアの空気が凍結乾燥機内に流れること，及びこの逆流防止のための無菌ガスのブローによるダーティエリアからの気流の巻き込み等を示す。凍結乾燥システムの設計にあたっては，ダーティエリアからの気流の巻き込みがないように留意することが重要である（図8.34）。

iv. 封止されてない容器の環境

「封止されていない容器はグレードAの条件下に維持し」とは，半打栓されたバイアルなどの封止されていない容器は，封止が終了するまでの間は無菌製品が曝露された状態であるため，グレードAの条件下に維持することを求めている。バイアル凍結乾燥製剤における封止の終了とは，一般的に凍結乾燥機内での全打栓が終了した状態を指し，全打栓後は巻締め終了までグレードA環境下でハンドリングする場合と，グレードAの空気供給（GAAS；grade A air supply）環境下でハンドリングする場合の2通りがある。GAAS環境下でハンドリングする場合は，打栓不良が生じた場合のリスクが高いため，打栓検査をできるだけ速やかに行うことを推奨する。

(a) 自走搬送カートシステムの気流例　　(b) 自走コンベアシステムの気流例

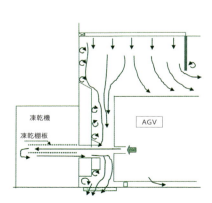
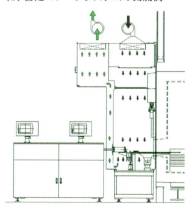

図8.34　凍結乾燥機投入部の気流

（共和真空技術株式会社 資料）

次に「通常は作業者から物理的バリア技術あるいは他の何らかの適切な対策より区分すること」とは，作業者からのさまざまな汚染リスクを考慮して，アイソレータなどの物理的バリア技術を施すか，あるいはRABS（restricted access barrier system；アクセス制限バリアシステム）などによって人の介在を許容できるリスクまで低減できる方法で区分することを求めているものである。アイソレータ採用例を図8.35に示す。

v. 栓の封止をしない場合の環境

　「凍結乾燥庫を開放する前に栓の封止が完了しない場合，凍結乾燥機から取り出す製品はその後の取り扱いの際もグレードAの条件下に保たれること」とある。これはアンプル凍結乾燥製剤や無菌バルクなど凍結乾燥機内部で封止できないものにおいて，溶閉や収缶などの封止工程が終了するまでの間はグレードAの条件下で維持することを求めているものである。

vi. 凍結乾燥機で用いる用具

　「凍結乾燥機への投入及び取り出しの際に用いる用具は無菌であること」とあり，凍結乾燥機内で使用するトレー，バッグ，配置用具や，無菌操作で使用するピンセットなどは，滅菌した後，無菌的にグレードA区域に持ち込むことが求められている。

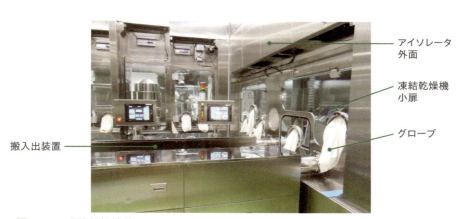

図8.35　凍結乾燥機前のアイソレータ

（共和真空技術株式会社 資料）

クローズドシステム（8.127〜8.130）
Closed systems

項目番号	和訳
8.127	クローズドシステムの使用は隣接する環境からの微生物，微粒子及び化学的な汚染のリスクを抑制することができる。クローズドシステムは常に，手動操作の必要性とそれに伴うリスクを低減すべく設計すること。
8.128	無菌操作で使用するクローズドシステムの全ての製品接触面の無菌性を保証することが重要である。無菌操作で使用する全てのクローズドシステムの設計と選択は無菌性の維持を保証できるものであること。最終の滅菌フィルターの以後の滅菌された製品の経路への無菌の設備（例えば，チューブ/配管）の接続は無菌的に接続できるように設計すること（例えば，組込み式の無菌接続具により）。
8.129	無菌接続に用いられる構成部品類の完全性を保証する適切な対策を実施すること。それを達成する方法は，CCSにおいて決定し，取り込むこと。製品の無菌性を損なうリスクがある場合は適切なシステム完全性試験を考慮すること。供給業者の評価はシステムの無菌性の喪失に結び付く可能性がある欠陥モードに関連するデータの照査を含むこと。
8.130	クローズドシステムが設置されているバックグラウンド環境は，システムの設計と実施される工程に基づくものであること。無菌操作用及びシステムの完全性が損なわれる何らかのリスクがある場合は，システムはグレードAに設置すること。システムが毎回の使用において完全性を維持している事を示すことが出来るならば（例えば，圧の試験及び/又はモニタリングによって），より低い清浄度分類の区域を用いて良い。清浄度分類された区域間のいかなる搬送も徹底的に評価すること（4.10項を参照）。クローズドシステムが開放される場合は（例えば，バルク製造ラインのメンテナンスのために），これをその物質に対して適切な清浄度分類された区域（例えば最終滅菌工程に関してはグレードC，あるいは無菌操作に関してはグレードA）で行うか，あるいは更なる清浄化及び消毒（及び無菌操作の場合は滅菌）を受けること。

概要

　前版Annex 1（2009年）[53] 発行当時は，シングルユースシステム（SUS；single use system）技術が無菌製品製造分野で活用されることは非常に少なく，一般的ではなかったため，SUS技術に関する記載は本改訂で新たに追加された。

　21 CFR Part211[55]，無菌操作法指針においても，汚染についての言及はあるもののクローズドシステムの記載はあまり見受けられていない。今回，クローズドシステムとして項立てた意味合いは大きいと考える。

　最終改訂前のドラフト[56] に目を向けると，クローズドシステムの最初には以下のような記載があったが，最終版では削除された。

> Closed systems can be single use systems (i.e. disposable systems) and fixed systems (such as vessels with fixed pipework). Guidance in this section is equally applicable to both systems
>
> クローズドシステムには，シングルユースシステム（使い捨てシステム）と固定配管設備（固定配管を備えたタンクなど）が含まれる。本セクションのガイダンスは，どちらのシステムに対しても同様に適用される。

(PIC/S GMP Guide, Annex 1, 2nd Draft, 2020)

当局の意図としては，限られたシステムに限定するのではなく，環境からの汚染リスク抑制が目的であるため，個別の設備についてのみの記載ではないということがうかがわれる。

システムの構築は，その無菌性維持をシステムの内外において十分に考慮し，設計される必要がある。

解説

8.127 クローズドシステムについて

クローズドシステムは，Annex 1の用語集（p.335）で以下のように定義されている。

> **クローズドシステム（Closed system）**
> 製品が周囲の環境に暴露されないようなシステム。例えば，1つのシステムとして配管あるいはチューブで互いに連結されたバルク製品収納器（タンクあるいはバッグ，等）を使用し，無菌製品に使用される場合は，システム全体が連結された後に滅菌されることにより達成される。これらの例としては，（これらに限定されないが）原薬製造でみられるような大スケールの再使用可能なシステム，あるいは生物学的製品の製造においてみられるようなディスポーザブルバッグ及びマニホールド設備※が挙げられる。クローズドシステムは，工程が完了するまで開放されない。本アネックスでクローズドシステムという語を使う際は，RABSあるいはアイソレータシステムのようなシステムを指すものではない。

※ディスポーザブルバッグ及びマニホールド設備：図8.36，8.37を参照

(PIC/S GMP Guide, Annex 1, Glossary, 2022)

また，補足情報として，ISPEのBaseline Guide, Vol. 3（無菌製品製造施設）[57] では，クローズドプロセスは「製品，原材料，重要な設備部品，容器／栓の表面が，直接の製造環境から隔離され，密閉された製造設備や囲い込みのなかに封じ込められている工程状態のこと」と定義されている。

無菌製品の製造でのクローズドシステムの使用は，微生物等の汚染リスクを考えるうえで非常に重要である。システムを扱う主なバックグラウンドは，グレードCもしくはDであり，微生物のコントロールがグレードAの環境より緩い設定となっている。この環境との隔離をどのようにするか，特に，無菌ろ過を行う場合，無菌ろ過以降をどのようなクローズドシステムにするかが重要になる。

クローズドシステムの構築は，その設計において，人が一番の汚染源という

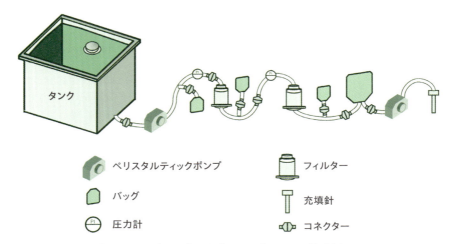

図8.36　無菌充填に用いるディスポーザブルタイプのSUSの構成例

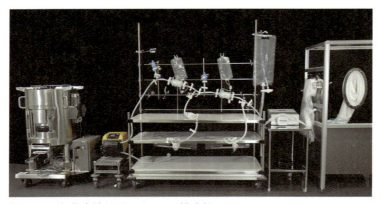

図8.37　無菌充填に用いるSUSの構成例

（メルク株式会社 資料）

ことを考慮すると，人の介在を最小限にとどめる工夫が必要となる。手動操作（例：配管の接続等）が多く，複雑な工程であれば，作業のミスをゼロにすることは困難であり，クローズドシステムの堅牢性を損なうリスクが生じる。製造ラインの設計において，手作業を実施せざるを得ない部分も出てくると想定されるが，その際は，考え得る工程と発生し得るリスクの対応策を規定しておくことが重要である。

　クローズドシステムを構築する際は，環境からの汚染をどのように防止し，かつ手作業によるリスクを低減又は許容するかを十分に議論し設計することが必要である。

8.128　無菌操作で使用するクローズドシステムの注意事項

　クローズドシステムの外部からの微生物等の汚染リスク低減を考慮するとともに，そのクローズドシステムの内面が無菌状態を維持していることを保証する

ことも合わせて考えておく必要がある。

例えば，固定配管を用いた製剤製造ラインであれば，どの範囲をどのような条件で滅菌するか（例えば，無菌接続部を蒸気にて滅菌），滅菌保証を行ううえでどの位置にバイオロジカルインジケーター（BI；biological indicators）や温度センサーを設置して接触面の保証を行うかが重要である（詳細は，滅菌に関する8.34項〜8.49項を参照）。製造ラインが複雑であればその制御も複雑化し，センサー・バルブ等の機器の接続も多くなるので，メンテナンス後の確認を含め対応すべき内容は多岐にわたる。また，フィルターのハウジングへの取り付け・取り外しを実施するため，フィルター二次側の汚染リスクをどのように低減するかを考える必要もある。

製造ラインにおいて滅菌後にサンプルを採取する必要がある場合は，関連部材の接続方法についても十分に留意してライン構成の設計を行う必要がある。薬液が通る製造ラインをクローズドにすることはもちろん，無菌性の評価に用いるサンプルについても，無菌サンプリングシステムを用いるなどの考慮が必要となる。

8.129 無菌接続に用いられる構成部品類の完全性を保証する 適切な対策の実施 〈CCS〉

構成部品類の完全性を保証するためには，保証方法やシステム全体における保証の必要性も含めて検討する必要がある。供給業者側に完全性の保証を頼る場合は，その保証（例えば，無菌接続部品のバリデーション方法など）がどのように行われているかを十分に確認，評価したうえで部品類を購入することが重要である。新たな技術・保証方法が適用されている場合，当局からその説明を求められることが考えられる。この場合，説明の主体は使用者側であり，CCSの包括的な枠組みの一部としての説明を行えば，当局者の理解を得やすいと考える。

8.130 クローズドシステムの設置環境

マルチユースシステムは，設備も大きくなり，グレードA環境下に無菌ろ過以降の設備を収めることは現実的に難しい。このため，充填部を除く多くは，グレードBもしくはCの環境に設置されている。

設置環境を決める際は，①製造ごとの洗浄・滅菌の実施手順，②システムの完全性を確認するタイミング，③洗浄・滅菌前にオープンになる作業面の箇所とその管理などについて，品質管理の側面から考慮しておく必要がある。例えば，無菌ろ過フィルター設置箇所は，フィルター交換の際にオープンになるため，ローカルプロテクションを採用している事例もある。

一方，SUSは，設備が比較的小形のケースが多いため，グレードA環境内に無菌ろ過以降のシステムを入れることが可能となるが，無菌接続，ペリスタル

ティックポンプへの設置作業等が発生することが考えられ，作業性を考慮して充填部を除くシステムをグレードAのバックグランド環境に設置されることもある。SUSをバックグラウンドに設置する場合は，そのリスクを評価しておくことが重要である。SUSは，供給業者での滅菌が行われることが一般的であるため，滅菌後に無菌性を維持できない作業がないか，要求した品質が担保されているかなどについても供給業者の品質管理システムを確認することが重要である。

シングルユースシステム（8.131〜8.139）
Single use systems (SUS)

項目番号	和訳
8.131	SUSは，無菌製品の製造において，再使用可能な設備に対する代替として使用される技術である。SUSは，個別の構成部品もあり，バッグ，フィルター，管，接続具，バルブ，貯蔵用ボトル，及びセンサーのような複数の構成部品から構成されるものがあり得る。シングルユースシステムは操作の必要性と手動の介入の複雑さを低減すべく設計されていること。
8.132	SUSに伴う特定のリスクがあり，それらをCCSの一部として評価すること。これらのリスクには，限定されるわけではないが以下を含む： i. 製品と製品接触面の相互作用（吸着，あるいは溶出物及び抽出物の生成，等） ii. 固定式の繰り返し使用される設備よりも損傷されやすい特性 iii. 手動での操作（システムの検査と取り扱いを含めた）及び接続の数と複雑性が増加する iv. 組み立ての複雑さ v. 滅菌グレードフィルターについての使用前と後の完全性試験の実施（8.87項を参照） vi. 穴及び漏れのリスク vii. 外包を開ける際のシステム損傷の可能性 viii. 微粒子汚染のリスク
8.133	SUSシステムの滅菌工程をバリデートし，システムの性能に悪影響が無い事を示すこと。
8.134	使い捨てシステムの滅菌を含めた供給業者の評価は，これらのシステムの選定と使用に関して重要である。無菌のSUSに関しては，無菌性の検証を供給業者の適格性評価の一部として，又，ユニットごとの滅菌のエビデンスのチェックを受け入れの際に実施すること。
8.135	製品と製品接触面との吸着及び反応性を工程の条件下で評価すること。

8.136	特にシステムがポリマーをベースとした材質から製造されている場合は、SUSの抽出物及び溶出物プロファイル及び製品品質へのいかなる影響も評価すること。抽出物プロファイルのデータの適用性を評価するために各部品について評価を実施すること。溶出物に関して高リスクと考えられる部品に関しては、処理される物質を吸着するもの、あるいは処理される物質との接触時間が長いものを含めて、安全性の問題も含めて溶出物プロファイルの評価を考慮すること。シミュレートした工程条件を適用する場合、これらの条件は実際の工程での処理条件を反映したものであり科学的妥当性に基づくものであること。
8.137	SUSは意図した作業条件の下での工程の稼働の間は完全性を維持すべく設計されていること。ルーチンの工程中あるいは輸送中のいずれかでより極端な条件（例えば、凍結及び解凍工程）に暴露される可能性がある場合に、シングルユースの構成部品の構造上の完全性に対する留意が必要である。これには組込み式の無菌接続具（ヒートシール式及びメカニカルシール式共に）がこれらの条件下で完全性を維持する事の検証を含むこと。
8.138	製品及びその工程のリスクあるいは重要度に相応したSUSの許容基準を確立し実施すること。受け入れ時にSUSの1点ごとに、承認した規格に従って製造、供給及び配送された事を確認するためにチェックすること。使用する前に外包（例えば、カートン、製品を入れた袋の外観）、ラベルの印刷の目視検査、及び添付書類（例えば、適合証明書及び滅菌証明）の照査を実施し記録すること。
8.139	SUSの組み立て及び接続等の重要な手動の取り扱い操作は適切な管理を実施し、APSの際に検証すること。

概要

シングルユースシステム（SUS）は、フィルターカートリッジの登場から考えると数十年前から使用されている技術であり、その歴史は長い。近年、SUSの使用が拡大しているが、無菌コネクター（図8.38）の登場などにより、無菌コントロール可能なエリア（適用範囲）が拡大したことが要因の1つと考えられる。

SUSの主なメリットは、固定配管に比べて初期コストが抑えられることや、導入までの時間短縮などがあげられ、近年、バイオ原薬製造工程やワクチン製造などで、幅広くSUSが用いられており、その需要は拡大を続けている。シングルユースの議論が活発に行われており、各団体からSUSに関連する書籍も出版されており、SUSの設計を考える際の一助となる。

解説

8.131 SUSについて

SUSを構成する要素は、チューブ、バッグ、コネクターなど、多岐にわたるが、どのような構成要素を使用してSUSを設計するかは、使用者側の要求事項に左右される部分が大きい。

製造する製品が決まっていない場合は、要求事項を正確にとりまとめること

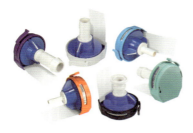
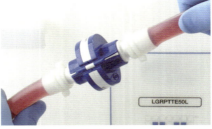

（クリーンパック・プレスト無菌コネクター，Cytiva社 資料）

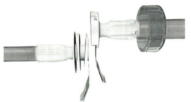
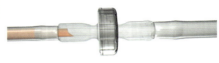

（Opta® SFT滅菌コネクター，Sartorius社 資料）

図8.38 SUSの無菌コネクターの例

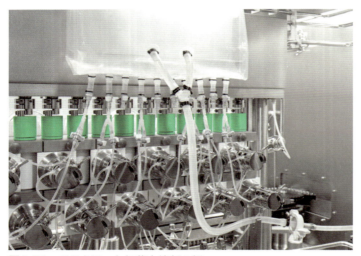

図8.39 SUSを用いた無菌充填部の例

（ペリスタルティックポンプ，シンテゴンテクノロジー株式会社 資料）

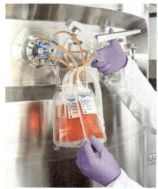

図8.40
SUSを用いた
無菌サンプリングシステムの例

（メルク株式会社 資料）

は難易度が高いが，これまでの知識管理やリスク管理を活用して，最低限必要な構成要素が何であるか，チューブの長さはどの程度必要なのか，フィルターサイズはどのような大きさがよいか，別のフィルターへの置き換えが容易にできるか，撹拌バッグのラインナップは十分にあるかなど，プロセスの設計を具体的に考えておくことは非常に重要である。

　要求事項が明確となったら，シングルユースメーカーとの協議で最終的な構成を決めることとなる。SUSの構成要素はメーカーにより材質が限られる場合があり，製品特性を把握し適切な材質を選定することも重要になってくる。ライン構成が複雑になると，結果的に作業者の介入の増加やシングルユースメーカーでの確認作業が増加し，使用者，供給者ともに思わぬミスを発生させ，安定生産を妨げるマイナス要因となる。無菌性保証を確実にする観点からも，SUSの設計は，極力シンプルな構造にしておくことがよい。SUSを用いた無菌充填部の例を**図8.39**に，無菌サンプリングシステムの例を**図8.40**に示す。

　また，SUSは，シングルユースバッグ等の在庫をある程度は使用者自身で保管する必要があるため，倉庫の保管能力も事前に検討が必要である。

8.132 SUSに伴う特定のリスク　　　　　　　　　　　〈CCS〉

　固定配管設備とSUSの大きな違いの1つは，SUSは，ポリマーを使用した部材で構成されていることがあげられる。固定配管設備に比べて，外部から物理的な影響や接触する薬剤との相互作用の影響を受けやすいという特性があり，SUS部材が製造されてから実際に医薬品製造に使用されるまでのすべての期間において，シングルユース部材を適切に取り扱うことが求められる。例えば，SUS納品までに供給業者がどのように梱包状態の評価を行っているのか，輸送がどのように行われているのか，納品時の外箱に傷がないか等の確認，SUS納品後は，どのような経路で搬入し，どのような操作を行うかを把握したうえで，一連の作業において，SUSの完全性を破壊する作業がないかの確認がそれらに含まれる。確認の結果，必要に応じて完全性の確認やリスク低減策を講じることも求められる。固定配管設備の場合は，医薬品メーカーで洗浄・滅菌を行うため，無菌性を含めた製品品質に影響を与える要因の把握は比較的容易であるが，SUSの場合は，それらの保証の多くが供給業者側の範疇となるため，医薬品メーカーの品質面の要求事項について供給業者と確認する必要がある。また，必ずしもすべての要求事項が受け入れられない場合もあり，供給業者で対応できない部分は，医薬品メーカー側で対応可能か否かを含めて取り扱いを考える必要がある。

　SUSのextractables（抽出物）・leachables（溶出物）の評価に関しては，BioPhorum[58]やBPSA（Bio-Process Systems Alliance）[59]から出ているガイドなどが参考になる。

8.133 SUSの滅菌工程のバリデーション

　SUSを滅菌する場合，供給業者で滅菌する場合と医薬品メーカーで滅菌する場合が考えられる。医薬品メーカーで滅菌する場合は，第三者への無菌性保証の説明は容易であると考えられる。滅菌方法，滅菌後のシングルユースの取り扱いは，無菌性を保証するうえで重要な工程であるため，医薬品メーカーでどのような管理を行っているかを示すために，リスクアセスメントの結果等を準備しておくと第三者への説明が容易になる。供給業者で滅菌する場合は，医療品メーカーは無菌性保証という重要な工程の一部を第三者に依存することになる。このため，医薬品メーカーで滅菌を行う場合と同様に，供給業者でのバリデーション，包装方法，輸送方法などを確認し，医薬品メーカーの基準を満たしているかを確認することは重要である。

　また滅菌方法として，近年，γ線照射を行える施設が限られることから，X線を用いた滅菌を用いる場合もある。

8.134 供給業者の評価

　供給業者評価の視点の一例として，品質面，ビジネス面，等を考慮した評価が重要になる。例えば，品質面では，SUSの製造環境，輸送状態，滅菌保証方法，製品規格等を確認しておく必要がある。ビジネス面では，コスト，納期，発注単位など使用者側の要望がどの程度反映できているかを確認する。

　SUSをどのような構成にするかは用途により異なるが，主な構成要素としては，薬液を撹拌/貯留するバッグ，液を輸送するチューブ，接続コネクターがあげられる。これらの構成要素を接続するためには，インシュロックを用いた接続が一般的であるが，どのように接続を保証し供給されているかの確認は，接続が外れた場合のインパクトを考えると重要であると考えられる。近年は，接続部にチューブの一体成形技術を採用した製品も入手可能となってきている。

8.135 製品と製品接触面の評価

　評価は，SUSを使用する工程のリスクを検討したうえで，工程のワースト条件を十分に考慮する必要がある。例えば，薬液の特性によっては，シングルユースに吸着しやすい物質も考えられるため，使用条件を考慮した検討を実施し，許容可能な範囲で使用することも考えられる。考慮する要素の例としては，素材(チューブ，バッグ，フィルター等)，製造環境温度，製品との接触時間，曝光(蛍光灯/LED)等があげられる。

8.136 SUSの抽出物及び溶出物プロファイル及び製品品質への影響評価

Extractables（抽出物）評価は，主に供給業者側で評価されており，数種の試験法，抽出溶媒を使用し，高温で抽出された溶液を使用し評価される。一部の構成部品に，extractablesの評価が供給業者側で実施されていない場合があり，その評価の要否は使用者側の判断になる。

Leachables（溶出物）評価は，実際に使用される薬液を用いて，使用・保管条件を考慮して評価が行われる。溶出物・抽出物評価で，安全性に問題のある物質の場合はその低減策や代替品への変更などを考慮する必要がある。

8.137 SUSの工程作業中の完全性

SUSの工程作業中の完全性を確実に担保することは容易ではないが，工程作業ごとに潜むリスクを明確にし，有効な複数のリスク低減策（例えば，目視確認，手順化するなど）を講じたうえで完全性が維持されていることを確認することが望ましいと考えられる。

8.138 SUSの許容基準の確立と実施

SUSを設計する際は，その使用条件（使用圧力／温度／pH等）を確認し，各条件が保証されている範囲であるか，追加の検証が必要であるかを確認しながら，設計を行うことが必要である。またSUSのサプライチェーン全般（輸送条件，梱包方法等）に関しても，承認した内容に従って各作業が適切に実行されているか否かを，受け入れ試験等を通じて確認を行う必要がある。

8.139 SUS組み立て及び接続等の手動操作上での注意事項

シングルユースはさまざまな構成単位で供給されることが一般的である。その設計において，手作業となる接続操作を減らすことが望ましいが，そのための構成単位が大きく，複雑になると供給業者側の組み立てミスのリスクや，大きく複雑な構成単位になると，作業者の作業性を損なうので，バランスが重要になる。

供給されたシングルユースは，製造前に組み立てが実施されるが，それらの作業は，手動での組み立てとなるため，その管理は標準作業手順書等に記載し，適切な方法で接続されたことを記録する必要がある。

手動接続の作業が適切に実施されたことを検証するため，定義した方法でAPSの検証を行う。APSで検証された方法から外れる場合は，再検証を行わなければならない。

参考文献

1) USP 〈1211〉Sterilization and Sterility Assurance of Compendial Aticles
2) Tidswell EC, et al：Sterility Assurance-Current and Future State, PDA J Pharm Sci Technol, Epub Sep. 16, 2021
3) FDA：Guidance for Industry, Container Closure Systems for Packaging, Human Drugs and Biologics – Chemistry, Manufacturing, and Controls Documentation, 1999
4) EMA：Guideline on manufacture of the finished dosage form, July 4, 2017
5) EMA：Guideline on the sterilisation of the medicinal product, active substance, excipient and primary container, Mar. 6, 2019
6) USP 〈1228〉 Depyrogenation
7) USP 〈1228.4〉 Depyrogenation by Rinsing, In-process Revision, USP Forum
8) USP 〈1228.5〉 Endotoxin Indicators for Depyrogenation
9) USP 〈1228.1〉 Dry Heat Depyrogenation
10) USP 〈1228.3〉 Depyrogenation by Filtration
11) Baseman H, et al：Interventions Risk Evaluation and Management in Aseptic Manufacturing, PDA J Pharm Sci Technol, 76：485-496, May 25, 2022
12) 澁谷工業株式会社：アンプル充填ライン［https://www.shibuya.co.jp/pharmaceutical/pms08. html］
13) Bioscience Inc.：Ampule Sealing Methods: Tip Seal vs. Pull Seal［https://www.moneratec. com/wp-content/uploads/2018/01/Ampule-Sealing-Methods.pdf］
14) ISO 2859-1：Sampling procedures for inspection by attributes — Part 1: Sampling schemes indexed by acceptance quality limit (AQL) for lot-by-lot inspection, 1999
15) ANSI/ASQ Z1.4：Sampling Procedures and Tables for Inspection by Attributes, 2003
16) BioPhorum：Sample Sizing Approaches for Container Closure Integrity (CCI) Testing, American Pharmaceutical Review, Feb. 25, 2021
17) Mathaes R, et al：The Pharmaceutical Capping Process – Correlation between Residual Seal Force, Torque Moment, and Flip-off Removal Force, PDA J Pharm Sci Technol, 70：218-229, 2016
18) Degrazio, FL：Holistic Considerations in Optimizing a Sterile Product Package to Ensure Container Closure Integrity, PDA J Pharm Sci Technol, 72：15-34, 2018
19) Mathaes R, et al：Influence of Different Container Closure Systems and Capping Process Parameters on Product Quality and Container Closure Integrity (CCI) in GMP Drug Product Manufacturing, PDA J Pharm Sci Technol, 70：109-119, 2016
20) Buecheler JW, et al：Residual Seal Force Testing: A Suitable Method for Seal Quality Determination of (High Potent) Parenterals, PDA J Pharm Sci Technol, 73：111-120, 2019
21) FDA：Guidance for Industry, Container and Closure System Integrity Testing in Lieu of Sterility Testing as a Component of the Stability Protocol for Sterile Products, 2008
22) 第十八改正日本薬局方 参考情報 滅菌法及び滅菌指標体〈G4-10-162〉，厚生労働省告示第220号，令和3年6月7日
23) ISO 11138-1：Aseptic processing of health care products, Part 1: General requirements, 2023（ヘルスケア製品の滅菌 －生物学的インジケーター－ 第1部：一般要求事項）
24) 第十八改正日本薬局方 参考情報 消毒法及び除染法〈G4-9-170〉，厚生労働省告示第220号，令和3年6月7日
25) PIC/S GMP Guide, Annex 17: Real Time Release Testing and Parametric Release, PE 009-17 (Annexes), 2023
26) PDA Technical Report No.48: Moist Heat Sterilizer Systems: Design, Commissioning, Operation, Qualification and Maintenance, 2010
27) ISO 17665-2: Sterilization of health care products – Moist heat, 2009
28) PDA Technical Report No.61: Steam in Place, 2013
29) Welch H., et al：The thermostability of pyrogens and their removal from penicillin. J. Am. Pharm. Assoc., 34：114-118, 1945
30) ISO 11137-1: Sterilization of health care products, Radiation, Part 1: Requirements for development, validation and routine control of a sterilization process for medical devices, 2006
31) ISO 11137-2: Sterilization of health care products, Radiation, Part 2: Establishing the sterilization dose, 2013

32) ISO 11137-3: Sterilization of health care products, Radiation, Part 3: Guidance on dosimetric aspects of development, validation and routine control, 2017

33) JIS T 11737-1: 医療機器の滅菌−微生物学的方法− 第1部：製品上の微生物群の測定方法第1部： 製品上の微生物群の測定方法，2013

34) FDA：Code of Federal Regulations, Title 21: Food and Drugs, Sec. 211.65: Equipment construction, (a)

35) FDA：Guidance for Industry, Submission Documentation for Sterilization Process Validation in Applications for Human and Veterinary Drug Products, 1994

36) FDA：Guidance for Industry, Sterile Drug Products Produced by Aseptic Processing – Current Good Manufacturing Practice, 2004

37) 「無菌操作法による無菌医薬品の製造に関する指針」の改訂について，厚生労働省医薬食品局監視指導・麻薬対策課 事務連絡，平成23年4月20日

38) ISO 13408-2: Aseptic processing of health care products, Part 2: Sterilizing filtration, 2018

39) 石井明子，他：シングルユースシステムを用いて製造されるバイオ医薬品の品質確保に関する提言．PDA Journal of GMP and Validation in Japan，19(2)：15-29，2017

40) BioPhorum Operations Group：Extractables Testing of polymeric single-use components used in biopharmaceutical manufacturing, 2020

41) USP ⟨665⟩ Plastic Components and Systems Used to Manufacture Pharmaceutical Drug Products and Biopharmaceutical Drug Substances and Products, 2021 draft

42) USP ⟨1665⟩ Characterization and Qualification of Plastic Components and Systems Used to Manufacture Pharmaceutical Drug Products and Biopharmaceutical Drug Substances and Products, 2021

43) PQRI：Safety Thresholds and Best Practices for Extractables and Leachables in Orally Inhaled and Nasal Drug Products, 2006

44) PQRI：Safety Thresholds and Best Demonstrated Practices for Extractables and Leachables in Parenteral Drug Products (Intravenous, Subcutaneous, and Intramuscular), 2021

45) Houston CT, et al：Principles for Management of Extractables and Leachables in Ophthalmic Drug Products, PDA J Pharm Sci Technol, 76(3)：278-294, 2022

46) Masuca-Herrera MJ, et al：Development of Duration-Based Non-Mutagenic Thresholds of Toxicological Concern (TTCs) Relevant to Parenteral Extractables and Leachables (E&Ls), PDA J Pharm Sci Technol, 76(5)：369-383, 2022

47) PDA Technical Report No.26: Sterilizing Filtration of Liquids（液体の滅菌ろ過），2008

48) USP ⟨1229.4⟩ Sterilizing Filtration of Liquids, 2018

49) Eudralex Volume 4, Part IV: GMP requirements for Advanced Therapy Medicinal Products, 2017

50) 齋藤 泉・監：無菌製造法に関する製造指針と品質管理 第2版 PIC/S GMP対応版，じほう，2012

51) PDA：Points to Consider for Implementation of Pre-Use Post-Sterilization Integrity Testing (PUPSIT), 2020

52) PIC/S：GMP Annex 1 Revision 2008, Interpretation of Most Important Changes for The Manufacture of Sterile Medicinal Products, PI 032-2, 2010

53) PIC/S GMP Guide, Annex 1: Manufacture of Sterile Medicinal Products, 2009

54) ANSI：ASME BPE-2022: Bioprocessing Equipment, 2022

55) 米国 Code of Federal Regulations, Title 21: Food and Drugs, Part 211: Current Good Manufacturing Practice for Finished Pharmaceuticals

56) PIC/S GMP Guide, Annex 1, 2nd Draft, 2020

57) ISPE Baseline Guide, Volume 3: Sterile Product Manufacturing Facilities 3rd Edition, 2018

58) BioPhorum ウェブページ：https://www.biophorum.com/

59) BPSA ウェブページ：https://bpsalliance.org/

第3節 **PIC/S GMP Annex 1 解説**

9 | 環境及びプロセスの モニタリング
Environmental and Process Monitoring

▶ 本セクションは，セクション 4 で与えられたガイダンスとは異なる。本セクションでのガイダンスは，システムの設計，措置基準値と警報基準値の設定，及びトレンドデータのレビューに関する継続的・定期的な監視に適用される。また，無菌プロセスシミュレーション（APS）の要件に関するガイダンスも示している。

全般事項
General

項目番号	和訳
9.1	製造所の環境及び工程モニタリングプログラムは全体的なCCSの一部を構成し，微生物及び微粒子汚染のリスクを最小化するように設計された管理をモニターするために用いられる。モニタリングシステムの各要素（微生物，微粒子及びAPS）を単独で取り上げた場合の信頼性は限定的であり，単独では無菌操作可能な状態の指標と見なさないこと。併せて考慮した場合に，それらの結果はモニタリングを行っているシステムの設計，バリデーション，及び運転の信頼性を確認することに役立つ。
9.2	このプログラムは一般的に以下の要素により構成される： i. 環境モニタリング−微粒子 ii. 環境及び作業者のモニタリング−微生物 iii. 温度，相対湿度，及びその他の特定の特性 iv. APS（無菌操作法により製造される製品のみ）
9.3	これらのシステムからの情報は，ルーチンのバッチ証明/出荷可否判定及び工程照査の定期的評価あるいは調査の際に用いること。これは最終滅菌及び無菌操作の両工程共に適用される，しかし，影響の重要度は製品及び工程のタイプによって異なるであろう。

概　要

- 環境及び工程内のモニタリングは環境，工程，設備，製品の管理状態に関する情報であり，適切な管理状態であることを保証し，証明するためのモニタリングプログラムを構築しなければならない。
- 環境とは，環境制御された空間を示し，工程とは製造の工程，設備，製品を指す。
- 環境モニタリングプログラムは，汚染防止や管理するものではないが，モニタリングデータを通じて環境品質の指標を示す。
- 環境及び工程内モニタリングプログラムの情報は，最終的に製造される製品

の出荷判定に関わる重要な情報となる。

解説 ....

9.1 製造所の環境及び工程のモニタリングプログラム 〈CCS〉

　環境制御は汚染管理戦略（CCS；contamination control strategy）の基本的な部分であり，最終的に環境制御が適切に維持できているかを保証しなければならない。そのためには，環境及び工程内のモニタリングプログラムを構築及び実施し，微生物及び微粒子汚染のリスクを最小化するように設計された管理をモニターする必要がある。またモニタリングシステムの各要素〔微生物，微粒子及び無菌プロセスシミュレーション（APS；aseptic process simulation）〕を総合的に分析し，各要素の個々を単独で取り上げて判断しないように留意すること。環境モニタリングには清浄度管理だけではなく，清浄度維持のための清浄化及び環境維持操作（消毒又は除染・滅菌）の効果を評価することと，モニタリングデータは傾向分析をする必要があり，傾向分析により環境悪化の事前予測など適切な管理状態を継続的に監視・予見することである。その他，環境モニタリングデータは設備・機器〔HVAC（heating, ventilation and air conditioning）システム，充填機，無人運転装置等〕システムの設計，バリデーション，及び運転の信頼性や故障等を確認することや，職員のモニタリングや適格性評価などに活用する。

　環境モニタリングプログラムは，定期的に評価・レビューを実施して，必要に応じてプログラムの修正・改善を図る必要がある。また，少なくとも年1回は見直しを検討し，適正かつ効果的で合理的なモニタリングプログラムを継続的に更新することが推奨される。

　またモニタリングの実施方法については，最新の技術情報の入手に努め，最新技術による科学的手法の導入検討を推進することに留意しなければならない。これは特に微生物モニタリングに対して，9.28項（微生物迅速試験法など代替法の適用，p.290）や10.10項（環境モニタリング及び傾向分析データの出荷判定時の照査，p.327）及び10.11項（微生物迅速試験法の導入，p.328）に記載されている微生物迅速試験法などのシステム化された代替法などのことを指し，従来法（培養法）のみに捉われないことに留意すべきである。

　環境モニタリングの有効性は，危害要因分析重要管理点（HACCP；hazard analysis and critical control point）の考えに基づくリスク評価の一部として，重要管理ポイント（CCP；critical control point）を適切に特定することに貢献する。

9.2 環境及び工程のモニタリングプログラムの項目

i. 環境モニタリング－微粒子

微粒子は粒径0.5μm以上の浮遊微粒子とするが，必要に応じて，適宜ほかの粒子径（例：5μm以上）の計測を行う。

ii. 環境及び作業者のモニタリング－微生物

モニタリングの対象微生物は，細菌及び真菌とし，浮遊微生物や，壁・床・建具及び製造設備ならびに作業衣や手袋等に付着している付着微生物とする。

iii. 温度，相対湿度，及びその他の特定の特性

温度と湿度は製品が影響を受ける可能性があり，作業者の快適性という面においても重要である。また，環境微生物の増殖に影響を与えるなど，これらのパラメータは，設定された制御に対して監視する必要がある。そのほか，必要に応じてモニタリング対象（製造用ガスなど）を追加すること。

iv. APS（無菌操作法により製造される製品のみ）

APSは無菌的に製造される製品に対して，無菌操作で実施されている管理の有効性を定期的に実施するベリフィケーション（検証・実証；verification）である。

9.3 環境及び工程のモニタリング結果の活用

環境及び工程のモニタリングプログラムの情報は，「日常のバッチ証明／出荷可否判定及び工程照査の定期的評価あるいは調査の際に用いること」とあり，これは最終滅菌及び無菌操作の両工程ともに適用されるが，影響の重要度は製品及び工程のタイプによって異なる。

また，環境モニタリングプログラムのデータによる定期的評価結果でマネジメントレビューを実施し，計画されたCCSが適切に機能しているかどうかを評価することが望ましい。

環境モニタリングプログラムについては，以下の文書が参考となる。

〔参考〕
- PDA Technical Report No. 13（2022年改訂版）：Fundamentals of an Environmental Monitoring Program（環境モニタリングプログラムの基礎），2022 [1]
- PDA Technical Report No. 90：Contamination Control Strategy Development in Pharmaceutical Manufacturing（医薬品製造における汚染管理戦略の策定），2023 [2]

環境及びプロセスのモニタリング
Environmental and process monitoring

項目番号	和訳
9.4	環境モニタリングプログラムを確立し文書化すること。環境モニタリングプログラムの目的は以下を行うことである：
	i. クリーンルーム及びクリーンエア設備が設計通り，そして規制の要求事項に従って，適切な空気の清浄度の環境を継続して提供することの保証を提供する。
	ii. 製品品質に対する調査とリスク評価のきっかけとなる，環境に関する限度値からの逸脱を効果的に検出する。
	包括的な環境モニタリングプログラム，即ち，サンプリング場所，モニタリング頻度，用いるモニタリング法及び培養条件 (例えば，時間，温度，好気性及び / 又は嫌気性条件) を確立するためにリスク評価を実施すること。
	これらのリスク評価は以下についての詳細な知識に基づいて実施すること；工程条件，最終製品，施設，設備，具体的な工程及び処理段階の重要度，関連する操作，日常のモニタリングデータ，適格性評価の過程で得られたモニタリングデータ及び環境から分離された典型的な微生物叢。
	リスク評価は，重要なモニタリング場所，すなわち製造工程中の微生物の存在が製品品質に影響を及ぼす可能性のある箇所 (例えば，グレードA，無菌操作区域及びグレードA区域に直接接点となっているグレードB区域) の決定を含むこと。気流可視化試験などの他の情報についての考察も含めること。
	これらのリスク評価は，製造所の環境モニタリングプログラムの有効性を確認するために定期的に照査すること。モニタリングプログラムは，製造所の傾向分析及びCCSの全体的背景の中で考慮すること。

概要

- 環境モニタリングプログラムを確立し，文書化すること。
- 環境モニタリングプログラムの目的を明確にすること。
- 環境モニタリングプログラムを確立するためのリスク評価を実施すること。
- リスク評価は，定期的に照査すること。
- 環境モニタリングプログラムは，製造所全体と特定の製造区域の複合的戦略によりCCSに組み込むこと。

解説

9.4 環境モニタリングプログラムの確立と目的 〈CCS〉

環境モニタリングプログラムを確立し，文書化しなければならない。環境モニタリングプログラムについて，2つの目的があげられている。

i. クリーンルーム及びクリーンエア設備の管理

クリーンルーム及びクリーンエア設備が設計どおりであり，また，微生物数

及び微粒子数が9.15項の「**表5** 総微粒子モニタリングの上限許容値」(p.285)，及び9.30項の「**表6** 生物微粒子汚染の措置基準値」(p.291)で要求される基準を超えないように管理すること。規制の要求事項とは，ISO14644-1：粒子数濃度による空気清浄度の分類[3]，USP〈1116〉無菌操作環境の微生物管理とモニタリング[4]，9.15項の**表5**，9.30項の**表6**などがあげられる。

ii. リスク評価に基づく環境モニタリングプログラム

環境管理限度からの一時的な逸脱(excursions)は，製品品質へのリスクの調査と評価を行うための引き金(きっかけ)となる。この一時的な逸脱を効果的に検出するために環境モニタリングプログラムがある。

環境モニタリングプログラム自体は，汚染を防止したり管理したりすることはできないが，その時々における複数の，また個々のスナップショットを介して環境の質を指し示すことができる。

- モニタリングプログラムを設計する際には，以下のリスク評価をすること。
    - ①サンプリング場所
    - ②モニタリング頻度
    - ③モニタリング手法(従来法，もしくは微生物迅速試験法などの代替法)
    - ④培養条件(例えば，時間，温度，好気性及び/又は嫌気性条件)
- モニタリングプログラム設計時におけるリスク評価は，以下の経験と知識に基づくこと。
    - ①製造工程へインプットするもの(工程使用水，原料，器具，機器など)，最終製品，施設，設備，具体的な工程及び処理段階の重要度
    - ②含まれる操作，日常のモニタリングデータ，適格性評価の過程で得られたモニタリングデータ及び環境から分離された典型的な微生物叢
- 製品品質に直接影響を及ぼす環境は，リスク評価の精度を向上する目的で，気流可視化試験を実施し，そのデータを含めて考察することが推奨される。
- 環境モニタリングプログラムの有効性を定期的に照査すること。
- モニタリングプログラムは，製造所の傾向分析及びCCSの全体的背景のなかで考慮すること。

項目番号	和訳
9.5	クリーンルーム，クリーンエア設備，及び人員についての日常的なモニタリングは，設備の始業準備を含めて加工の全ての重要段階にわたって作業時に実施すること。
9.6	温度及び相対湿度のようなその他の特性を，製品/加工/人員についての要求事項に整合し，規定された清浄度基準(例えば，グレードAあるいはB)の維持を支援する範囲内に管理すること。

概要	⋯⋯⋯

- 日常的なモニタリングは作業中に実施すること。
- 温度や相対湿度などのその他の特性も管理すること。

解説	⋯⋯⋯

9.5 クリーンルーム，クリーンエア設備及び人員のモニタリング
9.6 温度及び相対湿度，その他の特性に関する注意事項

　製品は温度や湿度の影響を受ける場合があり，温度や湿度は作業員の快適性という面においても重要である。震えや作業員の過度の発汗は，更衣からより多くの微粒子をクリーンルームに放出することにつながり，それは環境を汚染することを意味する。

　温度と湿度レベルは，微生物の増殖にも影響があるため，温度・湿度ともに設定した限度に対してモニターすべきである。

〔参考〕
- PDA Technical Report No. 90 [2)]，7.1.2.3「温度及び相対湿度」

項目番号	和訳
9.7	グレードAのモニタリングは，重要作業中の無菌操作条件の維持を証明するものであること。モニタリングは無菌の設備表面，容器，栓及び製品に対して最も高い汚染リスクをもたらす部位で実施すること。モニタリング部位，サンプリング用具の向き及び位置取りの選定は裏付けを行い，重要区域から信頼性のあるデータを得るために適切であること。
9.8	サンプリング法は製造作業に汚染リスクをもたらさないものであること。

概要	⋯⋯⋯

- グレードAのモニタリングは，重要作業中の無菌操作条件の維持を証明するものであること。
- サンプリング法は，製造作業に汚染リスクをもたらさないものであること。

解説	⋯⋯⋯

9.7 グレードAのモニタリング

　グレードAとは，8.10項の「**表4** 無菌調製及び製造作業に関する作業とグレードの例」（p.157）や4.4項〔無菌製品の製造区域（4種の環境グレード），p.54〕に記載のとおり，リスクの高い作業についてのクリティカルなゾーンのことである。例えば，無菌操作のプロセスのライン，充填ゾーン，ストッパーボウル，曝露している1

280　第3節 PIC/S GMP Annex 1 解説

次包装，又はファーストエアの保護下で無菌接続を行うためのクリティカルゾーンがあげられる。

　グレードAの環境は，直接製品と接触しているため，高い汚染リスクをもたらす部位でモニタリングを実施し，さらに，サンプリング装置の方向及び位置も考慮しつつ，信頼できるデータを収集して，より検出感度を高める必要がある。

9.8 サンプリング方法の注意点

　サンプリング法については，9.22項(微生物モニタリングの実施，p.290)，9.24項(グレードA及びBの微生物モニタリング，p.290)，9.29項(サンプリング方法に関する注意点，p.291)などを参照すること。

　培地自体が微生物の栄養源となるため，培地を使用しない微生物迅速試験法の活用も期待される。

項目番号	和訳
9.9	微生物及び微粒子モニタリングの結果について適切な警報基準値及び措置基準値を設定すること。微粒子の措置基準値の最大値が**表5**に，微生物の措置基準値の最大値が**表6**に記載されている。しかし，データの傾向分析，工程の特性，あるいはCCSにおいて決定されたことにより，さらに厳しい措置基準値が適用されるであろう。微生物及び微粒子両方について警報基準値をクリーンルームの適格性評価試験の結果に基づいて確立し，継続的な傾向分析データに基づいて定期的に照査すること。
9.10	グレードA(微粒子についてのみ)，グレードB，グレードC及びグレードDの警報基準値は，好ましくない傾向(例えば，清浄度の劣化を示す一定数の事象あるいは個別事象)が検出され，対処されるような設定とすること。

概要

- 微生物及び微粒子モニタリングの結果について，適切な警報基準値及び措置基準値を設定すること。
- 警報基準値は，悪化傾向が検出され，対処されるように設定すること。

解説

9.9 警報基準値と措置基準値の設定　　　　　〈CCS〉

　微生物及び微粒子モニタリングの結果について，9.15項の「**表5**　総微粒子モニタリングの上限許容値」(p.285)，及び9.30項の「**表6**　生物微粒子汚染の措置基準値」(p.291)で要求される基準を超えないように管理すること。

　環境モニタリングは，所定の時間に採取された区域及び対象物の管理状態のスナップショットと考えられるため，後の時点ではあるが，悪化傾向や個々の一

時的な逸脱に対応することができる。また，タイムリーな傾向分析は，環境モニタリングプログラムと汚染リスクに関する決定のために重要な情報となる。

したがって，措置基準値は，**表5**及び**表6**を参考にしてもよいが，実際の適格性評価結果に基づいて確立し，警報基準値と措置基準値は，継続中のトレンド分析データに基づいて定期的に見直されるべきであると考える。

なお，空気中の浮遊微粒子に微生物が付着する可能性があるため，製造区域ごとに総浮遊微粒子数と生物微粒子の関係を把握することは有用である。

〔参考〕
- PDA Technical Report No.90 [2], 15.0 Appendix 1：Practical Considerations of Contamination Control Strategy Elements（別紙1：CCSの要素の実践的考察）

  表15.0-9 Environmental Monitoring（Viable and Total Particulate Monitoring）
  〔表15.0-9 環境モニタリング（生物微粒子と総微粒子モニタリング）〕

  表15.0-10 Testing Controls or Alert Levels/ Action Limits
  （表15.0-10 試験管理と警報基準値及び措置基準値）

9.10 警報基準値設定時の注意事項

警報基準値は，悪化傾向を検出できるように設定する必要がある。これは，措置基準値に到達する前に，必要な措置及び対策を講じ，製品の品質に影響がないようにするためである。製造停止等の措置を防ぐためでもある。9.13項（措置基準値から逸脱時の作業手順，p.282）も参照すること。

ただし，製造区域によっては，総浮遊微粒子数と生物微粒子の値が非常に低い場合がある。その場合は，措置基準値の25％など，リスクに応じて設定することも可能と考える。

項目番号	和訳
9.11	モニタリング手順では傾向分析にどのように取り組むのかを規定すること。傾向としては，これらに限定されないが，以下を含むこと： i. 措置基準値あるいは警報基準値からの逸脱の増加 ii. 警報基準値からの連続的な逸脱 iii. 共通の原因である可能性がある定常的ではあるが単発の措置基準値越え（例えば，計画的な予防保全の後でいつも発生する単発の逸脱）。 iv. 微生物叢のタイプ，数，及び特定の微生物の優勢状態の変化。制御が効かなくなった事，清浄度の悪化，あるいは芽胞形成菌及びカビのように制御が困難な微生物である可能性を示す検出微生物に特に注意をすること。
9.12	作業時のグレードC及びDクリーンルームのモニタリングは，効果的な傾向分析を可能とすべく収集された適格性評価の際のデータ及び日常のデータに基づいて実施すること。警報基準値及び措置基準値の必要性は実施される作業の特性に依存する。措置基準値は**表5**及び**表6**にリストアップされている値よりも厳格な場合もあるだろう。

9.13	措置基準値を越えた場合，作業手順には根本原因の究明，製品に及ぼした可能性がある影響の評価（その事象のモニタリングを行った時と事象を報告した時の間に製造されたバッチを含めて），及び是正措置及び予防措置の要求を規定すること。警報基準値を越えた場合の作業手順には評価とフォローアップについて規定すること，そしてそれには環境のそれ以上の悪化を避けるための調査及び／又は是正措置を考慮することを含むこと。

概要

- モニタリング手順には傾向分析の方法，取り組み方を規定すること。
- 作業時のグレードC及びDクリーンルームのモニタリングは，適格性評価の際のデータ及び日常のデータに基づいて実施すること。
- 警報基準値，措置基準値を超えたときの作業手順を作成すること。

解説

9.11　モニタリングでの傾向分析の手順

傾向分析の方法，取り組み方として，以下のi～ivを含むべきである。
- i.　措置基準値又は警報基準値からの一過的逸脱の数の増加
- ii.　警報基準値からの連続的な一過的逸脱
- iii.　共通の原因をもつ可能性のある，措置基準値からの定常的な，しかし単発的な一過的逸脱
- iv.　微生物叢のタイプ，数，及び特定の微生物の優勢状態の変化。制御が効かなくなった事象，清浄度の悪化，あるいは芽胞形成菌及びカビのように制御が困難である可能性を示す検出微生物に特に注意すること

　i～iiiに関して，傾向分析として，パレート図や管理図などのいわゆる「QC 7つ道具」があるが，このうち管理図が有効である。管理図は，それを提唱した統計学者のシューハート氏（W. A. Shewhart）にちなんで，シューハート管理図ともよばれるが，8つの異常判定のルールを例にあげて紹介する（**図9.1**）[5]。

　図9.1のルール1は前述のi, iiに該当する。**図9.1**のルール3は，増加傾向，減少傾向をとらえるのに有効である。この傾向を放置するといずれは，措置基準値を超えると想定されるからである。それ以外は正常と判断することもできる。

　前述のiiiについては，「計画的な予防保全の後でいつも発生する単発の逸脱」と例示されているように，シューハート管理図では判断できないが，実際の管理対象の特性に基づいて，個別に異常判定のルールを設定することも考えられる。

　ivについては，清浄度の高いエリアにおいては，検出する生菌数はかなり低いので，菌数管理だけでは十分とはいえない。検出した微生物の同定をすると，その微生物が本来どこに生息しているのか由来がわかり，ひいては汚染経路の特定につながることにもなる。このような傾向分析がCCSにも有効である。

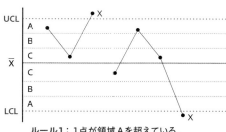

ルール1：1点が領域Aを超えている。

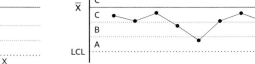

ルール2：9点が中心線に対して同じ側にある。

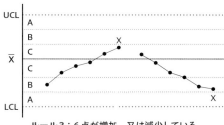

ルール3：6点が増加，又は減少している。

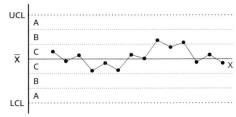

ルール4：14の点が交互に増減している。

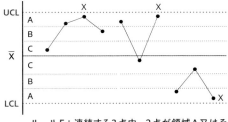

ルール5：連続する3点中，2点が領域A又はそれを超えた領域にある。

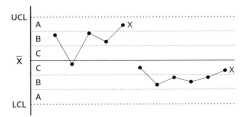

ルール6：連続する5点中，4点が領域B又はそれを超えた領域にある。

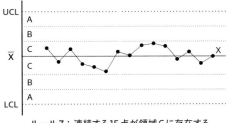

ルール7：連続する15点が領域Cに存在する。

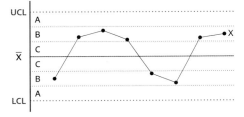

ルール8：連続する8点が領域Cを超えた領域にある。

$\overline{X}$：平均値　　UCL：upper control limit（上側管理限界線）　　LCL：lower control limit（下側管理限界線）

図9.1　8つの異常判定のルール

（JIS Z 9020-2:2023，管理図-第2部：シューハート管理図，B.1を参考に作成）

9.12 グレードC及びDのモニタリング

前述の9.9項（警報基準値と措置基準値の設定，p.280）を参照のこと。

9.13 措置基準値から逸脱時の作業手順

環境モニタリングの結果が，警報基準値や措置基準値から外れた場合，原因調査，製品への影響の評価，及び是正措置・予防措置に関して手順書に規定すること。OOS（out of specification）・OOT（out of trend）の手順書に包含することもできる。

警報基準値から外れた事象は，製造を中止したりする必要はないが，環境のさらなる悪化を避けるために原因を究明し，措置と対策を講じる必要がある。また，連続性の有無を評価して，措置基準値超過に引き上げることもある（例：同一人物の作業モニタリングにて，部位によらず2回連続して，警報基準値の超過が確認された場合など）。

措置基準値から外れた事象は，製品への影響を評価し，関連する製造工程において製造された製品（モニタリング時点と報告時点の間に製造されたバッチを含む）の出荷前に原因究明と是正措置を行わなければならない。予防措置については，製品への影響，所要期間などを総合的に判断して，措置期限を設定する。

環境モニタリング－総微粒子
Environmental monitoring - total particle

項目番号	和訳
9.14	潜在的汚染のリスクを評価するためのデータを取得し，無菌作業の環境を適格性評価された状態で維持することを保証するために，微粒子モニタリングプログラムを確立すること。
9.15	各グレード分類された区域の浮遊粒子濃度の環境モニタリングに関する限度値を**表5**に示した。

表5　総微粒子モニタリングの上限許容値

グレード	上限総微粒子数 0.5μm/m³以上		上限総微粒子数 5μm/m³以上	
	休止時	作業時	休止時	作業時
A	3,520	3,520	29	29
B	3,520	352,000	29	2,930
C	352,000	3,520,000	2,930	29,300
D	3,520,000	(a)	29,300	(a)

(a) グレードつに関しては，作業時の限度値は規定されていない。企業は該当する場合，リスク評価と履歴データに基づいて作業時の限度値を確立すること。

注1：「休止時」状態について表に示した微粒子限度値は，作業が完了した後で作業者がいない状態での，適格性評価の際に規定した短時間の「清浄化」期間（20分以下のガイダンス値）の後で達成されること（4.29項を参照）。

注2：グレードAの中で時折示される大きな粒子径のカウント，特に≧5μmのものは，電子的ノイズ，迷光，同時計数による偽のカウントと考えられる。しかし，継続的あるいは定常的な低レベルでのカウントは汚染の事象の可能性を示唆しており，調査すること。そのような事象は部屋の供給空気の濾過システムの初期故障，設備故障，あるいは機械の組み立て及び日常運転の際の作業実施がまずいことを示しているであろう。

概要

- 総微粒子モニタリングプログラムを確立すること。
- 環境の総微粒子数は，9.15項の「**表5** 総微粒子モニタリングの上限許容値」に記載されたグレードごとに，作業時・非作業時の別に示された上限許容値以内で管理すること。

解説

9.14　微粒子モニタリングプログラムの確立

以下を目的とするデータを取得するため，環境の総微粒子モニタリングプログラムを確立する。

- 潜在的な汚染リスクの評価
- 無菌操作環境が適格性評価された状態に維持されていることの保証

総微粒子モニタリングプログラムの構築・維持においては，ISO 14644-2[6)]が参考になる。

〔参考〕

- ISO 14644-2: Cleanrooms and associated controlled environments（クリーンルーム及び関連制御環境）- Part 2: Monitoring to provide evidence of cleanroom performance related to air cleanliness by particle concentration（パート2：粒子濃度による空気清浄度に関連するクリーンルーム性能を根拠付けるためのモニタリング），2015[6]

9.15 総微粒子モニタリングのグレードごとの限度値

　総微粒子モニタリングプログラムによって，環境の総微粒子数を，「**表5** 総微粒子モニタリングの上限許容値」(p.285)のグレードごとに，作業時・非作業時及び下限粒子径(0.5μm又は5μm)の別に示される上限許容値以内に管理する。総微粒子モニタリングにおける上限許容値(表5)は，4.27項「**表1** グレード分類のための最大許容微粒子数」(p.84)に示されるクリーンルームのグレード分類(classification)における上限許容値と，0.5μm以上の微粒子数の管理については等しいが，5μm以上の微粒子数については，グレードAの作業時・非作業時，及びグレードBの非作業時において，グレード分類では評価は考慮事項であるが，総微粒子モニタリングでは管理が求められている。また，グレード分類における管理と同様に，グレードDの作業時の上限許容値はあらかじめ定められていないが，製造業者は，リスク評価と，該当する場合の日常のデータに基づいて作業時の限度を確立すること。

　「非作業時」状態についての総微粒子限度値は，4.29項(クリーンルームグレード分類における作業時と非作業時，p.85)に示されるとおり，作業終了時の「クリーンアップ期間」及びラインクリアランス又は清浄化作業後に作業者がいない状態で達成されるべきで，この「クリーンアップ期間」(ガイダンス値は20分以下)は部屋の適格性評価において決定し，文書化されている必要がある。

　グレードAでの比較的大粒径の，特に5μm以上の微粒子数の管理においては，時折発生する粒子計数が，電気的ノイズや迷光，あるいは計測器の測定領域への複数の粒子の同時通過などによる偽計数の可能性を考慮すること。これには，使用する測定器を含むモニタリングシステムの偽計数性能を，機器やシステムの定期校正において評価したり，測定環境やプロセスに起因するシステムへの干渉や粒子汚染の程度を適格性評価などで検証したりして，これらの結果を照査し，あらかじめモニタリングにおける管理基準や対応手順に反映させることが有効である。しかし，継続的又は定常的に発生する低レベルの粒子計数は，汚染事象の可能性を示唆しており，調査が必要である。このような汚染事象は，部屋への供給エアの清浄化システムの初期の不具合や設備の故障を示す場合もあれば，機器の組み立てや日常運転時の不適切な操作の診断となる場合もある。

項目番号	和訳
9.16	グレードＡについては，設備の組み立てを含めて重要工程を実施中の全期間で微粒子のモニタリングを行うこと。
9.17	グレードＡは，全ての介入，一時的な事象，及びいかなるシステム劣化をも捕捉できるように，適切なサンプル流量で（最低毎分28リットル（1ft³））連続的に（≧0.5及び≧5μmの粒子について）モニタリングすること。そのシステムは，いかなる逸脱の可能性も検出し，タイムリーに対応することが可能な頻度で各サンプリングの個別の結果を警報基準値及び措置基準値と対比すること。警報基準値を越えた場合はアラームが発報すること。アラームに対して取るべき対応を，追加の微生物モニタリングを考慮することを含めて，手順に規定すること。
9.18	サンプリング頻度は減少してもよいが，グレードＢ区域についても同様なシステムを用いることを推奨する。グレードＢ区域は，そのプログラムにより汚染レベルのいかなる増加及びシステムの劣化についても捕捉できるような頻度と適切なサンプルサイズでモニタリングすること。警報基準値を越えた場合，警報が作動するようになっていること。

概要

- グレードＡでは，設備の組み立てを含む重要工程の全期間で微粒子をモニタリングする。
- グレードＡでは，すべての介入，一時的な事象，及びいかなるシステムの劣化をも捕捉できるようにモニタリングする。
- グレードＢでは，グレードＡと同様のモニタリングシステムの適用が推奨される。

解説

9.16 グレードＡでの微粒子モニタリング期間
9.17 グレードＡにおける微粒子モニタリング

グレードＡでは，すべての介入，一時的な事象，及びいかなるシステムの劣化をも捕捉し，タイムリーな対応を可能とするため，微粒子のモニタリングには以下が求められる。

- サンプル流量は毎分28L以上で，測定頻度，つまりデータの収集・判定の周期は監視するプロセスに応じて事象の検出及びタイムリーな対応を実施するのに十分に短いこと。サンプル流量と測定頻度は汚染事象の検出能と時間応答性に相互に関係する。市場では，微粒子計数器（パーティクルカウンター）は，毎分2.8，28，50，又は100Lのサンプル流量をもつ製品が一般に流通しているが，測定データの統計的な信頼性の観点から，環境中の粒子個数濃度が低いグレードＡのモニタリングには，毎分28 L以上のサンプル流量が求められている。例えば，毎分2.8Lのサンプル流量では，環境がグレードＡの上限許容粒子濃度にあった場合でも，0.5μm以上の粒子を1

個計数するには約6秒，5μm以上の粒子を計数するには約12分を必要とし，グレードAでの微粒子モニタリングにおいて，捉えるべき事象のタイムリーな捕捉は難しいと考えられる。

- 測定結果は，いかなる一過性逸脱の可能性も検出されるようデータを平均化せず，個々のデータを措置基準値及び警報基準値と十分に高い頻度で比較する。

- 警報基準値を超過した場合は，直ちに対応を可能とする適切な手段で発報し，追加の微生物モニタリングの検討を含む，とるべき対応の手順は文書で規定されていること。

9.18 グレードBにおける微粒子モニタリング

グレードBでは，いかなる清浄度レベルの悪化やシステムの劣化を捕捉できる測定頻度と測定量を備えたモニタリングプログラムで監視し，警報基準値を超過した場合は発報すること。測定頻度は減らしてもよいが，グレードAと同様のシステムが推奨される。

項目番号	和訳
9.19	製造作業で使用していて，生物学的又は化学的あるいは放射線による危険を起こし得る物質（例えば，生きた微生物，粉末状製品，放射性医薬品等が関与するもの）により起こる全てのリスクを考慮してモニタリングシステムを選択すること。
9.20	関与する工程に汚染源が存在し，パーティクルカウンターにダメージを与える可能性，あるいは危険性を示す場合（例えば，生きた微生物，粉末状製品，放射性の危険性），採用する頻度と戦略は，その危険性に暴露される前と後の両方について当該環境グレードを保証できるようにすること。工程の包括的モニタリングを保証するため，微生物モニタリングを増やすことを考慮すること。加えて，模擬運転を実施している間にモニタリングすること。そのような操作は予め規定された適切な間隔で行うこと。このアプローチはCCSにおいて規定すること。
9.21	自動化システムを用いて採取するモニタリングサンプルのサイズは通常，使用するシステムのサンプリング流量に依存した量となる。それは必ずしもクリーンルームないしクリーンエア設備の正式なグレード分類の試験で使用したサンプル量と同じである必要はない。モニタリングサンプルの量の妥当性を示すこと。

概要

- モニタリングシステムは，製造操作で扱われるハザード物質によるリスクを考慮して選定する。
- プロセスの包括的なモニタリングプログラムを採用し，CCSに規定する。
- モニタリングにおける測定量は，グレード分類と同じである必要はないが，妥当性を示し正当化する。

解説

9.19 モニタリングシステム選択における特記事項

　製造操作で扱われる生物学的，化学的，又は放射性ハザード物質によるあらゆるリスクを考慮して，モニタリングシステムを選定すること。

　考慮すべき対象には，サンプリング操作やシステムの保守などに係る作業者のハザード物質への曝露リスク，システムへのハザード物質の吸引と排気，付着や滞留などによる伝播など，環境や製品，作業者の汚染リスクなどがあげられる。これらの想定されるリスクを最小化するように，モニタリングシステムのハードとソフト（運用方法）を，日常の運用に限らず，測定器の校正などを含むシステムの保守や廃棄，異常時の対応方法なども含めて考慮する。

9.20 工程の包括的モニタリングの特記事項　　　　　　〈CCS〉

　プロセスがパーティクルカウンターへの損傷や危険を含む汚染源をもつ場合，そのプロセスの前後において当該環境のグレードの維持を保証するよう，モニタリングプログラムの頻度と戦略を採用する。プロセスの包括的なモニタリングを確かなものとするため，微生物モニタリングの増加も検討すべきである。

　さらに，シミュレーション時のモニタリングは必要である。これらの実施周期は規定され，包括的なモニタリングプログラムの戦略とアプローチはCCSに規定すること。

9.21 モニタリングのサンプル量

　グレード分類における微粒子数の上限許容値は4.27項「**表1** グレード分類のための最大許容微粒子数」(p.84)に示されるとおり，$1m^3$あたりの粒子数で規定されており，サンプル量は$1m^3$以上を必要とするが，モニタリングにおいて重要な点は，汚染事象を迅速に検出して発報し，直ちに職員に認識させること，及び事象発生時の環境での生産活動などの操作との関連付けを可能にすることで，これは重要操作を行うグレードAでは特にいえることであり，また連続測定においてはサンプル量の重要性は低いといえる。微粒子モニタリングにおけるサンプル量は，プロセスに応じて必要とされる測定頻度（測定周期）において，使用するパーティクルカウンターなどの測定器やシステムの測定流量との関係により決定されるものである。

〔参考〕
• PIC/S：Recommendation, GMP Annex 1, Revision 2008: Interpretation of Most Important Changes for The Manufacture of Sterile Medicinal Products, PI 032-2, Jan. 8, 2010[7]

環境及び人員のモニタリング－微生物
Environmental and personnel monitoring-viable particle

項目番号	和訳
9.22	無菌作業を行う箇所においては，落下菌，浮遊菌，手袋，作業衣，及び表面付着菌（例えば，スワブ，コンタクトプレート）等のサンプリング方法の組み合わせにより頻繁に微生物モニタリングを行うこと。用いるサンプリング方法はCCSの中で妥当性を示すこと，そしてグレードA及びBの気流パターンに悪影響を及ぼさないことを示すこと。クリーンルーム及び設備表面を作業終了時にモニタリングすること。
9.23	クリーンルーム内の管理に影響を与える可能性がある汚染事象を検出するために，微生物モニタリングは通常の製造作業が行われていない時（例えば，消毒後，製造開始前，バッチの終了時，停止期間後）にはクリーンルーム内で，また，使用されていない関連する作業室においても，微生物モニタリングを実施すること。通常問題となる事象が発生した場合は，是正措置（例えば，清浄化及び消毒）の有効性の検証のため，追加のサンプリング場所を用いても良い。
9.24	グレードAでは設備組み立て（無菌的組み立て）及び重要な加工工程を含めた重要工程の全作業時間について連続的な微生物モニタリング（例えば，エアサンプラーあるいは落下菌プレートによるサンプリング）を実施すること。グレードBクリーンルームについても無菌操作への影響のリスクに基づいて同様なアプローチを考慮すること。モニタリングは全ての介入，一時的事象，及びいかなるシステムの劣化も捕捉されるべく実施すること，そして，モニタリング作業による介入により起こされるいかなるリスクも避けること。
9.25	人員のモニタリングに関するリスク評価は，実施する作業と重要区域に対する近さに基づき，モニタリングの部位，種類，及び頻度を評価すること。モニタリングは，工程が実施されている間に人員のサンプリングを定期的に実施することを含むこと。人員のサンプリングは，工程を阻害しない方法で実施すること。重要な介入に関与した後（最低限，手袋，しかし，工程に関して該当する場合，作業衣の何れかの部位のモニタリングが必要であろう）及びグレードBクリーンルームから退出する都度（手袋及び作業衣）人員のモニタリングを行う事を考慮すること。重要介入を行った後に手袋のモニタリングを行った場合，外側の手袋は作業を継続する前に交換すること。作業衣のモニタリングが必要な場合，その後クリーンルームでの作業を行う前に作業衣を交換すること。
9.26	グレードA及びグレードB区域での人員の微生物モニタリングを行うこと。作業が手動の場合（例えば，無菌操作による薬液調製あるいは充填），リスクの増加により作業衣の微生物モニタリングに更に重点を置き，CCSの中でその裏付けを行うこと。
9.27	モニタリングが日常的に製造の人員によって実施される場合，これは品質部門による定期的な監視の対象とすること（8.19項も参照すること）。
9.28	製造業者は，迅速法等の適切な代替モニタリング法の適用を，微生物汚染の検出を迅速化し，製品へのリスクを低減するために考慮すること。これらの迅速な自動化された微生物モニタリング法は，確立された方法との同等性あるいは優位性をバリデーションにより証明した後，適用して良い。

9.29 用いるサンプリング方法及び設備は完全に理解され，正確な操作と結果の解釈についての手順があること。選定したサンプリング方法の微生物回収効率を裏付けるデータが利用できるようになっていること。

9.30 微生物汚染についての措置基準値を**表6**に示した。

表6　生物微粒子汚染の措置基準値

グレード	浮遊微生物 CFU／m³	落下微生物 (直径90mm) CFU/4時間[a]	表面付着微生物 (直径55mm) CFU/プレート[b]	落下微生物 (両手5指を含む) CFU/グローブ
A			(c)	
B	10	5	5	5
C	100	50	25	–
D	200	100	50	–

(a) 落下微生物測定用プレートはグレードA及びBの区域において作業実施中（設備の始業準備を含めて）暴露し，必要に応じて最大4時間後に交換すること（暴露時間は微生物の回収試験の結果を含めたバリデーションに基づくものとし，使用する培地の適切性に悪影響が無いこと）。
　– グレードC及びDの区域に関しては，暴露の時間（最大4時間）及び頻度はQRMに基づくこと。
　– 個々の落下微生物測定用プレートは4時間以内の暴露でも良い。

(b) コンタクトプレートの限度値がグレードA及びグレードB区域内の設備，部屋及び作業衣の表面に適用される。日常の作業衣のモニタリングは，グレードC及びDの区域では，それらの機能によるが，通常は必要とされない。

(c) グレードAについては，いかなる微生物の生育の結果についても調査するべきことに留意すること。

注1：上の表にリストされているモニタリング方法のタイプは例であり，製品が汚染される可能性がある重要工程（例えば，無菌ラインの組み立て，無菌操作，充填及び凍結乾燥機への投入）の全体にわたって情報を提供するという意図に適合しているならば他の方法を用いる事ができる。

注2：限度値は本文書を通してCFUを用いて適用されている。異なったかあるいは新たな技術が用いられ，CFUと異なる方法で結果を表すならば，製造業者は適用した限度値について科学的に妥当性を示し，可能な場合それらとCFUとの関係を示すこと。

9.31 グレードA及びグレードB区域で検出された微生物は種レベルまで同定し，そのような微生物の製品品質（関連する各バッチに関して）への影響の可能性及び全般的管理の状況への影響を評価すること。グレードC及びD区域で検出された（例えば，措置基準値あるいは警報基準値を越えた場合）か，あるいはクリーンルームにおいて管理が効かなくなったか，清浄度が低下したか，あるいは芽胞形成菌やカビのような制御が困難な微生物を検出した後に，これらの区域の典型的な微生物叢の最新の理解を維持するために充分な頻度で，微生物の同定を行う事についても考慮すること。

> **概要**
>
> - 環境及び人員のモニタリングにおいても，CCSのなかで妥当性を示すことが重要。
> - グレードAでは，連続微生物モニタリングを重要プロセスのすべての期間（in operation）で実施しなければならない。
> - グレードBについても，グレードAへの影響リスクが大きい場合などは，同様のモニタリングを検討する必要がある。
> - 作業員のすべての介入，一過性の事象，システムの劣化などが捕捉できるようにモニタリングを実施する。
> - 微生物モニタリングの作業者介在による汚染リスクを避けなければならない。

- 製品の微生物汚染リスクの低減目的にて，微生物迅速試験法などの代替モニタリングシステムの採用を検討する。
- バリデーションで従来法より同等以上（非劣性）ということを証明できれば，導入可能。
- モニタリングが製造部門にて実施される場合においても品質部門の監査対象とする必要がある。
- グレードA及びグレードB区域で検出された微生物は種レベルまで同定し，製品品質への影響の可能性及び全般的管理の状況への影響を評価する必要がある。
- グレードC及びD区域においても必要に応じて微生物同定が必要である。

解説

9.22 微生物モニタリングの実施〈CCS〉

9.23 微生物モニタリングの範囲

9.24 グレードA及びBの微生物モニタリング

9.25 職員のモニタリングとリスク評価

9.26 グレードA及びBでの職員の微生物モニタリング〈CCS〉

9.27 製造部門の職員によるモニタリング実施における注意事項

9.28 微生物迅速試験法など代替法の適用

9.29 サンプリング方法に関する注意点

9.30 微生物汚染の措置基準値

9.31 検出された微生物汚染の調査と原因究明

（1）微生物モニタリングにおけるCCS

　無菌製品における微生物汚染は患者の生命に直結するため極めて重要であり，極めて厳密な製造環境モニタリングが必須である。なかでも汚染管理戦略（CCS）への理解は極めて重要である。この「環境及び人員のモニタリング」のパートにおいてもCCSのなかで妥当性を示すことが重要であることが述べられている。

　汚染管理戦略を立案するうえでUSP〈1115〉Bioburden Control of Nonsterile Drug Substances and Products[8]の考え方は大いに参考になる。考え方を（図9.2）に示す。

（2）微生物モニタリングの範囲

　微生物汚染の原因はさまざまな要因が影響するが，管理をするうえで製造環境モニタリングが重要な役割を担うことはいうまでもない。環境モニタリングでは，製造環境中の空気や設備表面の一部分をサンプリングすることしかできな

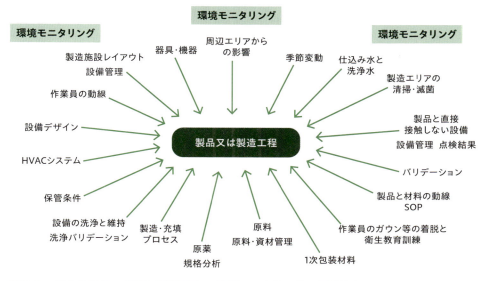

図9.2　微生物汚染の経路と影響因子　―環境モニタリングの位置付け

い。そのため，モニタリングの位置・頻度・タイミング・方法の選択が重要である。

微生物をモニタリングすべきポイントには，微生物が存在した際に製品汚染リスクの高いところを選択する必要がある。例えば，最も製品に近いライン付近，微生物汚染されやすいと考えられる排気風量の多い排気口，人の動線が集まるところ，清浄度の低い部屋との境界区域，気流が滞留するところなどである。しかし，コンベンショナルな無菌操作法における環境微生物の最大の源といえば作業員であるため，この作業員の微生物モニタリングも重要となる。作業員からは作業後に手指，マスク，服などからモニタリングを行う。人が発した微生物は，付着菌となるものもあれば，浮遊菌となるものもある。

(3) グレードA及びB区域における微生物モニタリングの重要性

微生物モニタリングのなかでも，グレードA及びグレードB区域での人員の微生物モニタリングは重要である。環境モニタリングは製造エリアでの実施であるため，特に高いグレードでのモニタリングは製造部門にて実施されるケースもあるが，不正防止を含むデータインテグリティの観点から品質部門の監査対象とする必要がある。

(4) 微生物迅速試験法など代替法の適用

製造業者は，微生物迅速試験法等の適切な代替モニタリング法の適用を考慮し，微生物汚染の検出を迅速化し，製品へのリスクを低減するための施策が求められている。

環境モニタリングにおける微生物迅速試験法としては，バイオパーティクル

カウンターにおける連続モニタリングが非常に有効な手段である。これらの迅速な自動化された微生物モニタリング法は，確立された方法との同等性あるいは優位性をバリデーションにより証明した後適用してよいとされている。バリデーションにおいて導入する微生物迅速試験法が従来法より同等以上（非劣性）ということを証明できれば，導入可能となる。

（5）微生物汚染の調査と原因究明

9.31項では検出微生物の同定の重要性についても記されている。グレードA及びグレードB区域で検出された微生物は種レベルまで同定する必要がある。無菌製造工程で検出された汚染微生物の同定は，汚染原因の究明に役立つ。また，医薬品製造区域から検出される微生物の種類についての知見は，微生物学的に安全な医薬品を製造するうえで重要である[9]。

分離された微生物の特性，例えば産生される毒素やタンパク質から，製品品質への影響の可能性を考察する必要がある。また，製造工程の全般的管理の状況への影響についても評価する必要がある。加えて，グレードC及びD区域で検出された微生物についても，例えば措置基準値あるいは警報基準値を超えた場合などは同定を行い，微生物叢を把握したうえで管理状態を再点検し，必要に応じてCCSの改善や効率化に活かす。特に，芽胞形成菌やカビのような制御が困難な微生物を検出した場合には，慎重な判断が求められる。

微生物の同定には，第十八改正日本薬局方（日局18）の参考情報「遺伝子解析による微生物の迅速同定法〈G4-7-160〉」[9]や，最新の技術であるマトリックス支援レーザー脱離イオン化飛行時間質量分析（MALDI-TOF-MS）が役立つ。特にMALDI-TOF-MSはこれまでにない迅速性（分析前処理と解析時間）を有することが最大の特徴である。

無菌プロセスシミュレーション（APS）（培地充塡ともいう）
Aseptic process simulation (APS) (also known as media fill)

項目番号	和訳
9.32	無菌操作で実施されている管理の有効性の定期的検証には無菌の栄養培地及び／又は製品の代替品を用いたAPSを含めること。APSは無菌工程あるいは無菌工程の諸側面をバリデートするための最たる手段とは見なさないこと。無菌工程の有効性は，工程設計，医薬品品質システム及び工程管理の固守，教育訓練，及びモニタリングデータの評価を通じて決定すること。適切な栄養培地及び／又は代替品の選択は，培地及び／又は代替品の，その無菌工程の間に製品の無菌性に及ぼすリスクを評価した結果としての，製品の物理的特性を模する能力に基づくこと。入り込んだ何らかの微生物汚染の生存能力に工程の段階が間接的に影響する可能性があるときは（例えば，無菌的に生産された半固体，粉末，固体の物質，マイクロスフェア，リポソーム，及び，製品が冷却，加熱又は凍結乾燥された他の製剤），操作を可能な限り近似した別の代用の作業を開発すること。緩衝液のような代用の物質をAPSの一部として用いる場合は，その代用の物質は，可能性があるいかなる微生物汚染についても増殖を阻止しないこと。

概要

- 無菌操作の有効性を検証するため無菌プロセスシミュレーション（APS）を実施すること。
- APSのみで，すべての無菌操作を保証できるものではない。
- APSに使用する培地又は代替物質は，適切に微生物が増殖するものを用いること。

解説

9.32 APSについて

（1）APSとは

　無菌プロセスシミュレーション（APS；aseptic process simulation）の項が，今回の改訂Annex 1にて新設されたが，"also known as media fill"という表現から，いわゆる培地充塡試験（MFT；media fill test）に関する部分が項立てされたこととなった。

　培地充塡試験という表現では「充塡工程」のみがイメージされがちであり，プロセスシミュレーション試験（PST；process simulation test）では「無菌操作工程」のシミュレーションであることがイメージしにくい。したがって，無菌プロセスシミュレーション（APS）への名称変更の意義としては，製剤（原薬）の無菌化後から充塡・閉塞されるまでのさまざまな無菌操作工程が検証対象であることをより明確化するためである。実際に，以下に示したAnnex 1の用語集におけるAPSの定義（p.332）から，無菌製造プロセスに，設備部品の無菌的な組み付けや製剤の無菌調合などの無菌操作が含まれるのであれば，APSにて検証を

考慮しなければならないことを示している。

> **無菌プロセスシミュレーション（APS）**
> 製品の無菌性を保証する工程の能力を検証するための，無菌製造工程全体のシミュレーション。例えば，必要に応じて設備の組み立て，薬液調製，充填，凍結乾燥及び封止工程等，日常の製造に伴う全ての無菌操作を含む。

(PIC/S GMP Guide, Annex 1, Glossary, 2022)

（2）APSの留意点

①品質システムの一つ

　APSは無菌化した製造工程に直接栄養培地等を使用し，直接的に無菌性検証を行うことができる最も重要な試験の一つである。しかし，一度のAPSにすべての無菌操作を盛り込むことは困難な場合もあり，微生物汚染リスクの高い無菌操作や管理方法を確実に検出できる試験でもない。無菌工程の管理の有効性は，無菌工程の設計，設備の適格性評価・メンテナンス，教育訓練・資格認定，環境モニタリングなどさまざまな品質システムが適切に機能して保証されるものである。

　APSは無菌性保証を担うこれら品質システムの一つであり，APSの結果のみをもって無菌工程の管理の有効性が保証できるものではないことに留意しなければならない。

②培養法としての留意点

　一般的にAPSでは，滅菌された液体又は粉末のソイビーン・カゼイン・ダイジェスト培地（SCD培地）が使用される。しかし，設備の特性上又は培地の特性上，SCD培地では適切に無菌操作が実施できない場合や微生物が発育できない場合もあり，その他の培地や緩衝液などのような代替品の使用の検討も想定される。また，加熱したり真空状態にしたりするなど，汚染微生物に対して生存能力に影響を与えうる製造プロセスがある場合，こうしたストレスを与えないようなAPS設計も求められている。これらの例として，例えば，窒素置換される凍結乾燥工程において嫌気性菌が検出されるような場合は，チオグリコール酸培地などの嫌気性用培地の使用を検討しなければならない。一方で，嫌気性菌の検出がほとんど考えられず好気性菌がみられるような場合では，窒素を使用せず好気性菌にストレスを与えないような好気的条件下でAPSを検討する必要がある。

項目番号	和訳

9.33 APSは定常の無菌製造工程を可能な限り近く模倣して，全ての重要製造ステップ，特に，以下を含めること：

i. APSは，工程に用いられる全ての物品の滅菌及び除染サイクルに次いで実施される，製品容器が封止されるまでの，全ての無菌操作を評価すること。

ii. ろ過することのできない剤形については，全ての追加的な無菌ステップを評価すること。

iii. 無菌製造が不活性環境で行われる場合は，嫌気性シミュレーションを意図していない限り，APSでは不活性ガスを空気に代えること。

iv. 無菌粉末の添加を必要とする工程では，評価している工程で使用されるものと同じ容器に許容可能な代用物質を用いること。

v. 個々の単位操作（例えば，無菌粉末の乾燥，混合，粉砕，及び小分けを含む工程）を分離したAPSは避けること。個別のAPSを用いる場合はどのような場合も文書化された正当な理由によって裏付けを行い，個別のAPSを統合すると全工程を完全にカバーすることを保証すること。

vi. 凍結乾燥製品のAPSは，充填，搬送，凍結乾燥機への搭載，代表した長さのチャンバー内滞留，取出し，及び封止を含めて，ワーストケースの操作パラメータを代表した，規定され文書化され妥当性を示した一連の無菌操作全体を含めること。

vii. 凍結乾燥工程のAPSは，汚染微生物の生存あるいは回収に影響する可能性のある条件を除いて工程の全ての面を模倣すること。即ち，溶液の沸騰あるいは実際の凍結を避けること。APSのデザインを決定するために考慮すべき要因は，該当する場合，以下である：
- 真空の復圧に，窒素あるいは他の加工用ガスの代わりに空気を使用する。
- 凍結乾燥機の滅菌と使用との間の最大間隔を再現させる。
- 薬液ろ過と凍結乾燥の間の最大間隔を再現させる。
- 量的な面でワーストケースの状況，例えば，最大の数のトレーを載荷する，凍結乾燥庫が環境に開放されている状態である載荷時間の最長を再現する。

概 要

- APSは，無菌製造工程を可能な限り模倣してシミュレートすること。
- APSは，製剤（原薬）が滅菌され閉塞されるまでのすべてを含むよう設計すること。
- 個々の無菌操作工程を分割してのAPSの実施は望ましくない。

解 説

9.33 APSの実施と重要製造ステップ項目

　製品製造時の微生物汚染リスクを適切に検証するうえでは，通常の無菌製造工程において可能な限り模倣したAPSを実施することが重要となる。また微生物汚染に影響を与え得るすべての重要工程を含め，それら重要工程での微生物汚染リスクを確認する必要がある。

i. APSの実施範囲

APSでは製剤（原薬）の無菌化後，充填され閉塞されるまでのさまざまな無菌操作工程が検証の対象となる。よって実際の充填作業で発生する無菌操作だけではなく，設備の滅菌，除染後の設備部品の組み付け作業などのセットアップ作業や滅菌容器の供給作業など，充填前後で発生する無菌操作もAPSに組み込む必要がある。

ii. ろ過滅菌できない製剤の場合

ろ過することのできない製剤には，密封された袋に入れられた原薬を放射線照射による滅菌後，無菌調合を行って充填するものなどが想定される。このような場合，滅菌された原薬の袋を除染して無菌操作工程に持ち込んでから開封するなど，ろ過滅菌にはない無菌操作が発生し得る。こうした追加的な無菌操作工程についてもAPSに組み込む必要がある。

v. 無菌操作工程を分割してAPSを計画する場合

個々の無菌操作工程を分割してのAPSの実施は，検証すべき無菌操作工程を実施し損ねる可能性が発生する。また通常の無菌製造工程において，可能な限り模倣したAPSを実施することが重要であるため，こうした観点からも個々に分割したAPSを計画することは望ましくない。やむを得ず個々に分割したAPSの実施を計画しなければならない場合，その正当な理由とともに無菌操作の全工程を完全にカバーしていることを，文書で明確に示すことが必要である。

項目番号	和訳
9.34	APSでは，ワーストケースの状況と同様に，通常の製造において起こることが知られている様々な無菌操作と介入を考慮すること，そして以下について考慮すること： i. 日常の工程を代表する固有及び是正のための介入を，日常の無菌工程の際と同様な方法と頻度で実施すること。 ii. APSにおける介入作業の組み込みとその頻度は，製品の無菌性にもたらされるリスクについての評価結果に基づくこと。
9.35	APSは，不必要な汚染リスクをもたらす業務の妥当性を示すために用いてはならない。

概要

- APSにて検証すべき介入作業には，通常の介入操作（inherent interventions）と，修正のための介入（corrective intervention）があり，それらを適切にAPSに盛り込むこと。
- 汚染リスクをもたらす不必要な介入作業などは，APSで検証すべきではない。

解 説

9.34 APSを実施する状況と考慮点

今回のAnnex 1の改訂に伴い，介入作業は「工程に組み込まれた介入作業（通常の介入操作：inherent interventions）」と「是正のための介入作業（修正のための介入：corrective intervention）」とに分類された。これら介入作業については，Annex 1の用語集（p.336, p.338）で，以下のように定義されている。

通常の介入操作（inherent interventions）
無菌工程の不可欠な部分である介入で，始業準備，通常作業，及び／又はモニタリングに必要なもの（例えば，無菌的組み立て，容器の補給，環境モニタリング用のサンプリング）。通常の介入は，無菌操作の手順あるいは作業指図により要求されている。

是正のための介入（corrective intervention）
無菌操作の実施中に修正あるいは調整のために実施する介入。これらは日常の無菌操作において一定の頻度で発生することは無いであろう。例としては，構成部品の詰まりの取り除き，漏洩の防止，センサーの調整，設備部品の交換，等を含む。

(PIC/S GMP Guide, Annex 1, Glossary, 2022)

通常の介入操作は，無菌組み立てなどのセットアップ作業，容器補充，環境モニタリングなどが例としてあげられており，無菌製造工程に不可欠な介入作業であり，通常の製造において必ず発生する介入作業であるため，APSにて微生物汚染リスクを検証する必要がある。

通常の介入操作は，1回の製造バッチで発生し得る頻度及び最大回数は想定可能であるため，すべての通常の介入作業及びその最大回数でAPSを計画することが望ましい。しかし，同一製造プロセスにて複数の異なる製剤を製造する場合などでは，通常の介入操作は製剤ごとに異なることも想定され，一度のAPSにてすべてを盛り込むことは困難な場合がある。また，アイソレータのように完全にクローズな環境で介入作業を実施する場合では，微生物汚染リスクが低いことを考慮すると検証回数を減らすことも考慮できる可能性がある。したがって，リスクアセスメントを実施し，検証する通常の介入操作の選定と実施回数の妥当性を示すことが重要となる。なお，これら妥当性については文書化し，必要に応じてすぐに提示できるようにしておくとよい。

一方，修正のための介入は，資材詰まりの解消，液漏れの停止，センサー調整，設備部品の交換などが例としてあげられており，製造時のトラブル対応等での介入作業に相当する。これら介入作業は，発生頻度は一定とは限らず，発生し得るすべての修正のための介入を一度のAPSに盛り込むことは困難な場合がある。また，一度のAPSで検証する回数は，通常の製造中に頻繁に発生し得る回数にすると思われるが，微生物汚染リスクに応じて増減することを考慮する。したがって，修正のための介入のAPSへの組み込み及びその頻度についても，通常の介入操作と同様にリスクアセスメントを実施し，その選定と

実施回数の妥当性を示さなければならない。

9.35 APS実施の注意点

　APSにおいて問題がなかったからといって，すべての作業が認められるわけではない，という点は重要である。なぜならば，APSの微生物汚染の検出性にも限界があるため，APSで問題なくとも微生物汚染リスクの高い作業がある限り，製剤の無菌性保証も困難となるからである。APSは，設備や介入作業などの適格性が確認された前提で実施されるべきであり，APSは適格性のない無菌操作をカバーするものではない。

　微生物汚染リスクの高い作業の対応については，以下の2つのステップを通した対処方法を提案する。

Step 1：微生物汚染リスクが高い作業を発生させない。
Step 2：微生物汚染リスクが最小限となる作業に変更する。

　最初のステップ（Step 1）では，設備設計又は運用方法を見直し，そもそもそうした作業が発生しないようにできるかどうかについて検討する。次のステップ（Step 2）では，発生するトラブルなどの程度を小さくする，微生物汚染リスクの低い作業に変更するなどして十分にリスクを低減した後，APSにて検証していく。表9.1に具体的な実施例を記載した。

表9.1　微生物汚染リスクの高い作業の対応

事例①（Step 1：微生物汚染リスクが高い作業を発生させない）

機器振動によりネジが緩んだことでフィーダーの一部にバイアルが詰まって破ビンし，大がかりな清掃を行う介入作業がよく発生する。		月1回，ネジ巻締のメンテナンス作業を追加した。これにより同様のトラブルは発生せず，介入作業もなくなった。よって当該介入作業はAPSに含めない。

事例②（Step 2：微生物汚染リスクが最小限となる作業に変更する）

ゴム栓デザイン変更により，発生回避が困難なゴム栓詰まりが発生するようになり，RABS扉を開放して除去しなければならなくなった。		ブースにグローブを設置して介入する方法に変更し，RABS扉を開けることなく除去可能とした。気流を乱さないことも確認され，許容できるほどにリスク低減できたため，当該介入作業はAPSで定期的に確認することとした。

項目番号	和訳

9.36 APSの計画作成においては、以下を考慮すること：

i. 容器サイズ、ライン速度のような関連する変動要因を網羅したワーストケースの条件及びそれらの工程への影響を特定。評価の結果は選定した変動要因の妥当性を示すものであること。

ii. バリデーションに用いる容器/栓の組み合わせの代表的サイズを決めること。工程の同等性が科学的に裏付けられるならば、ブラケッティング又はマトリックス化のアプローチを、同じ容器/栓形態の、別製品のバリデーションについて考慮して良い。

iii. 無菌工程の間、暴露される無菌の製品と設備の最大許容保持時間。

iv. 容器あたりに充填する量は、培地が無菌製品を直接汚染する可能性がある全ての設備表面と構成部品の表面に接触する事を保証するために充分であること。用いる量は、潜在的な微生物の増殖を支持するため充分な上部空間があり、微生物の検査を行う際に濁りを検出することが可能なものであること。

v. 嫌気性シミュレーションが意図されていない限り、日常の無菌製造工程で用いられている何らかの不活性ガスを空気によって置き換えること。このような場合、バリデーションの全体戦略の一部として時折嫌気性シミュレーションを含めることを考慮すること。（9.33項のⅲを参照）

vi. 選定した培地は、関連する薬局方に記載されている所定の指標菌のグループ、及び、その製造所で単離された適切で代表的な微生物の成育が可能であること。

vii. 微生物汚染の検出法がいかなる汚染も信頼性をもって検出可能である事を保証すべく、科学的に妥当性を示すこと。

viii. プロセスシミュレーションは、工程、介入を行う作業者、勤務シフトの交代、及び無菌製品の製造に適切な条件を提供する工程実施環境の能力を評価対象とするために十分な時間を掛けること。

ix. 製造業者がいくつかのシフトあるいは長時間のシフトで操業している場合、APSは、製品の無菌性へのリスクをもたらすと評価されたシフトに特有の因子、例えば、作業者がクリーンルームに滞在する可能性がある最大時間を取り入れるように設計されること。

x. 工程が中断している場合の、通常の無菌製造の停止をシミュレーションすること（例えば、勤務シフトの交代、薬液タンクの詰め替え、追加の設備の搬入、等）。

xi. 環境モニタリングを、ルーチンの製造で要求されている通りに、そしてAPSの全時間にわたって、実施することを保証すること。

xii. バリア技術の使用下、又は無菌原薬の製造等でキャンペーン製造が行われる場合、APSの設計及び実施について、そのキャンペーン製造の最初と最後に付随するリスクをシミュレートし、キャンペーンの持続期間は何らのリスクも起こさないことを実証するべく、考慮すること。

xiii. 製造あるいはキャンペーン終了時にAPSを実施する事は上乗せの保証あるいは研究的目的で用いる事ができる；しかし、それらを用いる事はCCSの中で妥当性を示すこと、そしてルーチンのAPSを代替するものではない。もし用いるならば、製造後に残留している製品が汚染している可能性がある微生物の回収に悪影響を及ぼさないことを証明すること。

9.37	無菌原薬については，バッチサイズはルーチンの作業を代表すべく十分なサイズで，ワーストケースの介入作業をシミュレートし，製品と接触する可能性のある設備表面を網羅すること。さらに，全ての模擬物質（代替品あるいは生育培地）を微生物学的に評価すること。模擬物質は，試験を行う工程の評価を満足するために十分であり，微生物の回収を損なわないものであること。

概要

- APSの計画策定にあたっては，さまざまな変動要因を考慮すること。
- APSに使用する培地又は代替物質は，微生物が適切に増殖するものであること。
- APSの全期間にわたって，環境モニタリングを実施すること。
- 無菌原薬でのAPS検証は設備表面全体を網羅するよう十分なサイズとすること。

解説

9.36 APSの計画作成における考慮点 〈CCS〉

i. ワーストケースとなるプロセス条件を考慮

APSの計画を策定するにあたり，製品の無菌性保証に影響を与え得るさまざまな因子について考慮し，そのワーストケースとなるプロセス条件をAPSに盛り込む必要がある。

ワーストケースの選定には，リスクアセスメントを実施し，それぞれでリスクの高い条件を評価する必要がある。例えば充填速度の場合，一般的に充填速度が遅くなれば開口部が環境に曝露されている時間が長くなり，微生物汚染確率は高くなる。一方で，充填速度が速くなれば，瓶が倒れやすくなるなどのトラブルによる介入作業が増えたり，微粒子数が増加することなども懸念される。これらを考慮したうえでプロセス条件を設定し，その妥当性についても明確に示しておくことが重要である。

ii. 容器と栓の選定

APSで使用する容器と栓について明確にする必要がある。実際の製品の製造に使用される容器と栓を使用することが望ましいが，微生物の増殖の有無が目視にて確認できるような容器の選定が重要である（9.43項，p.310）。

なお，同一製造プロセスにて複数の異なる製品を製造する場合など，製品ごとに複数の容器が使用されることも想定される。この場合，ブラケット法やマトリックス法などを用いた代表的製品の容器・栓の組み合わせの検討ができる。こうした場合，容器・栓の無菌プロセスへの供給方法の違い，環境に曝露される容器の開口部の大きさ，容器・栓の種類による追加的な介入作業の発生有無なども考慮する必要がある。

iii. 最大許容保持時間

　無菌操作工程の環境に曝露されている時間が長いほど，製剤及び製造設備は微生物汚染の確率が高まると考えられる。そのため，通常の製造におけるワーストケースとして，これら最大許容保持時間をAPSで検討することを考慮しなければならない。

vi. APSで使用する培地

　APSで使用する培地は，汚染微生物が適切に検出されることを，培地性能試験を実施することで保証する。培地性能試験に用いられる試験菌株は，SCD培地については一般的に，日局18　一般試験法「4.05　微生物限度試験法」に指定されている5菌株が使用される（**表9.2**）[10]。

　このほか，その製造所で頻繁に検出される微生物についても増殖可能であることを評価する必要がある。製造所で検出される微生物の選定は，当該無菌プロセス環境や作業員から頻繁に検出される微生物のほか，過去に無菌試験で陽性となった場合は，その際に同定された菌種も検討の対象となる。追加する菌種数は，微生物汚染リスクを実施するなどして決定していく。

vii. 微生物汚染の評価方法

　微生物汚染を評価する方法として，落下菌測定，コンタクトプレートによる表面付着微生物の採取，ふき取り法（スワブ法），エアサンプラーによる浮遊菌測定などが考えられる。このほか，微生物迅速測定法など最新の技術を用いた検証方法もAPSでは追加で使用することもできる。これらの試験方法について回収率なども含め，適切に微生物が検出されることを確認しておくことが重要である。

ix. 作業員数，作業シフト，作業時間帯等の検討

　作業員のシフトによっては，長時間作業による疲労で作業ミスが発生しやすくなったり，発汗や環境への曝露時間が長くなることで作業服が汚染しやすくなるなどが懸念される。また多くの作業員が無菌製造プロセスに滞在する時間帯が発生する場合もあるため，その無菌操作工程における最大作業員数での検証についても考慮する。

表9.2　微生物限度試験法に指定されている培地性能試験菌株（第十八改正日本薬局方）

- *Staphylococcus aureuss*
- *Pseudomonas aeruginosa*
- *Bacillus subtilis*
- *Candida albicans*
- *Aspergillus brasiliensis*

（第十八改正日本薬局方 一般試験法 4.05 微生物限度試験法，厚生労働省告示第220号，令和3年6月7日）

xi. APSにおける環境モニタリング

通常の製造時に実施している環境モニタリングプログラムを実施する。このほか，無菌製造プロセスの微生物汚染リスクをより適切に評価するため，通常の製造時の環境モニタリングプログラムに追加してサンプリングすることをあわせて計画するとよい。なお，APSの全期間をモニタリングすることは，どの無菌操作工程に微生物汚染リスクがあったかを考察するのに役立つ。

xii. キャンペーン製造における留意事項

キャンペーン製造（APS）の定義については，Annex 1の用語集（p.334）において以下のように記載されている。

キャンペーン製造（campaign manufacture）
同じ製品の一連のバッチを，確立され，バリデートされた管理手法を厳守して，一定期間に続けて製造すること。

(PIC/S GMP Guide, Annex 1, Glossary, 2022)

バリア技術の例ではアイソレータシステムがあり，キャンペーン製造の例としてはアイソレータ除染後の環境下で複数の製造バッチをある一定期間連続して製造することなどが想定される。この場合，除染後に迅速移送ポート（RTP；rapid transfer port）を介した設備部品や容器・栓などの持ち込み作業，グローブを介したこれら設備部品の取り付け作業や容器・栓のホッパーへの供給作業など，キャンペーン製造開始前の固有の無菌操作が考えられる。

無菌原薬の製造の例では，化学合成系原薬の晶析プロセスにおいて，晶析を促進するため無菌的に種晶を添加するなど，キャンペーン製造の初期に固有の無菌操作を実施する場合がある。キャンペーン製造の最後には，設備に付着したケーキ部を無菌的に回収するなど固有の無菌操作が想定される。これらキャンペーン製造の最初と最後に発生する固有の無菌操作に対する微生物汚染リスクを考慮し，APSにおいて検証されるようAPSを設計しなければならない。また，キャンペーン製造期間中の製造バッチ間で発生する固有の無菌操作がある場合，これらについてもAPSにて検証することをあわせて考慮する。

xiii. 製造直後に実施するAPSの注意点

通常の製造の直後に，そのままAPSを実施する場合について言及されている。例として，キャンペーン製造の期間中の最後にAPSを実施すれば，期間中最後の部分の微生物汚染リスクを検証するのに有用となる可能性はある。しかし，製造プロセスに製品が残留している場合，汚染微生物の生存や増殖に影響を与える可能性がある。したがって，製造あるいはキャンペーン終了時にAPSを実施する場合，微生物汚染リスクを適切に検証できるかなど，検証方法の妥当性と有用性を明確に示す必要がある。

また，製剤（原薬）の無菌化後から充填・閉塞されるまでの，さまざまな無菌操作工程の微生物汚染リスクを検証することがAPS本来の目的であることから，通常のAPSを代替するものではない。

9.37 無菌原薬でのAPS

原薬の無菌化以降の製造プロセスでは，抗体医薬品のように濃縮・精製など複雑な工程があったり，ケミカルプラントのような大規模設備を使用していたり，工程や設備などはさまざまである。微生物汚染リスクを適切に評価するために，通常の製造において製品と接触する可能性のある設備表面全体に培地などが曝露されるようバッチサイズを考慮しなければならない。例えば，タンク内の撹拌羽根によって，より少量でも通常の製造で原薬が触れる部分に培地などが行きわたることが示せれば，バッチサイズを小さくすることが可能となる。これらAPSでは，培地の代わりに代替物質を使用することが適切な場合もあるが，汚染微生物が適切に回収され生存や増殖に影響を与えないことを示す必要がある。

項目番号	和訳
9.38	APSは，初期バリデーションの一部として，少なくとも連続3回のシミュレーションを満足するものとして実施すること。APSは，無菌操作が行われる全ての勤務シフトを包含し，作業内容，施設，付帯設備，あるいは設備への有意な変更で，製品の無菌性保証への影響があると評価された何らかの重要な変更（例えば，HVACシステム，設備への変更，工程，勤務シフト数，人員数等の変更，施設の大がかりな停止）の後のバリデーションとしても実施すること。通常は，APS（定期的再バリデーション）を各無菌工程，各充填ライン，各勤務シフトについて年2回（約6カ月毎に）実施すること。各作業者は成功したAPSに最低年1回参加すること。施設の停止の前の最後のバッチの後で，又は長期間の作業停止の前，又は製造ラインの閉鎖や移設の前にAPSを行うことを考慮すること。
9.39	手動での作業（例えば，無菌的薬液調製あるいは充填）が行われる場合は，容器，容器・栓，一連の設備のタイプ毎に，初期バリデーションとして各作業者が少なくとも3回の連続して成功したAPSに参加し，各作業者についておよそ6カ月に1回のAPSで再バリデーションすること。APS試験のバッチサイズはルーチンの無菌製造工程で用いられているサイズを模擬したものであること。

概要

- 製造設備導入時には初期バリデーションとして，APSは少なくとも連続3回実施すること。
- 定期的な再バリデーションとして，APSを年2回実施すること。
- 重要な変更時，長期ライン停止前などにもAPSの実施を考慮する。
- 無菌操作を実施する作業員は最低年1回，手動で無菌操作を行う工程において

は6カ月に1回APSに参加すること。

- 手動で無菌操作を行う工程でのAPSのバッチサイズは，通常生産で用いられているサイズであること。

解説 ………………………………………………………………………………………

9.38 APSの実施頻度と時期

　無菌製造設備の導入の際など，繰り返し3回のAPSを実施してその製造工程及び無菌操作の微生物汚染リスクを総合的に評価する。介入作業などの無菌操作は，常にまったく同じように実施することはできない。また，HEPAフィルターのリーク試験や設備の定期的な部品交換・校正などが，半年ごとに行われることが一般的である。これらの試験やメンテナンスは，無菌操作工程に影響を与える可能性がある。そのため，初回評価後の再バリデーションとして，定期的にAPSで再検証を行う必要がある。具体的には，年に2回，約6カ月ごとに実施することが求められている。

　設備や施設などのハード面だけでなく，無菌操作工程の運用方法などのソフト面について変更があった場合，その変更による微生物汚染リスクを評価するため，APSを実施することが要求されている。また9.49項 ii（p.315）では，その無菌工程に影響する可能性があるような変更については，初期バリデーションを繰り返すものと記載されている。充填設備の大規模改造などの変更から，コンベアガイドパーツの一部変更など，変更の大きさもさまざまであり，一義的に変更が発生した場合にAPSを実施するということは合理的ではない。変更による微生物汚染リスクをリスクアセスメントで評価したうえ，APSを実施するのか，実施する場合には繰り返し数は何回にするのか，それとも初期バリデーションとして実施するのかを決定していく。

　無菌操作工程にて従事する作業員については，少なくとも年1回はAPSに参加し，適合することをもって作業員の無菌操作に問題がないことを示さなければならない。この作業員には少なくとも，その製造工程が無菌化後，その製品の製造に携わる者すべてを対象として考慮する必要がある。つまり，介入作業を実施する製造工程の作業員のほか，環境モニタリングを実施する作業者，メンテナンスを実施する作業者なども含まれる。

　製造の長期停止，又はライン閉鎖や移設を行う場合，それら実施の前までに製造していた製品の無菌性保証を行うため，APSを実施し評価しておくことが求められている。

9.39 手動作業でのAPS

　無菌室やクリーンベンチなどに滞在して，作業員が手動作業で無菌操作する場合は，自動化された無菌操作工程と比較して作業員を介する場合の微生物汚

染リスクは非常に高くなる。こうした背景から手動作業での無菌操作工程がある場合は，初期バリデーションとして従事するすべての作業員が3回のAPSに参加し，定期的バリデーションとして約6カ月ごとにもAPSを実施して検証することが求められている。バッチサイズについても，通常の製造と同じサイズで実施する必要がある。

　一方で，アイソレータなどのグローブを介しての手動作業については，物理的に無菌環境から作業員は隔離されていることから，この要件からは除外できると考えられる。それぞれの無菌製造工程において当該要件が当てはまるかどうかは，リスクアセスメントを実施し決定する。

項目番号	和訳
9.40	APS試験で加工（充填）される容器（ユニット）の数は，無菌製造工程を代表する全ての作業を効果的にシミュレートするために充分であること。充填される容器の数についての根拠はCCSにおいて明確に示すこと。通常最低5000から10000容器が充填される。小さいバッチ（例えば，5000容器以下のもの）に関しては，APSのための容器の数は少なくとも生産バッチのサイズと等しいこと。
9.41	APSで充填された容器は内部表面の全面が培地と接触することを保証するために培養の前に撹拌し，振り混ぜるかあるいは倒立させること。APSでの全ての完全性に問題がない容器は，外観上の欠点のみのもの，あるいは非破壊の工程内管理のチェックを通過したものを含めて培養し，評価すること。APSにおいて容器を廃棄して培養しなかった場合，これらは日常の充填の際と同等であり，製造のSOPで同じ状況（即ち，介入の種類，ラインにおける場所，取り除いた容器の具体的な数）でこのような容器を取り除くことを明確に規定している場合に限ること。いかなる場合も培地充填での介入の際に通常の製造作業において排出されるより多く取り除くことが無いこと。例としては，日常の製造において始業準備作業後あるいは特定のタイプの介入の後に廃棄すべきものを含む。工程を完全に理解し，無菌的始業準備あるいは必須のラインクリアランスの際の汚染リスクを評価するために，これらの容器は通常分別して培養され，必ずしもAPSの許容基準に含める必要はない。
9.42	工程に製品接触面に接触するが，その後廃棄される物質（例えば，薬液によるラインのフラッシング）が含まれる場合，この廃棄工程が製品の無菌性に影響無い事が明確に証明されていない限り，廃棄された物質についてもAPSの一部として，培地によりシミュレーションを行い培養すること。

概要

- APSの充填される容器数は，計画されたシミュレートがすべて実施できるのに十分な数であること。また，その数についての根拠は，CCSにおいて明確に示すこと。
- APSにて培養される充填品には，外観上の欠点のみのものや非破壊の工程内管理のチェックを通過したものを含めること。また通常の生産で廃棄することが明確になっていないものもすべて培養し評価すること。
- 製品接触面に接触後廃棄される物質についても培養すること。

解説

9.40 APSで加工（充填）される容器の数　　　　　　　　〈CCS〉

　APSにおける充填される容器の数は，その無菌製造工程で実際に充填される本数をもとに決定するのではない。これまでは，FDA無菌操作法ガイダンス[11]や「培地充填試験（プロセスシミュレーション）」（事務連絡，令和元年6月28日）[12]などで5,000本や10,000本といった本数が示されてきた背景もあり，これらの数字をもとに充填本数は設定されてきたものと思われる。

　しかし，APSで計画された検証しなければならないシミュレーションを実施できるだけの十分な数を自ら設定し，CCSのなかでその根拠とともに明確に示す必要がある。5,000本程度までの小スケールの製造工程においては，フルスケールでの実施が要求されている。

9.41 APSの評価方法

　APSにおいて，充填品の容器内で培地が触れていない部分が存在すると，その部分の微生物汚染リスクを適切に評価することができない。そのため，転倒混和などの手段を用いて容器内全体に培地を行きわたらせる必要がある。「APSでの全ての完全性に問題がない容器」とは，通常の製造過程で良品として出荷される製品に相当するため，培養し評価を行う必要がある。

　一方で，「外観上の欠点のみのもの」とは，容器にキズや汚れが生じた結果，通常の製造過程では系外排出品とされるものである。また，「非破壊の工程内管理のチェックを通過したもの」とは，通常の製造過程で重量チェックや品質管理試験などの非破壊検査の目的で抜き取られる充填品に相当する。これらの充填品は，無菌操作工程からたまたま除外されるものであり，製品化され市場に出荷される対象である。そのため，APSのシミュレーションでこれらの充填品が発生した場合には，同様に培養し評価しなければならない。なお，外観不良が発生したプロセスや検査用に抜き取られたプロセスには特有の微生物汚染リスクが存在するため，それらを評価するために識別しておくことが望ましい。

　APSにおいて廃棄したり培養しない充填品は，通常の製造のSOPに定められた内容と同等であるべきである。通常の製造過程で具体的な廃棄本数がSOPに記載されていない場合，ワーストケースとして介入作業において充填品が除去されず製品化されることがある。そのため，APSでは介入作業において充填品を除去しないか，または工程から除去した場合でも，すべて培養しAPSの適否に含めなければならない。なお，必ずしも培養し評価する必要がない充填品についても，生物汚染リスクを考察するうえで有用な知見が得られる可能性があるため，培養して評価することを検討することが望ましい。

9.42 製品接触面に接触後廃棄される物質の取扱い

　「工程に製品接触面に接触するが，その後廃棄される物質」は，条文の例に記載されているように，充填針のラインパージにより廃棄される薬液のほか，日本PDA製薬学会無菌製品GMP委員会では候補として**表9.3**に示した4つをあげている[13]。

　「廃棄工程が製品の無菌性に影響無い事が明確に証明されていない限り」という部分については，上記物質を廃棄しようとする際には無菌製造工程に介入するため，廃棄工程が無菌性に影響をまったく及ぼさないことを示すのは難しい。したがって，廃棄工程が無菌性に影響を及ぼすリスクを査定し，必要に応じてAPSで検証することが望ましい。

　これら廃棄物質を培養し評価する場合，サイズによっては培養が困難となる。培養方法は液体培地のほか，コンタクトプレートやスワブなどで表面付着菌を採取することも可能である。そのほか無菌的にサンプリングし，ラボにて適切なサイズにカットして培養することもできる。当該廃棄物質で陽性がみられた場合，APS充填品の結果を含め適否を総合的に判断する必要がある。少なくとも，当該廃棄工程には微生物汚染リスクは高いと考えられるため，廃棄方法の見直しを考慮しなければならない。

表9.3　「工程に製品接触面に接触するが，その後廃棄される物質」の例

①介入作業時に廃棄される直接資材
製品接触面に接触したが，介入時に廃棄される直接資材
- （例）・打栓ミスにより排除するゴム栓
- 　　　・倒瓶により排除するバイアル

②APS終了時，設備上に残り廃棄される残直接資材
製品接触面に接触するはずだったが，使用せず廃棄する直接資材
- （例）・APS終了時にホッパーに残ったゴム栓
- 　　　・APS終了時にコンベア上に残ったバイアル

③APS終了時，設備上に残り廃棄される残バルク
- （例）・ホッパータンクに残ったバルク
- 　　　・マニホールド部や配管に残ったバルク

④介入作業時に使用され廃棄されるウエスなど
- （例）・充填針の固着物を取り除く際に使用したウエス
- 　　　・製剤が付着したコンベアを清掃する際に使用したウエス

（豊田武士，他：PIC/S Annex 1改訂案から読み解くAPSにおける適切な介入作業及び充填品等の設定およびその実施例.
PHARM TECH JAPAN, 38(7)：150-161, 2022）

項目番号	和訳
9.43	充填されたAPSの容器は，微生物増殖の目視検知を保証するために透明な容器中で培養すること。製品容器が透明でない場合（即ち褐色ガラス，半透明プラスチック），汚染の検出を補助するために，同等の形状の透明容器で置き換えても良い。同等の形状の透明容器で代替できない場合，微生物増殖を検出するための適切な方法を開発し，バリデートすること。汚染された容器から分離された微生物については，可能性のある汚染源の決定を支援するために可能であれば種まで同定すること。
9.44	充填されたAPSの容器は汚染があった場合に微生物の回収が可能な最良のレベルで達成できるように，不要の遅れなしに培養を行うこと。培養条件及び培養期間の選定は科学的に裏付けを行い，微生物汚染の検出について適切なレベルの感度を提供すべくバリデートすること。
9.45	培養終了時には以下を行うこと： i. 充填されたAPSの容器は，微生物汚染の検出に関して適切に教育訓練を受け，適格性評価された人員により検査されること。検査は，いかなる微生物汚染の検出についても適した条件で実施すること。 ii. 充填された容器のサンプルは，適切な範囲の指標菌及び当該製造所での検出菌を適切に代表する代表菌を接種して陽性対照試験を行うこと。

概 要

- APSに使用する容器は，目視にて微生物の増殖が可能な透明なものを用いること。
- 検出された微生物は，可能な限り種レベルまで同定すること。
- APS充填品の培養要件や培養期間については，適切に設定すること。
- 培養後の充填品の観察は，資格認定された人員によって実施されること。

解 説

9.43 APSで充填された容器の評価方法

　通常の製造を限りなく模倣するといった観点から，APSに使用する容器は通常の製造に用いる容器を選択することが望ましいが，褐色瓶などでは容器外観からの目視観察では微生物の増殖を確認することは困難となるため，通常の製造に用いる容器と同形状で透明のものに置き換えるのが一般的である。こうしたことができない場合，別の容器に培地を取り出して観察する方法などが考えられるが，適切に微生物増殖を検出することを保証するための試験法をバリデートしておく必要がある。

　また，微生物の増殖がみられた場合，汚染源の特定を行うためには，種レベルまでの微生物同定を行うことが適切である。同定方法については，日局18 参考情報「遺伝子解析による微生物の迅速同定法」[9]が参考となる。このほか，MALDI-TOF-MSを用いた質量分析法がある。本法は，遺伝子解析法と比較して，より迅速に種レベルで同定が可能という点で有用である。

9.44 APSで充填された容器の培養方法

　APS充填品に汚染微生物がある場合，それらがすぐに増殖できるよう，APS完了後できる限り早く至適温度帯での培養を開始する。

　培養温度や培養期間については，日本の無菌操作法指針[14]，FDA無菌操作法ガイダンス[11]及びISO13408-1：2023[15]などには同様の記載がある。具体的には，培養温度は20〜35℃，培養期間は14日間以上と示されている。また，2つの異なる温度帯での培養も認めており，低い温度で7日間以上，高い温度で7日間以上培養することが記載されている。APSでよく用いられるSCD培地は，一般的には真菌の培養には20〜25℃，好気性細菌の培養には30〜35℃で用いられることが多く，至適発育温度が異なるさまざまな微生物が増殖できるよう，このような記載になっている。なお，嫌気性条件下でのAPSで液状チオグリコール酸を用いる場合は，無菌試験法で用いられる培養条件（30〜35℃，14日間以上）が参考となる。

　これらを参考に，APS充填品の最終的な培養温度や培養期間を設定していくが，想定される汚染微生物種や培地の種類などを考慮し，その設定根拠や妥当性を明確に示すことが求められる。例えば，1つの温度でより短い培養期間で汚染微生物が検出できることをバリデートし文書化することができれば，その培養温度や培養期間を設定できることとなる。

9.45 培養後検査

i. 検査を実施する作業員の適格性

　培養完了後のAPS充填品の微生物増殖の有無の判定は教育訓練を受け，資格認定された作業員により実施しなければならない。当該作業員の教育訓練や資格認定の記録を作成しておく。また，目視検査に必要な作業手順及び照度などの検査環境をSOPに定め，その条件下で当該作業員が検査を実施したことを記録として残しておく必要がある。

ii. 代表菌による陽性対照試験

　培養完了後のAPS充填品に菌株を接種し，陽性となることを確認することで，汚染微生物が適切に検出されることを確認しなければならない。その理由は，培地は無菌操作工程を通してろ過や凍結乾燥などのさまざまなストレスを受けているため，最終的に充填されたAPS充填品で判断しなければならないからである。具体的な接種菌株などは，9.36項 viの解説（p.303）を参考にするとよい。なお，9.36項 ivにおいて容器には十分な空気層を設けることを要求しているが，APS充填品に直接菌株を接種した後に封止して培養することで，容器内の環境が適切であったこともあわせて確認できる。

項目番号	和訳
9.46	目標は微生物の生育が無い事である。いかなる汚染された容器があった場合でも，APSは不合格とし，以下の対応を取ること：
	i. 最も可能性がある根本原因を決定するための調査
	ii. 適切な是正措置の決定と実施
	iii. 工程が制御された状態に復帰した事を証明するために充分な数の（通常最低3回）連続して合格した繰り返しのAPS試験を実施すること。
	iv. 前回合格であったAPS以降に実施した無菌製造に関連した全ての然るべき記録の迅速な照査。
	a）その照査の結果は前回合格であったAPS以降に製造されたバッチでの無菌性欠陥の可能性のリスク評価に含めること。
	b）市場に出荷されなかった他の全てのバッチを調査の範囲に含めること。それらの出荷可否判定の状態に関するいかなる決定も調査の結果を考慮すること。
	v. APS不合格となった後のラインで製造された全ての製品は，APS不合格の是正が適切に行われるまで留め置くこと。
	vi. 根本原因の究明で，不合格が作業員の行動に関係していた事が示された場合，再訓練と適格性再評価が行われるまで，その作業員の作業を制限する処置を取ること。
	vii. 製造は再バリデーションが問題なく完了した後のみ再開すること。

概 要

- APSの合格基準は微生物の発育がみられないことである。
- APSが不合格となった際は，適切に是正措置を実施したうえで，再度APSを実施すること。
- APSが不合格となった場合，これまで製造された製品及び当該APS後に製造された製品の無菌性についても評価すること。

解 説

9.46 APSの不合格とその対応

i・ii・iii. 原因の調査，是正措置，再APS

　今回のAnnex 1改訂に伴い，APS充填品に微生物汚染が認められた場合は充填本数にかかわらずAPSは不合格とすることが明確化された。APS不合格となった場合，①微生物汚染の原因の調査及び特定，②微生物汚染源に対する是正措置の実施，③APSによる再検証の順に進めるのが基本となる。

　「培地充填試験（プロセスシミュレーション）」（事務連絡，令和元年6月28日）[12] には，微生物汚染の原因調査を行うにあたっての評価項目が示されており参考となる（**表9.4**）。

　微生物汚染の原因の特定に際しては，できる限り収集可能なデータ，記録を照査する。また，汚染源となり得るさまざまな点を列挙し，一つひとつ検証していくことが重要である。これらの原因究明を行っても直接的な原因の特定に至

らない場合もあるが，こうした場合は，調査のなかで微生物汚染が発生した可能性があるさまざまな点について，是正措置を実施することが必要である。是正措置実施後の無菌操作の妥当性評価については，通常は初回同様3回のAPSを繰り返して合格することをもってできると考えられるが，実施回数の適切性はリスクアセスメントを実施して決定していく必要がある。

iv・v. 前回 APS 合格後の製品の全調査

定期的再バリデーションとしてのAPSで不合格となった場合，前回合格であったAPS以降に製造された無菌製品（原薬）のほか，APS不合格となった後に製造された製品についても，微生物汚染にさらされていた可能性が考えられる。したがって，微生物汚染の原因の特定を迅速に行い，これら無菌製品（原薬）の無菌性に対する影響について，適切に評価して対処しなければならない。その際には，市場に出荷されなかった製品も含めて幅広く評価する。また，当該調査の結果，製品の出荷可否判定の判定基準に影響を与える場合，今後の出荷可否判定基準に盛り込むことを考慮しなければならない。

表9.4 汚染原因調査の評価項目

1）環境微生物モニタリングデータ
2）環境微粒子モニタリングデータ
3）作業従事者の微生物モニタリングデータ（作業終了時，無塵衣や手袋表面などに付着している微生物のモニタリング）
4）培地，器材，装置等の滅菌サイクルデータ
5）滅菌装置のキャリブレーションデータ
6）滅菌機材の保存状態の適切性
7）HEPAフィルターの評価（微粒子の捕捉性能，流速など）
8）使用前及び使用後のフィルター完全性試験結果（フィルターハウジング組立ての適切性も含む）
9）無菌エリアでの空気の流れと圧力の適切性
10）培地充填試験中に起こった通常と異なった出来事
11）汚染微生物の諸性状検査結果
12）衛生管理方法とそのトレーニング内容の適切性
13）作業従事者のガウニングとそのトレーニング内容の適切性
14）作業従事者の無菌操作技術とそのトレーニング内容の適切性
15）作業従事者の健康状態（特に，呼吸器系疾患による咳やくしゃみなどの影響）
16）その他，無菌性に影響を及ぼす要因

（第十七改正日本薬局方第二追補の制定により削除された参考情報の取扱いについて，厚生労働省医薬・生活衛生局医薬品審査管理課，厚生労働省医薬・生活衛生局監視指導・麻薬対策課 事務連絡，令和元年6月28日）

項目番号	和訳
9.47	実施した全てのAPSは完全に文書化し，加工された容器の収支（例えば，充填容器数，培養本数，培養しなかった本数）を含むこと。充填し，培養しなかった容器に関する妥当性の説明を文書化に含めること。APS中に実施した全ての介入を，各介入の開始と終了の時刻と関与した人員を含めて記録すること。他の試験データと共に全ての微生物モニタリングデータをAPSのバッチレコードに記録すること。
9.48	実施したAPSを無効とするのは，文書化された手順で商業ロットについても同じように扱う事が求められている状況においてのみ行うこと。そのような場合，全ての調査について文書化すること。

概要

- APSの記録には，充填本数，培養有無，及び培養しなかった場合は，その理由，介入作業と介入した作業員，環境モニタリングなどを含むこと。
- 商用生産において製品を廃棄するなどの明確になっている場合にのみ，APSを中止・無効化できる。

解説

9.47 APSの記録

　APS充填品について培養するか否かについては，9.41項（p.307）を参考として決定し，その根拠を含めて記録しておくことが必要である。また，介入作業及び実施作業者などについては，計画どおり検証すべき介入作業がすべて実施されたか，そして参加すべき作業者がすべてAPSに参加していたかを照査するために適切に記録しておく必要がある。

　このほか，APSにおいて記録すべき詳細なデータについては，「培地充填試験（プロセスシミュレーション）」（事務連絡，令和元年6月28日）[12]に記載された項目が参考となる（表9.5参照）。

9.48 APSの無効化

　基本的に実施されたAPSを中止したり無効化したりすることはできない。無効にできるケースについては，例えばAPS実施中に空調システムが故障したなどの予期せぬトラブルが発生した場合に，通常の製造時において無菌性を保証できないことを理由に製造を中止することが明確に文書化されていれば，当該APSは中止し，無効とすることが可能となる場合がある。

表9.5 培地充填試験で記録すべきデータ項目

1) 試験実施日時
2) 試験実施充填室，充填ラインの識別
3) 容器，栓の種類とサイズ
4) 充填容量
5) 充填速度
6) 滅菌フィルターの形式と完全性試験成績（ろ過滅菌した場合）
7) 充填培地の種類
8) 充填容器数
9) 培養しなかった充填容器数とその理由
10) 培養容器数
11) 陽性容器数
12) 培養温度と培養期間
13) 実際の製造工程のあるステップを模倣するために使われた方法（例えば，模擬凍結乾燥，又はバイアルガス置換など）
14) 培地充填試験開始前及び試験実施中に得られた微生物学的モニタリングデータ
15) 培地充填試験参加者リスト
16) 充填培地の性能試験結果（粉末充填の場合は，微生物発育阻止活性の試験成績も必要）
17) 陽性容器から検出された微生物の同定及び性状検査結果
18) 当該培地充填試験でカバーする医薬品リスト
19) 汚染容器の認められた又は失敗に帰した培地充填試験の原因調査
20) 総合評価

（第十七改正日本薬局方第二追補の制定により削除された参考情報の取扱いについて，厚生労働省医薬・生活衛生局医薬品審査管理課，厚生労働省医薬・生活衛生局監視指導・麻薬対策課事務連絡，令和元年6月28日）

項目番号	和訳
9.49	無菌工程は，以下の場合には初期バリデーションを繰り返すものとすること： i. その無菌工程が長期間稼働していなかった。 ii. その無菌工程に影響する可能性があるような，工程，設備，手順あるいは環境に対する変更があったか，あるいは新たな製品容器あるいは容器 - 栓の組み合わせの追加があった。

概要

• 長期間製造工程が稼働していなかったり，重要な変更などがあったりした際は，初期バリデーションとしてのAPS実施を検討しなければならない。

解説

9.49 初期バリデーションとしてのAPSの再実施

i. 無菌工程が長期間稼働していなかった場合

　無菌製造工程が長期間稼働していない場合，無菌製造環境や製造設備の状態などが大きく変化している可能性がある。また当該無菌製造工程での作業員の

従事経験も長期間なかった状態である。したがって，適切な無菌製造ができないリスクがあることから，初期評価として繰り返し3回のAPS実施が必要となる。

ii. 工程，設備，手順，環境等に無菌工程に影響する可能性がある変更があった場合

微生物汚染リスクに大きく影響を与える変更については，初期バリデーションとして3回繰り返しのAPSの実施を検討する必要がある。9.38項の解説（p.306）も参考とし，リスクアセスメントを実施し初期評価として実施するのかを決定していくとよい。

参考文献

1) PDA Technical Report No.13（Revised 2022）: Fundamentals of an Environmental Monitoring Program, 2022
2) PDA Technical Report No.90: Contamination Control Strategy Development in Pharmaceutical Manufacturing, 2023
3) ISO 14644-1: Cleanrooms and associated controlled environments, Part 1: Classification of air cleanliness by particle concentration, 2015
4) USP〈1116〉Microbiological Control and Monitoring of Aseptic Processing Environments
5) JIS Z 9020-2:2023，管理図－第2部：シューハート管理図，日本規格協会（2023）
6) ISO 14644-2: Cleanrooms and associated controlled environments– Part 2: Monitoring to provide evidence of cleanroom performance related to air cleanliness by particle concentration, 2015
7) PIC/S：GMP Guide Annex 1 Revision 2008, Interpretation of Most Important Changes for The Manufacture of Sterile Medicinal Products, PI 032-2, 2010
8) USP〈1115〉Bioburden Control of Nonsterile Drug Substances and Products, USP-NF 2023, Issue 2, Feb. 1, 2023
9) 第十八改正日本薬局方 参考情報 遺伝子解析による微生物の迅速同定法〈G4-7-160〉，厚生労働省告示第220号，令和3年6月7日
10) 第十八改正日本薬局方 一般試験法 4.05 微生物限度試験法，厚生労働省告示第220号，令和3年6月7日
11) FDA：Guidance for Industry, Sterile Drug Products Produced by Aseptic Processing – Current Good Manufacturing Practice, 2004
12) 第十七改正日本薬局方第二追補の制定により削除された参考情報の取扱いについて，厚生労働省医薬・生活衛生局医薬品審査管理課，厚生労働省医薬・生活衛生局監視指導・麻薬対策課 事務連絡，令和元年6月28日
13) 日本PDA製薬学会 無菌製品GMP委員会 第7グループ APS検討チーム（豊田武士，他）：PIC/S Annex 1改訂案から読み解くAPSにおける適切な介入作業および充填品等の設定およびその実施例．PHARM TECH JAPAN，38(7)：150-161，2022
14)「無菌操作法による無菌医薬品の製造に関する指針」の改訂について，厚生労働省医薬食品局監視指導・麻薬対策課 事務連絡，平成23年4月20日
15) ISO 13408-1: Aseptic processing of health care products, Part 1: General requirements, 2023

10 | 品質管理（QC）
Quality Control (QC)

▶ 無菌製品に関連する特定の品質管理要件に関するガイダンス。

無菌製品の品質管理に関連する
人員・規格・バイオバーデン[1)-8)]

項目番号	和訳
10.1	製造活動，環境モニタリング計画，及び無菌製品の安全性に関する事象について影響を評価するための調査の枠組みを支援するために，微生物学，無菌性保証及び製造工程に関する適切な訓練を受け，経験を有する人員を置くこと。
10.2	原料，容器部品，及び製品の規格は，モニタリング，及び／又はCCSにより必要性が示された場合，微生物，微粒子，及びエンドトキシン／発熱性物質の限度に関する要求事項を含むこと。
10.3	無菌充填製品及び最終滅菌製品共にバイオバーデン試験をバッチ毎に実施し，その結果をバッチの最終照査の一部とすること。用いた滅菌方法の効率に関連するものであることから，ろ過滅菌あるいは最終滅菌直前のバイオバーデンはバイオバーデンの限度値を設定すること。サンプルはワーストケースを代表するものとして採取すること（例えば，保持時間の最終時点）。最終滅菌製品に関してオーバーキルの滅菌パラメータが設定されている場合，バイオバーデンは適切にスケジュールが設定された間隔でモニターすること。
10.4	パラメトリックリリースが承認された製品に関しては，滅菌サイクル開始前に充填された製品について滅菌前バイオバーデンモニタリングを支援するプログラムを作成し，各バッチについてバイオバーデン試験を実施すること。滅菌前の充填された製品のサンプリング位置は，ワーストケースを想定して，バッチを代表するものとすること。バイオバーデン試験で検出したいかなる微生物も同定し，それらの滅菌工程の有効性への影響を決定すること。場合により，エンドトキシン／発熱性物質のレベルをモニターすること。

概 要

　　無菌操作の最大の微生物汚染源である人に対しては，適切な訓練，知識や経験が必要である。また，無菌製品に使用する原料は必要性が示された場合，バイオバーデン及びエンドトキシンの適切な管理が必要となる。

　　無菌充填製品及び最終滅菌製品ともにバイオバーデンアッセイをバッチごとに実施し，その結果をバッチの最終照査の一部とみなす必要がある。

　　パラメトリックリリースに関して承認された製品については，充填した製品についての滅菌ナイクル開始前の，滅菌前バイオバーデンモニタリングを支援す

るプログラムを開発し，各バッチについてバイオバーデンアッセイを実施することが望ましい。

解説

10.1 無菌製品製造に関わるQC職員

　人は無菌操作区域における最大の微生物汚染源であるため，無菌操作法による無菌製品に関わる製品の作業所においては，無菌操作における人の介在を可能な限り少なくし，それによって人に起因する汚染を排除することが重要である。無菌製品に関わる製品の製造に従事する職員には，その業務を行うために必要な考え方，及び実際の作業内容に関する手順について教育訓練を行うことにより，その能力及びモラルを維持すること。また職員はガウンの着用に習熟し，勤勉であること。無菌ガウンの着用が義務付けられている職員は，定期的に適切なガウン着用の能力を証明すること。

　また，アイソレータ，ブローフィルシール等，人の介在による微生物汚染を低減する設備を運用する場合には，職員に対してその装置の特性と維持点検など，装置操作や維持・点検管理に関する教育訓練が重要となることを考慮すること。

10.2 原料，容器部品及び製品の規格　　　　　　　　　〈CCS〉

　無菌製品の製造に用いる原料（原薬，添加剤，注射用水）及び資材（容器，施栓系）については，バイオバーデン及びエンドトキシンの適切な管理が必要である。原料のエンドトキシン及びバイオバーデン量については，製品標準書又は適切な手順書に定めておくこと。資材中，ゴム栓のエンドトキシン量については，受入試験又は洗浄工程における脱パイロジェンデータ，ガラス製バイアルやアンプルについては乾熱滅菌工程における脱パイロジェンデータが必要である。

　最終製品のエンドトキシン量を管理するにあたり，原料ごとのエンドトキシン量を管理することが重要である。各原料のエンドトキシン量の管理には，次のいずれかの方法が考えられる。

　①エンドトキシン量が管理された原料を使用する。
　②工程において，熱安定物質に対する加熱法など脱パイロジェン処理を行う。

10.3 無菌充填製品及び最終滅菌製品のバイオバーデン

　PIC/S GMPガイドラインAnnex 1（2022年）では，ろ過滅菌，最終滅菌法にかかわらずバイオバーデン試験は滅菌前にバッチごとに実施することを求めている。ただし，オーバーキル滅菌の場合は，バイオバーデン試験を適切な間隔

で行ってもよいとしている。FDAも日本も，ろ過前液にバイオバーデン限度値の設定を求めている。バイオバーデン限度値は，フィルターの有効ろ過面積，最大ろ過量，ろ過前液中の最大バイオバーデン数等を考慮に入れて規定すればよいが，一応の目安としては10 CFU/100 mL が参考になる。

　日本では，必要に応じて，適切な頻度でバイオバーデン試験を実施することとしている。バイオバーデン試験をバッチごとに行わない場合や，試験法の詳細（培地の種類や培養条件等）が日局18一般試験法「4.05 微生物限度試験法」[6]と異なる場合には，それを説明できるデータを用意しておくこと。

　パラメトリックリリースによる出荷の場合，環境及び滅菌前製品の中間的バイオバーデン（回収率，回収率及び動物種）の管理レベルは，バリデートされた範囲内になければならず，その後の滅菌の有効性を保証するものでなければならない。一般に，滅菌工程への負荷の増大を示すものとして認識されているような微生物種や形態（湿熱滅菌用芽胞など）の回収率は，過去のデータから明らかなように，低いものとすべきである。

　また，滅菌前製品のバイオバーデンを管理するうえで，高バイオバーデン又は高抵抗性菌（胞子形成菌など）の潜在的なリスクの評価，計数手段及び特性解析，製品が汚染しうる使用機会及びモダリティの調査などを実施して，リスク回避のための方策を検証する。

　リスクアセスメントにはさらに，滅菌工程では制御できない可能性のある他のバイオバーデン関連のリスク，例えば，発熱性物質及びそれらが製品の処方化学を有害に変化させる可能性を含めるべきである。

10.4　パラメトリックリリースが承認された製品でのバイオバーデン

　パラメトリックリリースはリアルタイムリリースの一つと考えることができ，最終段階で滅菌を行う製剤の出荷可否決定を無菌試験結果に代えて，滅菌工程に関わる工程内データに基づいて行うことがその一つの例である。この場合，各ロットの出荷は，製剤製造の最終滅菌段階での特定のパラメータ，例えば，温度，圧力及び時間が満足し得る値を示していることを確認したうえで行う。限られた数の最終製品についての無菌試験の結果に基づく出荷可否決定よりも，前述のパラメータを用いたパラメトリックリリースのほうが，製品の無菌性保証の観点から信頼性は高い。

　滅菌対象物のバイオバーデンに基づいて滅菌サイクルを確立する場合，バイオロジカルインジケーター（BI；biological indicators）の生菌数，抵抗性，評価方法は，予想あるいは確立されたバイオバーデンを考慮して決定すること。

　確立された滅菌サイクルで，滅菌対象物の健全性を確認すること。滅菌サイクルの所要時間が，実際の生産タイムスケジュールにおいて，許容されるものであることを確認すること。

　なお，Annex 1のパラメトリックリリースは，これまでと概念が異なっている。

例えばISO 11139[7] では，「parametric release：declaration that product is sterile based on records demonstrating that the process variables were delivered within specified tolerances」との記載があり，Annex 17（Real Time Release Testing & Parametric Release）[8] とも要件が異なると考えられる。

Annex 1で求める最終滅菌前の微生物の同定，滅菌工程への影響調査はパラメトリックリリースの導入に新たな制約を加えることになると考えられる。

最終製品の無菌試験

項目番号	和訳
10.5	最終製品の無菌試験は，無菌性を保証する一連の重要な管理手段の最後に実施するものに過ぎない。製品の設計，手順，あるいは適格性評価のパラメータに適合しない製品の無菌性を保証するために用いる事はできない。無菌試験は当該製品についてバリデートすること。
10.6	無菌試験は無菌条件下で実施すること。無菌試験用に採取したサンプルはバッチ全体を代表するものとするが，特に，バッチの中で最も汚染のリスクが高い部分，例えば以下の部分から採取されたサンプルを含むこと： i. 無菌的に充填された製品に関しては，サンプルはバッチの充填開始時及び終了時の容器を含むこと。例えば重要な介入の後などの追加のサンプルの採取について，リスクに基づいて考慮すること。 ii. 最終容器中で加熱滅菌される製品に関しては，採取されたサンプルはワーストケースの位置（例えば，載荷各回におけるコールドポイントあるいは昇温の遅い部分）を代表するものであること。 iii. 凍結乾燥された製品に関しては，異なった凍結乾燥載荷から採取したサンプル。 注：サブバッチが生じる製造工程の場合（例えば，最終滅菌製品）は，各サブバッチからの無菌試験サンプルを採取し，各サブバッチに対する無菌試験を実施すること。他の製品試験項目についてもサブバッチごとに試験を実施することを考慮すること。

概要

最終製品の無菌試験は当該製品の無菌性を保証するものであり，それとともに無菌性が十分に検証されている工程で製造されることが重要である。また，無菌試験はあくまでも調べる検体中に汚染微生物が検出されないことを示す試験であるので，そのサンプリングの方法は極めて重要である。

解 説

10.5 最終製品の無菌試験

　Annex 1の2.7項にも記載があるように，製品の無菌性又はその他の品質面において最終工程又は最終製品の試験に全面的に依存することはできない。また，無菌試験は，通常少ないサンプル数にて実施するため，品質を保証するには限界があり，日局18一般試験法「4.06 無菌試験法」[9]においても，「本試験に適合する結果が得られても，それは単に本試験条件下で調べた検体中に汚染微生物が検出されなかったことを示しているだけである」と記載されている。GMPにおける無菌性保証の基本的な考えは，無菌性が十分に検証（バリデート）されている工程で製造し，かつ「無菌試験」にも適合することである。それゆえ，製品の無菌性は，一連の製造工程（各種滅菌工程，ろ過滅菌工程，充填工程，凍結乾燥工程，閉塞工程）が完璧にバリデートされ，それらの管理手段が適切に行われていることが不可欠であり，極めて重要となる[9],[10]。

10.6 無菌試験の実施方法

　「無菌操作法による無菌医薬品の製造に関する指針」[5]において，「無菌充てんにおいて，充てん，打栓，凍結乾燥等の無菌医薬品の製造工程や無菌ろ過された製品が直接接触する滅菌済み容器等（栓を含む）が環境に曝露される作業については，重要区域（グレードA）において行うものとする」との記載があり，重要区域の無菌性を確認するためにロットの最初及び最後の容器を含むことが望ましい。また同重要区域の無菌性が脅かされる介入があった場合には，無菌性担保の観点より，採取することが望ましい。

　滅菌装置の滅菌バリデーションにおいて，コールドポイントの温度設定やBIチャレンジの実施，困難な場合にはリスク分析や科学的根拠に基づいて充填に沿った検証方法を構築し，無菌性を保証することが重要であり，滅菌装置の滅菌工程の達成を確認するためにもワーストケースの部位を含めたサンプリングが望ましい。

　無菌試験は，サンプリングに起因する製品の汚染や検体の疑陽性が発生しないように十分注意する必要がある。採取する検体は試験する最終製品の代表とするために，偏りを起こさないようにサンプリングを行う必要がある[9]-[11]。

有効期間が短い製品の無菌性保証

項目番号	和訳
10.7	製品によっては，その有効期間が無菌試験の終了を待つには短すぎるために出荷可否判定の前に無菌試験の結果を得る事が出来ない場合もある。このような場合，必要な工程設計について追加検討し，追加のモニタリング及び／又は代替試験法について評価し，文書化しておくこと。

概 要

　出荷可否判定に無菌試験の結果を待つことができない，有効期間が極端に短い製品がある。このような場合，リスクを低減するために追加すべき工程設計に対する考慮，追加すべきモニタリング及び無菌試験を代替する試験法について評価し，文書化する必要がある。

解 説

10.7　有効期間が短い製品の無菌性保証

　無菌製品は製品試験の規格項目として，通常，無菌試験が設定されており，無菌試験に適合することが出荷可否判定の条件となっている。日局18「4.06　無菌試験法」は直接法，メンブランフィルター法のいずれにおいても，14日間培養後の観察を要するため，最終製剤の充填・閉塞工程から最短でも14日経なければ出荷可否判定を行うことができない[9]。本項では，有効期間が短く，無菌試験の結果を得る前に出荷判定せざるを得ない無菌製品については，工程設計に対する考慮や追加のモニタリングに加え，無菌試験の代替法の検討評価を行うことが規定されている。

　本項に規定された工程設計に対する考慮とは，例えば，製造設備としてバリア性の高いアイソレータやClosed RABSなど堅牢な無菌システムの導入や，搬入する資材等の除染システムの改善などが該当すると考えられる。また，追加のモニタリングとは微生物・微粒子・エンドトキシンの三大汚染物質を管理する製造環境モニタリングと工程モニタリングとしての無菌プロセスシミュレーション（APS；aseptic process simulation）の最適化をいう。また，無菌試験の代替法とは，微生物迅速試験法のことを指し，本件については10.11項（p.328）にて解説する。これらの評価検討の結果は汚染管理戦略（CCS；contamination control strategy）に基づいて，文書化する。

　なお，有効期間が極端に短い無菌製品の代表例として，再生医療等製品と放射性医薬品が知られており，それぞれ無菌試験完了前の出荷判定等に関してPIC/S GMP Annex 2A（ヒト用先進医療医薬品の製造）[12], [13]とAnnex 3（放射性医薬品の製造）[14], [15]に言及されている。

（1）再生医療等製品

ヒト用先端医療医薬品（ATMPs；advanced therapy medicinal products，日本では，再生医療等製品に相当する）の製造ガイドラインであるPIC/S GMP Annex 2Aの6.14項において，有効期間の短いATMPsのバッチ認証（出荷可否判定）に関して，以下のとおり記載されている[12), 13)]。

PIC/S GMP Annex 2A（ヒト用先進医療医薬品の製造）

6.14

有効期間の短いATMPsについて，確立された分析試験では製品が投与される前にバッチ認証が困難な場合には，同等のデータを得る代替方法を検討すること（例：迅速微生物試験法）。当局からの承認を条件として，有効期間の短い製品について，患者へ有効な製品配送が試験タイムラインにより困難なときには，製品品質管理が全て完了する前にバッチ認証を実施することが許可される。

（a）その製品及びプロセスの稼働性能の深い理解に基づいて，適切な管理ストラテジーが整っていなければならない。これには，出発原料，原料物質及び中間製品の管理及び特性を考慮に入れなければならない。

（b）バッチ認証の手順は，出荷可否判定の手順全体（製造及び分析データの評価に携わる種々の人員の責務を含む）を厳密かつ詳細に規定すること。

（c）有効期間が短いATMPのバッチ認証及び出荷可否判定の手順は，以下に示す2つ以上の段階で実行し得る：

  i. バッチ工程記録書，製造条件をカバーする環境モニタリング（入手可能な場合）の結果，標準的な手順及び手続きからの逸脱全て，並びにオーソライズドパーソンによる最初の認証に先立つ照査に供された分析結果の，予め指定された者による評価。

  ii. オーソライズドパーソンによる最終的な認証に供された最終分析試験その他の情報の評価。規格外れの試験結果が得られた場合に講じるべき措置（臨床スタッフとの連絡を含む）を記載した手順書が整っていること。そのような事案は十分に原因究明し，是正措置及び予防措置を講じて再発を防止すること。

（d）完全な分析結果一式がないバッチ出荷可否判定の裏付けデータとして，（治験用ATMPの場合であっても）プロセスバリデーションに依拠する度合いを増すことを検討すること。

（e）医薬品品質システムの有効性の継続的な評価が整っていなければならない。これには，傾向評価を可能とする方法で記録を保管することが含まれる。

（「PIC/SのGMPガイドラインを活用する際の考え方について」の一部改正について，厚生労働省医薬・生活衛生局監視指導・麻薬対策課 事務連絡，令和4年4月5日）

（2）放射性医薬品

放射性医薬品のなかには，製造完了後，極めて短時間で投与する必要のある医薬品もある。放射性医薬品の製造ガイドラインであるPIC/S GMP Annex 3には，半減期が短い放射性核種を用いた，使用期間が極端に短い放射性医薬品の出荷可否判定について記載がある。Annex 3より，放射性医薬品の出荷管理に関する記載を以下に抜粋した[14), 15)]。

PIC/S GMP Annex 3（放射性医薬品）

序文

2. 放射性核種の有効期間は短いため，一部の放射性医薬品は，全ての品質管理試験が終了する前に出荷判定できる。この場合，関係者の責任を含めた全体の出荷判定手順の正確かつ詳細な記述と，品質保証システムの有効性の継続的な評価が不可欠である。

6. 非経口的に（parenterally）投与される放射性医薬品は，非経口製剤の無菌性要件及び該当する場合は無菌製剤生産のための無菌操作条件を遵守しなければならない。これらはPIC/S GMPガイドライン，Annex 1の対象である。

品質保証

9. 放射性医薬品には特有の性質があり，少量生産で，場合によっては試験が完了する前に製品を投与する必要があるため，放射性医薬品の生産においては品質保証がよりいっそう重要である。

（PIC/SのGMPガイドラインを活用する際の考え方について，
厚生労働省医薬・生活衛生局監視指導・麻薬対策課 事務連絡，平成24年2月1日）

無菌試験のサンプル容器外面除染剤の影響評価

項目番号	和訳
10.8	試験前に無菌試験用サンプルの外面を除染するために用いるいかなる工程（例えば，過酸化水素蒸気，紫外線）も，試験法の感度あるいはサンプルの信頼性に悪い影響を与えないこと。

概 要

　無菌試験用サンプルについて，グレードAの試験エリアへ搬入する際に行うサンプル容器外面の除染によって，サンプル中の微生物が死滅するなどの影響を受けて偽陰性となる可能性がないことを確認する必要がある。

解 説

10.8　無菌試験のサンプル容器外面除染剤の影響評価

　無菌試験は，グレードB環境に設置したクリーンベンチ又は安全キャビネット，又はグレードC以下の環境に設置したアイソレータ等により，グレードA環境下で実施される。無菌製品は充填閉塞後，通常，一般環境にて包装工程を行った最終製品が試験に供されるため，無菌試験用サンプルは容器外面を除染してから試験を行うグレードA環境に搬入するか，アイソレータの場合では，試験エリアを開放してサンプルを搬入後閉鎖して，試験前に除染を行う必要がある。

　グレードAに搬入する物品の除染方法の適格性については，搬入バリデーション等により評価，確認する必要がある（4.11項, p.55）。無菌試験に供される

サンプル容器外面の除染については，除染方法が無菌試験法の感度やサンプルの信頼性に影響を与えないことが求められる。すなわち，サンプル容器外面の除染によって，サンプル中に生存している微生物が死滅又は生育不能となり，本来陽性となるべきサンプルが偽陰性となる可能性がないことを示す必要がある。

　Annex 1には，除染による影響の評価方法について具体的な手法には言及されていない。したがって，製造所にて実施しているサンプル容器外面の除染方法に応じて，科学的に説明できる方法で評価する必要がある。例えば，無菌試験の手法の適合性や培地性能試験で用いる標準菌株及び製造所で分離された代表菌（local isolates）[16]（Annex 1 用語集, p.339）を少数（通常100 CFU以下）接種したサンプルを調製し，搬入時と同じ方法で除染後，手法の適合性が確立された無菌試験を行って，陽性になることを確認することなどが考えられる。

試験用培地の選定と培地性能試験

項目番号	和訳
10.9	製品試験に使用する培地は，使用前に関連する薬局方に従って品質管理試験を行ったものであること。環境モニタリング及びAPSに使用する培地は使用前に，製造所の分離菌を適切に代表するものを含め，科学的に妥当性が裏付けられ，規定された指標菌のグループを用いて，培地性能試験を行うこと。培地の品質管理試験は通常はエンドユーザーが実施すること。培地について外注試験あるいは供給業者の試験に依存する場合はいかなる場合も妥当性を示し，輸送及び配送条件を十分に考慮すること。

概要

　製品試験として実施する微生物試験用の培地は，各国薬局方の試験法に応じて規定された培地性能試験を含む品質試験により適合が確認されたものであることが求められる。環境モニタリング及びAPSに用いる培地の培地性能試験には，薬局方に規定された微生物に加え，製造所で分離された代表菌[16]（Annex 1 用語集, p.339）も指標菌株として用いる必要がある。培地性能試験を外注又は培地供給業者に委託する場合は，輸送時の温度履歴等についても考慮したうえで試験の妥当性を示す必要がある。

解説

10.9　試験用培地の選定と培地性能試験（製品試験，環境モニタリング，APS）

　製品試験として実施する微生物試験に用いる培地は，薬局方に規定された試験を行い，培地性能の適合を確認する必要がある。日局18「4.06 無菌試験法」によれば，製品の無菌試験には，嫌気性菌用と好気性菌用の2種類の培地を使

用するが，各国薬局方に規定された微生物菌株を用いて，これら培地の培地性能試験を行う。嫌気性菌用培地には通性嫌気性細菌*Staphylococcus aureus*及び*Pseudomonas aeruginosa*に嫌気性細菌*Clostridium sporogenes*を加えた3菌種，好気性菌用培地には好気性細菌*Bacillus subtilis*と好気性の真菌*Candida albicans*及び*Aspergillus brasiliensis*のそれぞれ3菌種の規定菌株を用いて，それぞれの液体培地に少数（100CFU以下）の微生物を接種し，細菌は3日間，真菌は5日間培養し，肉眼で明らかに微生物の繁殖が観察された場合に培地性能試験が適合と判定する[9]。

日局18「4.06 無菌試験法」において，培地の適合性（無菌性，培地性能）は，「製品の無菌試験の実施前に，又は並行して行うことができる」と記載されており，14日間の培養期間を要する無菌試験と並行して行うことが許容されている[9]。

また，製品の微生物限度試験に用いる細菌用及び真菌用培地についても同様に，各国薬局方に規定された微生物菌株を用いて，培地性能試験を行う。日局18「4.05 微生物限度試験法」生菌数試験法においては，細菌用培地には*Staphylococcus aureus*, *Pseudomonas aeruginosa*及び*Bacillus subtilis*の3菌種の規定菌株，また，真菌用培地には*Candida albicans*及び*Aspergillus brasiliensis*の2菌種の指定菌株を使用し，少数（100CFU以下）を接種し，寒天培地ではコロニー数が接種数の1/2〜2倍の範囲内にあること，液体培地では品質が確認されたロットの培地で得られた発育と同等の発育がみられることを確認する[6]。

環境モニタリング及びAPSに用いる培地の性能試験は，「4.05 微生物限度試験法」に規定された培地性能試験に基づいて行うが，列挙された細菌3菌種，真菌2菌種に加え，当該製造所において頻度高く分離される代表菌[16]についても，培地性能試験に供することが求められる。このため，製造所の環境モニタリング及びAPS又はバイオバーデン試験等で，過去に清浄度の高い区域やリスクの高いサンプルから検出された微生物は，種レベルまで同定するとともに〔9.31項（p.291）及び9.43項（p.310）参照〕，微生物ライブラリーとして保存しておくことが望ましい。なお，環境モニタリング及びAPSに用いる培地の性能試験は，検体の試験と並行して実施することは想定されておらず，使用前に培地性能を確認しておく必要がある。

培地性能試験を外部試験機関もしくは供給業者に委託して実施する場合においては，輸送時の温度履歴を想定した条件（温度及び期間）で保管した培地を用いて培地性能試験を実施するとともに，温度ロガー等を用いて，実際の輸送ごとに想定条件を逸脱しなかったことを確認することが必要となる。また，環境モニタリング又はAPSに用いる培地については，標準菌株に加えて製造環境から分離された代表菌についても実施委託することを考慮すること。

環境モニタリング及び傾向分析データの
出荷判定時の照査

項目番号	和訳
10.10	グレード分類された区域について得られた環境モニタリングデータ及び傾向分析データを製品のバッチ証明／出荷可否判定の一部として照査すること。環境モニタリングのデータがOOTであるか，設定された限度値を越えた場合の措置を定めた文書化された手順を備えること。有効期間が短い製品に関しては，製造時には環境モニタリングデータは得られていない可能性がある，このような場合，バッチ証明には最新の入手可能なデータの照査を含むこと。これらの製品の製造業者は迅速法／代替法の使用を考慮すること。

概 要

　バッチ証明又は出荷可否判定には，当該バッチの製品試験結果の規格適合性だけでなく，環境モニタリングデータ及びその傾向分析データに異常がないことを確認する必要がある（3.2項，p.44）。環境モニタリング結果が措置基準値（action limits）や警報基準値（alert levels）を超えた場合だけでなく，通常値からのずれや異常な値が検出された場合に取るべき対応については，手順として文書化しておく必要がある。有効期間が短い製品で，製造時の環境モニタリングデータが出荷判定に間に合わない場合においても，入手可能な直近のモニタリングデータの確認を行う必要がある。このような有効期間が非常に短い製品の製造業者は，微生物迅速試験法などの代替法の利用を検討することが望ましい。

解 説

10.10 環境モニタリング及び傾向分析データの出荷判定時の照査

　製造手順からの逸脱や試験結果の不適合（OOS；out of specification）のみならず，環境モニタリングのデータが措置基準値あるいは警報基準値を超えた場合や，通常値からのずれのような悪化傾向（OOT；out of trend）に関しても，バッチ証明又は出荷可否判定の前には適切に調査することが求められる。環境モニタリングデータが，アクションあるいはアラートの限度値を超えた場合やOOT等の場合に取るべき対応については手順として文書化しておく必要がある。原因究明においては，当該工程及び製品品質へ及ぼした可能性，他の工程あるいはバッチに及ぼした影響の可能性がないかを判定すること（3.2項，p.44）。

　ある種の放射性医薬品又は再生医療等製品のように，有効期間が極めて短く，当該バッチの製造時の環境モニタリングデータが出荷判定時に間に合わない場合においても，入手可能な直近のモニタリングデータの確認を行う。このような有効期間が極めて短い製品の製造業者においては，10.7項にあげた無菌試験

の代替法に加え，環境モニタリングに用いる微生物試験についても，微生物迅速試験法などの代替法の利用を検討することが望ましいとされている。

微生物迅速試験法の導入

項目番号	和訳
10.11	自動化された迅速微生物モニタリング法が一般的な製造工程に用いられた場合，これらの方法は当該製品あるいは工程についてバリデートされたものであること。

概 要

一般的な製造工程の微生物モニタリング法として，微生物迅速試験法等，新たな技術に基づく試験方法を用いる場合，当該製品あるいは工程のモニタリング法としてバリデートされたものであることが求められる。

解 説

10.11 微生物迅速試験法の導入

従来の微生物試験は培養法を基本とし，コロニー形成や増殖に伴う濁度変化などを指標としているのに対し，新たな技術に基づく微生物迅速試験法は，測定対象や測定原理が多種多様で，従来法とは大きく異なっている[17]。微生物迅速試験法に関する全般情報，応用できる分野及び試験方法のバリデーションの考え方については，日局18参考情報「微生物迅速試験法〈G4-6-170〉」に概説されている[18]。

（1）微生物迅速試験法の分類
①直接測定法

菌体そのものを測定対象とする直接測定法は，固相サイトメトリーとフローサイトメトリーに分類できる。前者は，菌体をフィルターなどの担体上に捕捉し，菌体が発するシグナルを検出する。具体的な事例としてはシグナルとして生菌が産生するATPやエステラーゼ酵素を利用した蛍光発色や，生菌にも死菌にも存在するDNAに結合して蛍光発色，あるいは蛍光標識した抗体やファージ等を用いた蛍光発色を蛍光顕微鏡やレーザースキャンニングなどで計数又は蛍光強度として測定する方法などがある。また，後者のフローサイトメトリーは，水などの流路系を通過する菌体が発するシグナルをフローサイトメーター等により検出する方法で，前者と同様の方法を用いて発色させた菌体が発する蛍光を検出する。

②間接測定法

　　日局18参考情報〈G4-6-170〉では，微生物の増殖による代謝物や酸素消費等や，抗原・核酸・酵素・菌体成分などの対象産物を検出する方法を「間接測定法」として列挙しており，免疫学的方法，核酸増幅法，生物発光法・蛍光法，マイクロコロニー法，インピーダンス法，ガス測定法，脂肪酸分析法，赤外分析法，質量分析法等があげられている[18]。

(2) 微生物迅速試験法のバリデーション

　　試験機器は，測定対象とする標準試料，すなわち直接測定法では標準菌株，間接測定法では検出対象となる成分等を用いて適格性評価を実施する。

　　日局18参考情報〈G4-6-170〉において，試験方法のバリデーションは，測定する対象物が細菌数や細菌量の指標となることに対する科学的根拠を明らかにしたうえで，従来法に比べて優位な点だけでなく，利用にあたって考慮すべき点についても明確化するのが望ましいとされている[18]。標準菌株を用いたバリデーションの結果は従来法と比較して同等以上であるべきであるが，測定原理が異なることより必ずしも相関関係を求める必要はないとも記載され，原理が異なる試験法では必ずしも現行法との相関が得られない場合もあることが想定されている。

　　この点については，Annex 1の9.30項，「**表6 生物微粒子汚染の措置基準値**」(p.291)の注2に下記のように記載されている。

> 限度値は本文書（Annex 1）を通してCFUを用いて適用されている。異なったかあるいは新たな技術が用いられ，CFUと異なる方法で結果を表すならば，製造業者は適用した限度値について科学的に妥当性を示し，可能な場合それらとCFUとの関係を示すこと。

(PIC/S GMP Guide, Annex 1, 9.30, 2022)

　　すなわち，環境モニタリングとして培養法の代替試験法を用い，コロニー形成単位（CFU；colony forming unit）以外の単位で結果を表す場合には，適用した微生物数の限度値について科学的に妥当性を示すことが求められ，可能な場合はCFUとの関係を示すこととされている。これは日局18参考情報〈G4-6-170〉の記載とも整合している。

(3) 応用分野と考慮すべき点

　　微生物モニタリングについて記述している9.28項(p.290)には，「迅速法等の適切な代替モニタリング法の適用を，微生物汚染の検出を迅速化し，製品へのリスクを低減するために考慮すること」と記載され，迅速かつ自動化された微生物モニタリング法については，従来法との同等性又は優位性をバリデーションにより証明すれば，適用してもよいとされている。

　　日局18参考情報〈G4-6-170〉においても，「微生物迅速試験法は幅広い分野で

の応用が期待されるが，測定対象及び測定系が従来法とは異なるため，これまでに蓄積したデータとの相関を得られないことがある」としながらも，「従来法と同等以上の能力を有することを確認することが原則であるが，微生物迅速試験法により新たな管理方法が考案され，従来法がない場合には，その妥当性を検証して微生物迅速試験法を用いることができる」と記載されている[18]。

また，工程管理のうえで結果が出るまでに長時間を要する培養法は活用が限られるため，短時間で結果が出る迅速試験法は，有効期間が短い特殊な無菌製品でなくとも，環境モニタリング，バイオバーデン試験，原材料管理など工程管理の新たな方法として活用が期待される。

さらに前項で触れた Annex 1 の**表6**(p.291)の措置基準値について，日局18参考情報〈G4-6-170〉では，「警報基準値（アラートレベル），処置基準値（アクションレベル）などは得られたデータを元に傾向分析を通じて設定することができる」と設定方法が示されており，微生物迅速試験法の応用分野として以下が例示されている。

- 製薬用水の品質管理
- 製造区域の微生物評価
- 無菌試験

- 微生物限度試験
- 保存効力試験
- 原材料受入試験　など

(第十八改正日本薬局方 参考情報 微生物迅速試験法〈G4-6-170〉，厚生労働省告示第220号，
令和3年6月7日)

（4）蛍光染色による迅速測定法

日局18参考情報〈G4-6-170〉に例示されている微生物迅速試験法のなかで，培養することなく蛍光又は発光により，生菌のみあるいは死菌も含めた全細菌を蛍光顕微鏡等で計数する方法や，短時間の培養で形成したマイクロコロニーを蛍光染色して計数する方法については，日局18参考情報「蛍光染色による細菌数の迅速測定法〈G4-8-152〉」に収載されている[19]。

このうち，前者の培養しない方法は，フィルターなどの固定相に捕捉したサンプル中の生菌について菌体内エステラーゼにより蛍光発色する色素（CFDA；carboxyfluorescein deacetate）と，生菌・死菌にかかわらずDNAを蛍光染色する色素（DAPI；4',6-diamidino-2-phenylindole）等によって二重染色し，蛍光顕微鏡等の装置を用いて，蛍光色の違いにより生菌数及び全菌数を計数する方法である。本法では，培養することなく生菌数及び全菌数を計数できるため，培養時間が不要であり，製造用水や無菌製造区域の生菌数をリアルタイムに近い短時間でのモニタリング法として有用である。

また，マイクロコロニー法は，前者の方法と同様にメンブランフィルターに捕捉した後，フィルターを培地上に静置して適切な温度と時間で培養し，コロニー形成の初期段階であるマイクロコロニー数として計数する方法である。培養後のフィルターをホルマリン固定し，DAPI等の核酸染色剤により蛍光染色して蛍

光顕微鏡等で計数する。前者の計数対象が個々の微生物であるのと比較すると，蛍光強度が強いマイクロコロニーを計数するため高精度であることに加え，従来法により近い増殖能力を有する生菌数を計数できる点に特長をもつ。

　これらの試験のうち，製品試験として承認書に記載されている試験法を変更する場合は，事前に当局と相談のうえ，薬事手続き〔試験法の一変申請，又は承認後変更管理実施計画書（PACMP：Post-Approval Change Management Protocol）を用いた承認事項の変更〕を要する。承認事項に関わらない製薬用水や環境モニタリングの試験法については，そのような制約はないため，自社でバリデーションを行って従来法との同等性や優位性を確認すれば，適用してよいが（9.28項，p.290），行政当局の定期又は無通告の立ち入り調査等で科学的根拠等についての説明を求められることになるため，できれば事前に確認しておくことが望ましい。

参考文献

1）ECA Foundation：How to Develop and Document a Contamination Control Strategy, Version 2 0, 2022

2）USP：〈1116〉Microbiological Control and Monitoring of Aseptic Processing Environments

3）USP：〈1211〉Sterilization and Sterility Assurance of Compendial Articles, USP-NF, 2023

4）USP：〈1222〉Terminally Sterilized Pharmaceutical Products − Parametric Release, USP-NF, 2022

5）「無菌操作法による無菌医薬品の製造に関する指針」の改訂について，厚生労働省医薬食品局監視指導・麻薬対策課 事務連絡，平成23年4月20日

6）第十八改正日本薬局方 一般試験法 4.05 微生物限度試験法，pp122-130，厚生労働省，2021

7）ISO 11139:2018, Sterilization of health care products − Vocabulary of terms used in sterilization and related equipment and process standards

8）EU GMP Annex 17, Real Time Release Testing and Parametric Release, 2018

9）第十八改正日本薬局方 一般試験法 4.06 無菌試験法，pp131-133，厚生労働省，2021

10）FDA：Guidance for Industry, Sterile Drug Products Produced by Aseptic Processing − Current Good Manufacturing Practice, 2004

11）USP：〈71〉Sterility Tests, USP-NF, 2022

12）PIC/S GMP Guide, Annex 2A: Manufacture of advanced therapy medicinal products for human use. Chapter 6, Quality Control, 6.14., PE 009-17 (Annexes), 2023

13）「PIC/SのGMPガイドラインを活用する際の考え方について」の一部改正について，厚生労働省医薬食品局監視指導・麻薬対策課 事務連絡，令和4年4月5日

14）PIC/S GMP Guide, Annex 3: Manufacture of radiopharmaceuticals. Introduction 2, 6 and Quality Assurance 9, PE 009-17 (Annexes), 2023

15）PIC/SのGMPガイドラインを活用する際の考え方について，厚生労働省医薬食品局監視指導・麻薬対策課 事務連絡，平成24年2月1日

16）PIC/S GMP Guide, Annex 1: Manufacture of sterile products, Glossary, "Local isolates", PE 009-17 (Annexes), 2023

17）佐々木次雄・監，医薬品医療機器レギュラトリーサイエンス財団・編：微生物迅速試験法，じほう，2016

18）第十八改正日本薬局方 参考情報 微生物迅速試験法〈G4-6-170〉，pp2598-2599，厚生労働省，2021

19）第十八改正日本薬局方 参考情報 蛍光染色による細菌数の迅速測定法〈G4-8-152〉，pp2601-2603，厚生労働省，2021

用語集
Glossary

Airlock　エアロック
隣接する室間（一般に異なる空気清浄度基準の室間）気圧管理を維持するために設置されたインターロック付きのドアを持つ囲まれた空間。エアロックの意図は，管理のより低い区域からの微粒子の侵入及び微生物汚染を防止することである。
参照項：4.1, 4.12～4.14

Action limit　措置基準値
それを超えた場合に適切な究明とその究明に基づいた是正措置のきっかけとなる，確立された妥当な基準（例えば，微生物あるいは浮遊微粒子の限度値）。
参照項：9.9, 9.11～9.13, 9.17, 9.30

Alert level　警報基準値
通常の運転条件やバリデートされた状態からのずれの可能性を早期に警告するために設定された妥当な基準（例えば，微生物又は浮遊微粒子のレベル）であり，必ずしも是正措置の根拠となるわけではないが，起こり得る問題に対処するための適切な精査及びフォローアップを開始するきっかけとなる。警報基準値は，日常及び適格性評価での傾向データに基づき設定し，定期的に照査すること。警報基準値は，好ましくない傾向，設定された限度からの個々の外れ値及び繰り返し発生する事象を含むいくつかのパラメータに基づくこともできうる。
参照項：9.9～9.13, 9.17, 9.18, 9.31

Aseptic preparation/processing　無菌操作
空気供給，原材料及び人員が，微生物，エンドトキシン／発熱性物質及び微粒子汚染を防止するために統制されている管理された環境下での無菌の製品，容器及び／又は機器の取り扱い。
参照項：5.5, 6.19, 7.4, 8.128, 8.130

Aseptic Process Simulation（APS）　無菌プロセスシミュレーション（APS）
製品の無菌性を保証する工程の能力を検証するための，無菌製造工程全体のシミュレーション。例えば，必要に応じて設備の組み立て，薬液調製，充填，凍結乾燥及

び封止工程等，日常の製造に伴う全ての無菌操作を含む。

参照項：9.32〜9.36，9.38，9.47

Asepsis　無菌操作可能な状態

無菌作業区域を用い，暴露された無菌製品の微生物汚染を排除する方法で作業することにより達成される管理された状態。

参照項：5.3

B

Bacterial retention testing　微生物捕捉性能試験

本試験は，フィルターが気体あるいは液体から微生物を除去し得ることをバリデートするために実施される。試験は通常，*Brevundimonas diminuta* 等の指標菌を用いて最低 10^7 Colony Forming Units/cm^2 の濃度で実施される。

参照項：8.84

Barrier　バリア

無菌操作区域（通常グレードA）の保護を，周辺環境から分離することによりもたらす物理的な仕切りである。そのようなシステムは，RABSあるいはアイソレータとして知られるバリア技術を，部分的あるいは全面的にしばしば用いる。

参照項：4.20

Bioburden　バイオバーデン

人員，製造環境（空気及び表面）設備，製品包装，原料（水を含めて），仕掛品，あるいは最終製品等の個々に付随している微生物の総数。

参照項：10.3，10.4

Bio-decontamination　生物学的除染

生育可能なバイオバーデンを，殺芽胞剤を用いることにより除去する工程。

参照項：4.22

Biological Indicators（BI）　バイオロジカルインジケータ（BI）

物理的あるいは化学的工程の滅菌あるいは消毒サイクルの効果を決定するために，適切な培地（例えば，溶液，容器あるいは栓）に接種され，滅菌機，載荷物，あるいは部屋の内部に設置する規定量の微生物。負荷する微生物は対象となる工程に対する抵抗性に基づいて選定され，バリデートされる。受け入れるロットのD値，微生物数及び純度がそのBIの品質を規定する。

参照項：8.36，8.42，8.43

Blow-Fill-Seal（BFS）　ブローフィルシール（BFS）

容器が熱可塑性ペレットから成形され，製品が充填された後，連続してシールされるという操作が連続して統合された自動の操作として行う技術。BFS機の2つの最も一般的なタイプはシャトル型（パリソン切断による）とロータリー型（閉鎖型パリソン）である。
参照項：8.105〜8.109，8.114，8.115，8.118

C

Campaign manufacture　キャンペーン製造

同じ製品の一連のバッチを，確立され，バリデートされた管理手法を厳守して，一定期間に続けて製造すること。
参照項：8.95

Classified area　清浄度分類された区域

いくつかのクリーンルームを含む区域（クリーンルームの定義参照）
参照項：8.130，9.15

Cleaning　清浄化

例えば，製品残渣あるいは消毒剤の残渣などの汚染を除去する工程。
参照項：5.4

Clean area　清浄区域

微粒子及び微生物学的清浄度基準が規定された区域であり，通常いくつかの連結されたクリーンルームを含む。
参照項：4.14，4.15

Cleanroom　クリーンルーム

医薬品の微粒子及び微生物による汚染を防止するように設計され，維持され，管理された部屋。このような部屋は，適切な空気清浄度レベルが指定され，再現性よく適合する。
参照項：4.4

Cleanroom classification　クリーンルームのグレード分類

クリーンルームあるいはクリーンエア設備の規格と対して，空気の清浄度のレベルを，総微粒子濃度を測定することにより評価する方法。
参照項：4.26〜4.29

Cleanroom qualification　クリーンルームの適格性評価

清浄度区分されたクリーンルームあるいはクリーンエア設備の，意図する用途への適合性のレベルを評価する方法。
参照項：4.24，4.25

Closed system　クローズドシステム

製品が周囲の環境に暴露されないようなシステム。例えば，1つのシステムとして配管あるいはチューブで互いに連結されたバルク製品収納器（タンクあるいはバッグ，等）を使用し，無菌製品に使用される場合は，システム全体が連結された後に滅菌されることにより達成される。これらの例としては，（これらに限定されないが）原薬製造でみられるような大スケールの再使用可能なシステム，あるいは生物学的製品の製造においてみられるようなディスポーザブルバッグ及びマニホールド設備があげられる。クローズドシステムは，工程が完了するまで開放されない。本アネックスでクローズドシステムという語を使う際は，RABSあるいはアイソレータシステムのようなシステムを指すものではない。
参照項：8.127，8.128，8.130

Colony Forming Unit（CFU）　コロニー形成単位（CFU）

1つあるいは複数の微生物を起源とした単一の検出可能なコロニーの形成を表す微生物学的用語。コロニー形成単位は通常，液体サンプルに関してはCFU/mLと表記され，空気サンプルに関してはCFU/m^3，落下菌プレートあるいはコンタクトプレートのような固形培地に捕捉されるサンプルに関してはCFU/サンプルと表記される。
参照項：9.30

Contamination　汚染

製造，サンプリング，包装あるいは再包装，保管あるいは輸送の過程での，原料，中間製品，原薬あるいは製剤中あるいは上への，製品品質への悪影響を及ぼす可能性のある，微生物学的不純物（微生物の量及びタイプ，発熱性物質），あるいは外来性異物の望ましくない入り込み。
参照項：2.1

Contamination Control Strategy（CCS）　汚染管理戦略（CCS）

プロセス性能と製品品質を保証する，最新の製品と工程理解から導き出された，微生物，エンドトキシン／発熱性物質及び粒子の一連の計画された管理。その管理には原薬，添加剤，及び医薬製品の原材料，成分，施設，設備，操作条件，工程内管理，最終製品の規格，及び付随する方法及びモニタリング及び管理の頻度に関するパラメータ及び特性を含み得る。
参照項：2.3，2.5，2.6

Corrective intervention　是正のための介入
無菌操作の実施中に是正あるいは調整のために実施する介入。これらは日常の無菌操作において一定の頻度で発生することはないであろう。例としては，構成部品の詰まりの取り除き，漏洩の防止，センサーの調整，設備部品の交換，等を含む。
参照項：8.16，9.34

Critical surfaces　重要表面
無菌製品又はその容器あるいは栓に接触するか又は直接影響を与える可能性がある表面。重要表面は製造作業を開始する前に無菌化され，製造作業の開始から終わりまでその無菌性が維持される。
参照項：8.16，8.110

Critical zone　重要区域
無菌操作区域内の場所で，製品及び重要表面が環境に暴露される場所。
参照項：4.3～4.5，4.15，4.19，7.18，8.100，8.114，9.7

Critical intervention　重要な介入操作
重要区域内への介入（是正のため，あるいは固有の介入操作）
参照項：8.9，9.25

D

D-value　D値
生存可能な微生物の数を元の数の10％に減少させるために必要な滅菌のパラメータ値（時間もしくは吸収線量）。
参照項：8.43

Dead leg　デッドレッグ
循環していない配管（流体が停滞している可能性がある）の長さで，配管の内径の3倍より長い部分。
参照項：6.7

Decommission　廃止
工程，設備，あるいはクリーンルームが閉鎖され，再使用されない場合。
参照項：9.38

Decontamination　除染
区域，物，あるいは人から汚染物質（化学物質，廃棄物，残渣，あるいは微生物）を除去あるいは低減させる全般工程。用いる除染方法（例えば，清浄化，消毒，滅菌）は，

除染されるものの意図する用途に対して適切な清浄度のレベルを達成すべく選定され，バリデートされること。バイオ除染の項も参照すること。

参照項：4.22

Depyrogenation　脱パイロジェン

発熱性物質（例えば，エンドトキシン）を規定した最小量にまで除去するかあるいは不活化するために設計された工程。

参照項：8.67

Disinfection　消毒

微生物の構造や代謝に対して製品の不可逆的な反応により，微生物が使用目的に適したレベルに低減が達成される工程。

参照項：4.33〜4.35，8.46，8.47，8.49

E

Endotoxin　エンドトキシン

グラム陰性細菌の細胞壁に存在する発熱性物質（即ち，リポ多糖）。エンドトキシンは，注射された患者において発熱から死亡までの反応を引き起こす可能性がある。

参照項：2.1，8.66，8.68，8.69

Equilibration time　平衡時間

参照測定点が滅菌温度に到達してから，滅菌載荷物の中の全ての点で滅菌温度に到達するまでの間に経過した時間。

参照項：8.59

Extractables　抽出物

適切な溶媒に極端な条件で暴露した工程用の設備の表面から製品あるいは原材料に移行する化学物質。

参照項：8.81，8.136

F

First Air　ファーストエア

重要区域に到達する前に，空気を汚染する可能性のある暴露された製品及び製品接触面によってさえぎられていない，ろ過された空気のことをいう。

参照項：4.4，4.19

Filter Integrity test　フィルター完全性試験

フィルター（製品，ガス，あるいはHVAC用のフィルター）が，保持性能を維持しており，取り扱い，設置あるいは加工の過程で損傷を受けなかったことを確認するための試験。
参照項：8.85，8.87

Form-Fill-Seal（FFS）　フォームフィルシール（FFS）

一般的には最終滅菌製品に用いられる自動化充填プロセスで平らなロールの包装用フィルムから，1次容器を連続して成形し，成形された容器に製品を同時的に充填して，充填された容器を連続した工程で密封するもの。FFS工程は，しばしば真空成形あるいは加圧ガスによる補助を伴ったシングルウエブシステム（1枚の平らなロール状のフィルムを巻いて空間を作る）か，あるいはデュアルウエブシステム（2枚の平らなロール状のフィルムを合わせて空間を作る）を適用しうる。形成された空間は充填され，封止され，個別に切断される。フィルムは一般的には高分子材料，高分子被覆箔あるいは他の適切な物質で構成される。
参照項：8.96，8.97，8.101，8.102

G

Gowning qualification　更衣の適格性評価

初期及び定期的に，各人が作業衣を完全に着用する能力を確立するプログラム。
参照項：7.3

Grade A air supply　グレードA空気の供給

グレードAの総微粒子数の品質の空気を製造する能力があるフィルターを通過した空気であるが，微粒子の連続モニタリング実施，あるいはグレードAの微生物モニタリングの限度値に適合する要件はないもの。キャップの巻締前の全打栓済みのバイアルの保護に用いられる。
参照項：8.27，8.28

H

HEPA filter　HEPAフィルター

関連する国際規格に従って規定された高効率微粒子空気フィルター。
参照項：8.67，8.70

I

Inherent interventions　通常の介入操作

無菌工程の不可欠な部分である介入で，始業準備，通常作業，及び／又はモニタリングに必要なもの（例えば，無菌的組み立て，容器の補給，環境モニタリング用のサン

プリング)。固有の介入は，無菌操作の手順あるいは作業指図により要求されている。
参照項：8.16，9.34

Intrinsic sterile connection device　組込み式無菌接続具

接続工程の際に汚染のリスクを低減する器具；これらには機械的な封印あるいは溶着のものがある。
参照項：8.14，8.15，8.137

Isokinetic sampling head　等速サンプリングヘッド

空気の乱れを可能な限り少なくしたサンプリングヘッドで，ノズルがなかった場合にその面積を通過した微粒子と同じ微粒子がノズルに入るように設計されたサンプリングヘッド(サンプリング条件として，サンプル採取口に入る空気の平均流速が，その部位の平均気流速度と近似(±20%)している)。
参照項：5.9

Isolator　アイソレータ

再現性のある内部のバイオ除染が可能な筐体で，グレードA基準を満たす内部の作業エリアを有し，外部環境(例えば，周囲のクリーンルームの空気及び人員)から疎外を受けずに堅牢に連続して内部を隔離するもの。2つの主要なタイプのアイソレータがある：

i.　閉鎖式アイソレータシステムは，周囲の環境に対する開口部を用いずに，補助的設備への無菌接続を通じて物質の搬送を実施することによりアイソレータ内部の外部からの汚染を排除する。作業中は閉鎖式システムが密封された状態を維持する。

ii.　開口式アイソレータシステムは，1以上の開口部を有し，作業中の連続あるいは半連続的に原料の投入及び/又は取り出しが可能となるよう設計されている。開口部は外部の汚染物質のアイソレータ内部への入り込みを排除するよう設計されている(例えば，連続した加圧により)。
参照項：4.3，4.4，4.19〜4.22，8.12〜8.14

L

Leachables　溶出物

通常の使用及び/又は保存の条件下で使用する設備あるいは容器の製品接触面から製品に移行する化学物質。
参照項：8.81，8.136

Local isolates　ローカルアイソレイト(代表菌)

清浄度区分されたゾーン/区域，特にグレードA及びB区域，作業者のモニタリングあるいは無菌試験陽性の結果から頻繁に検出されるその製造所を適切に代表する

微生物。
参照項：9.45

Lyophilization　凍結乾燥

主として製品あるいは原料の安定性を得るために水性及び非水性の系から昇華により溶媒を除去するように設計された物理‐化学的乾燥工程。Lyophilizationはfreeze-dryingと同義である。
参照項：8.121〜8.126, 9.33

M

Manual aseptic processing　マニュアル無菌操作

作業者が開放された無菌製品の容器について，手動で薬液調製，充填，配置あるいは封止する，無菌操作工程。
参照項：4.21

O

Operator　作業者

ラインの準備，充填，メンテナンスを含めた製造作業に参加する者，あるいは製造活動に関与する他の者。
参照項：7.3, 7.11〜7.13, 8.31, 9.39

Overkill sterilisation　オーバーキル滅菌

最小限D値が1分の微生物の少なくとも12ログ減少するために充分な工程。
参照項：10.3

P

Parison　パリソン

BFS機により押し出された高分子の「管」で，それから容器が成形される。
参照項：8.106

Pass-through hatch　パスボックス

エアロック（エアロックの定義を参照）と同義であるが通常寸法が小さい。
参照項：4.1, 4.12, 4.13, 8.47

Patient　患者

治験の参加者を含めて，ヒト又は動物。
参照項：1, 7.3, 8.30

Post-aseptic processing terminal heat treatment
無菌操作後の最終加熱処理
≦10^{-6}の無菌性保証レベル（SAL）を提供することが証明されているが蒸気滅菌の要求事項（例えば$F_0 \geq 8$ min）を満たしていないような無菌操作後に採用される最終湿熱工程。これはろ過により除去されない可能性があるウイルスの死滅にも有益となりうる。
参照項：8.34

Pyrogen　発熱性物質
注射の投与を受ける患者に発熱反応を誘発する物質。
参照項：2.1, 8.66

R

Rapid Transfer System/Port（RTP）　迅速搬送システム/ポート（RTP）
物品をRABSあるいはアイソレータに搬送するために用いるシステムで、重要区域へのリスクを最少とするもの。1つの例は、アルファ/ベータポートを持つ迅速搬送容器があげられる。
参照項：4.11, 8.47

Raw material　原料
最終医薬製品に認められないようなものも含めて、無菌製品の製造において使用することを意図されている成分。
参照項：8.1

Restricted Access Barrier System（RABS）
アクセス制限バリアシステム（RABS）
閉じられているが完全に密閉されておらず、規定された空気の品質条件に適合した環境（無菌操作に関してはグレードA）を提供し、堅牢な壁による囲いと、これと一体化したグローブを用い、周囲のクリーンルームの環境からその内部を分離するシステム。RABSの内表面は殺芽胞剤で消毒及び除染される。作業者は操作を実施したり、物品をRABSの内部に搬送するためにグローブ、ハーフスーツ、RTP及びその他の一体化された搬送用のポートを用いる。設計により、ドアはまれにしか開けられず、厳密に事前に決められた条件においてのみ開けられる。
参照項：4.18〜4.22

S

Single Use Systems（SUS）　シングルユースシステム（SUS）
例えばステンレス製の輸送ラインやバルク容器のような再使用可能な設備に代えて、

製品接触する設備構成部品を1回のみ使用するシステムである。本文書で扱うSUSは，無菌製品の製造工程で使用されるもののことであり，一般的にはバッグ，フィルター，チューブ，コネクター，貯蔵ボトル，及びセンサーなどの使い捨ての部品から構成される。
参照項：8.131〜8.134，8.136〜8.139

Sporicidal agent　殺芽胞剤

充分な濃度で規定された接触時間使用された場合に細菌及び真菌の芽胞を殺滅する薬剤。全ての栄養型微生物を殺滅できると期待される。
参照項：4.7，4.22，4.33

Sterile Product　無菌製品

本ガイダンスの目的では，無菌製品とは無菌操作条件に曝された一つ以上の滅菌済みの要素で，最終的には無菌の原薬あるいは製剤を作りあげるものを指す。これらの要素には容器，施栓，及び最終製品の成分を含む。あるいは，最終滅菌工程で無菌化される製品。
参照項：2.1，3.1

Sterilising grade filter　滅菌グレードフィルター

適切にバリデートされている場合，液体あるいは気体から規定された負荷量の微生物を除去して無菌の流出物を作成するフィルターである。通常そのようなフィルターは0.22μm以下の孔径を有する。
参照項：6.19，8.79〜8.95

T

Terminal Sterilisation　最終滅菌

密閉された最終容器内の製品に，予め設定した10^{-6}又はそれ以上の所定の無菌保証水準（SAL）（例えば，滅菌された容器（ユニット）の表面あるいは内部に1つの生菌が存在する理論確率が1×10^{-6}以下（百万分の一））を達成するために致死量の滅菌剤あるいは滅菌条件を適用すること。
参照項：8.1，8.3，8.34

Turbulent airflow　乱流

一方向でない気流。クリーンルーム内の乱流は，混合した気流の希釈によりクリーンルームを換気し，許容できる空気の品質を維持することを保証する。
参照項：6.9

U

Unidirectional airflow　一方向気流

単一方向に，頑健で均一に，かつ充分な風速で発生させた気流。重要作業区域又は重要試験区域から微粒子を再現性よく排除する気流。
参照項：4.4，4.19，4.30，4.32

Unidirectional Airflow（UDAF）unit　一方向気流（UDAF）ユニット

ろ過された一方向気流を供給するキャビネット（以前はラミナーエアフローユニットあるいはLAFと呼ばれていた）。
参照項：4.23

W

Worst case　ワーストケース

標準作業手順書の範囲内の条件を含め，工程や製品を不適合とする最大の可能性をもたらす工程上の限度値及び状況（理想的な条件と比較した）。このような条件は，製品や工程の不適合を誘発する可能性が最も高いが，必ずしも常にそのような結果となるわけではない。
参照項：6.13，8.32，8.39，8.65，8.76，8.83，9.33，9.36，10.3，10.4，10.6

Water system　製薬用水システム

水を製造し，貯蔵し，分配するシステム，通常特定の薬局方のグレードに準拠したもの（例えば，精製水及び注射用水（WFI））。
参照項：6.8，6.12，6.13

Z

Z-value　Z値

BIのD値において10倍の変化をもたらす温度差。
参照項：8.43

読者アンケートのご案内

本書に関するご意見・ご感想をお聞かせください。

下記二次元コードもしくはURLから
アンケートページにアクセスしてご回答ください
https://form.jiho.jp/questionnaire/book.html

※本アンケートの回答はパソコン・スマートフォン等からとなります。
まれに機種によってはご利用いただけない場合がございます。
※インターネット接続料、および通信料はお客様のご負担となります。

PIC/S GMP Annex1 解説書
無菌医薬品の製造に関するガイドライン

定価　本体12,000円（税別）

2025年1月15日　発　行

編　集　　日本製薬団体連合会　　日本PDA製薬学会
　　　　　ISPE日本本部

発行人　　武田　信

発行所　　株式会社　じ ほ う
　　　　　101-8421　東京都千代田区神田猿楽町1-5-15（猿楽町SSビル）
　　　　　振替　00190-0-900481
　　　　　＜大阪支局＞
　　　　　541-0044　大阪市中央区伏見町2-1-1（三井住友銀行高麗橋ビル）
　　　　　お問い合わせ　https://www.jiho.co.jp/contact/

©2025　　　　　組版　（株）ホッズデザイン　　印刷　シナノ印刷（株）
Printed in Japan

本書の複写にかかる複製，上映，譲渡，公衆送信（送信可能化を含む）の各権利は
株式会社じほうが管理の委託を受けています。

JCOPY ＜出版者著作権管理機構 委託出版物＞
本書の無断複製は著作権法上での例外を除き禁じられています。
複製される場合は，そのつど事前に，出版者著作権管理機構（電話 03-5244-5088，
FAX 03-5244-5089，e-mail：info@jcopy.or.jp）の許諾を得てください。

万一落丁，乱丁の場合は，お取替えいたします。
ISBN 978-4-8407-5623-5